Verlag Hans Huber
Programmbereich Gesundheit

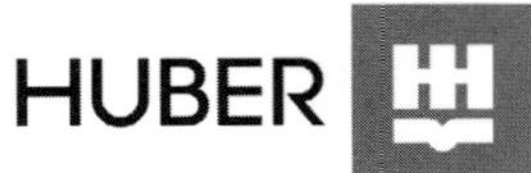

Josef Huwyler

Tanzmedizin

Anatomische Grundlagen und gesunde Bewegung

4. Auflage
unter Mitwirkung von Elisabeth Exner-Grave

Verlag Hans Huber

Lektorat: Karin Vial, Dr. Klaus Reinhardt
Anatomische und medizinische Zeichnungen: Sonja Burger
Umschlagillustration: Fritz Krebs
Umschlaggestaltung: Claude Borer, Basel
Herstellung: Daniel Berger
Druckvorstufe: MediaDesign Bern, Franz Keller
Druck und buchbinderische Verarbeitung: Hubert & Co., Göttingen
Printed in Germany

Bibliografische Information der Deutschen Nationalbibliothek
Die Deutsche Nationalbibliothek verzeichnet diese Publikation in der Deutschen Nationalbibliografie; detaillierte bibliografische Daten sind im Internet über http://dnb.ddb.de abrufbar.

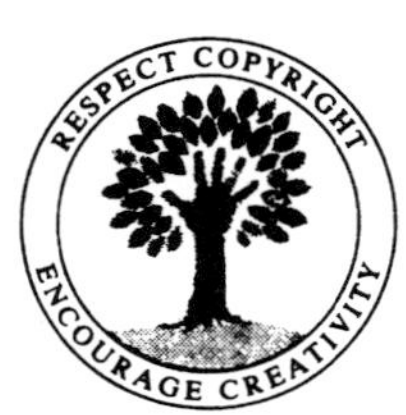

Anregungen und Zuschriften bitte an:
Verlag Hans Huber
Lektorat Medizin/Gesundheit
Länggass-Strasse 76
CH-3000 Bern 9
Tel: 0041 (0)31 300 4500
Fax: 0041 (0)31 300 4593
E-Mail: verlag@hanshuber.com
Internet: http://verlag.hanshuber.com

4. Auflage 2013

(E-Book-ISBN [PDF] 978-3-456-95015-0)
ISBN 978-3-456-85015-3

Inhalt

Teil 3
Die Ernährung des Tänzers

ἃ δὲ τὸν ὀρχηστὴν αὐτὸν ἔχειν χρὴ καὶ ὅπως δεῖ ἠσκῆσθαι καὶ ἃ μεμαθηκέναι καὶ οἷς κρατύνειν τὸ ἔργον, ἤδη σοι δίειμι, ὡς μάθῃς οὐ τῶν ῥᾳδίων καὶ τῶν εὐμεταχειρίστων οὖσαν τὴν τέχνην, ἀλλὰ πάσης παιδεύσεως ἐς τὸ ἀκρότατον ἀφικνουμένην

«Welche Fähigkeiten der Tänzer aufzuweisen,
wie er sich zu üben und was er zu lernen hat,
womit er seiner Kunst Kraft verleihen kann,
das alles möchte ich dir nun darlegen, damit du erkennst,
dass der Tanz nicht zu den einfachen und leicht auszuübenden Künsten gehört,
sondern den Inbegriff jeder Kunstausübung darstellt.»

Lukianos aus Samosata
aus der Schrift «Über den Tanz», 2. Jh.n.Chr.

Geleitwort eines Orthopäden

Auf seinem Weg bedarf der Tänzer gelegentlich der Hilfe von außen – von Menschen, die aufgrund größerer Kenntnis und Erfahrung in der Lage sind, uneigennützig und mit einem Höchstmaß an möglicher Objektivität zu prüfen, zu raten oder zu entscheiden. Dies mag meinen Freund *Josef Huwyler* zu seinem Buch veranlasst haben. Es ist ein Standardwerk auf einem Gebiet, wo sich zwar recht viele Ärzte tummeln mögen, sich aber wenige nur wahrhaft auskennen. Denn was hier zum Bewegungsapparat an Wissen gefragt ist, übersteigt bei weitem das in jedem Anatomie- oder Physiologiebuch Geschriebene. Ob in der Ausbildung oder in der beruflichen Ausübung – der Kunsttanz erfordert ein andauerndes Höchstmaß an Beherrschung des Bewegungsapparats, eines in mancher Hinsicht verletzlichen Organsystems. Um hier die individuell so verschiedenen Grenzen von Belastung und Belastbarkeit abstecken und damit Schäden vorbeugen oder beheben zu können, bedarf der ärztliche Spezialist allerdings auch noch einer weiteren Erfahrung: der Liebe zum Tanz. *Josef Huwyler* besitzt sie, die Leidenschaft für den Kunsttanz, für die Faszination dieses so dynamischen menschlichen Ausdrucksvermögens. Daneben hat auch der von ihm gepflegte freundschaftliche Kontakt mit Tänzern, Lehrern und Schülern ihm viele Einblicke in die tänzerischen Belange ermöglicht. Mit dem ihm eigenen *feu sacré* hat er sich so zu einem außergewöhnlichen Experten auf diesem Gebiet profiliert. Möge dieses Buch, sein Lebenswerk, noch Generationen von Tänzern und von diesem Kunstzweig Begeisterte glücklich machen.

Prof. N. Geschwend
Zürich

Geleitwort eines Tanzpädagogen

Mein erstes Zusammentreffen mit Dr. Josef Huwyler fand während einer Ballettstunde statt, die ich in den späten sechziger Jahren an der Wiener Staatsoper gab. Er hatte bemerkt, dass ich beim Unterrichten anatomische Begriffe benutzte, und zudem beobachtete er höchst aufmerksam, wie ich während des Exercise an der Stange die Tempi einsetzte. Dazu nahm er sogar eine Stoppuhr zur Hand und machte sich Notizen über die von mir gemachten Tempo-Variationen! Dies war der Anfang einer höchst fruchtbaren und dauerhaften Freundschaft. Endlich hatte ich einen Mediziner gefunden, der sich der Schäden und Gefahren annahm, welchen ein Tänzer ausgesetzt ist! Wir waren beide der Ansicht, dass das, was an diesbezüglicher Information sowohl für Ballettschüler wie auch ihre Lehrer zu jener Zeit verfügbar war, viel zu wenig war.

Als erstes begannen wir nun miteinander, die Ballett-Institutionen auf das Dilemma aufmerksam zu machen, dass zu vielen Ballettschülern gestattet wurde, die Ausbildung im klassischen Tanz mit dem Ziel aufzunehmen, professionelle Bühnentänzer zu werden – unabhängig davon, ob die körperlichen Voraussetzungen gegeben waren oder nicht. Verletzungen waren so von vornherein vorprogrammiert, ganz zu schweigen von der Frustration, welche diese Ballettschüler dann zwangsweise erleben mussten, wenn ihnen vom Knochenbau her trotz ausreichender Flexibilität das geforderte *en dehors* nicht gelingen konnte. Bei den wachsenden Anforderungen, welche Choreographen heute an den Bühnentänzer stellen, sollte man bei der Auswahl der Schüler für die Laufbahn des klassischen Tänzers noch weit selektiver und besser informiert vorgehen. Ich finde es wichtig und wünschenswert, dass auch Choreographen über Grundkenntnisse der Anatomie verfügen, damit sie in ihrer Arbeit die Tatsache berücksichtigen können, dass der menschliche Körper gewissen Beschränkungen unterliegt und zudem als Instrument tänzerischen Ausdrucks Gefährdungen ausgesetzt ist. Dies war mir auch in den Jahren, in denen ich die Schweizerische Ballettberufsschule in Zürich leitete, ein besonderes Anliegen.

Dr. «Huwi», wie ihn seine Freunde nennen, erinnert mich in seinem Kampf gegen Ignoranz und Arroganz – nicht nur von der Statur, sondern auch von seiner Entschlossenheit her – an Don Quijote. Vielen Tanzschülern hat Dr. Huwyler geholfen, Verletzungen vorzubeugen und zu vermeiden, indem er sie beispielsweise darin unterwies, wie mit den verschiedenen Muskelgruppen zu arbeiten ist. Er brachte ihnen schlicht den Bau und die Funktionsweise des menschlichen Körpers nahe. Sein Buch ist ein Muss für Ballettstudenten, Berufstänzer, Ballettpädagogen und auch Choreographen!

Im April 2004
Professor Alex Ursuliak
Tanz-Akademie Kiew, Ukraine

Vorwort

Lassen Sie mich diesem Buch ein paar Worte als Arzt voranstellen. In den letzten 30 Jahren meiner orthopädischen Tätigkeit bin ich zunehmend mit den Problemen von Tänzern in Berührung gekommen. Auch ärztliche Fragen im Zusammenhang mit der Ausbildung von Berufstänzern wurden ein Teil meiner ärztlichen Arbeit. In meiner Unterrichtstätigkeit für Ballettpädagogen wurden mir zudem die Schwierigkeiten des heutigen Ballettunterrichts bewusst; auch sie sollen im vorliegenden Buch Berücksichtigung finden. So möchte ich denn dieses Werk allen Ballettpädagogen widmen, die in der verantwortungsvollen Arbeit mit jungen Menschen bemüht sind, ihr Bestes zu geben, sowie allen Tänzern, die ihren Beruf in der schönen Kunst des Tanzes lange Jahre in guter Gesundheit ausüben wollen.

Danksagung

An dieser Stelle möchte ich all jenen danken, die mir geholfen haben, mich in die Welt des Tanzes einzuleben – soweit dies für einen Nicht-Tänzer überhaupt möglich ist! Insbesondere sei hier erwähnt Frau *Iskra Gockel-Zankova,* Bonn, die mir in dankenswerter Weise in allen tänzerischen Fragen zur Seite stand; ferner die Leiter der John-Cranko-Schule in Stuttgart, einer Schule, die meine geistige Heimat für tänzerische Belange ist: *Anne Woolliams* (†), *Heinz Clauss* und *Alex Ursuliak.* Mein Dank gilt ferner Professorin *Jean Wallis,* vormals Direktorin der Akademie des Tanzes an der Staatlichen Hochschule für Musik Heidelberg-Mannheim, sowie *Ljuba* und *Pierre Dobrievitch,* seinerzeit Leiter der Schweizerischen Berufs-Ballettschule in Zürich. In allen anatomischen Fragen wurde ich in dankenswerter Weise von Dr. med. *Bela Szarvas,* Anatomisches Institut der Universität Zürich, beraten und unterstützt. Bei der Gestaltung des Buches halfen mir Dr. phil. *Richard Merz, Sonja Burger* für die Illustrationen und *Karin Vial* als Lektorin. Die letztere – Verlagsfrau und Freundin – brachte dieses Werk auch in englischer Ausgabe in die USA und nach England. Mein besonderer Dank geht ferner an *Ruth Bernet-Engeli* für ihre Unterstützung und Beratung in gymnastischen Fragen sowie Frau Dr. med. *Elisabeth Exner-Grave,* die meine Arbeit und meine Seminare weiterführt. All jenen, die mich zu diesem Werk ermutigt und während der Arbeit immer wieder bestärkt haben, gilt mein herzlicher Dank.

Josef Huwyler
Zürich, Winter 2004

Über dieses Buch

Eingangs möchte ich den Leser auf einige Punkte hinweisen.
Das vorliegende Werk will dem Tanzpädagogen, dem professionellen Tänzer und dem Tanzschüler praktisch nutzbare Kenntnisse über seinen Körper vermitteln, die direkten Bezug zu seiner tänzerischen Arbeit haben. Es möchte dem Tänzer Hilfe geben im Umgang mit seinem kostbaren Ausdrucksmittel, dem Körper. Es soll ihn anregen, sich Grundkenntnisse über Bau und Funktion seines Körpers zu erwerben. Es will ihm die Zusammenhänge aufzeigen und ihn erkennen lassen, wie er seinen Körper gefährdet und wie er ihn schützen kann. Erstaunlich ist, wie viele Tänzer sich immer noch ihrem Beruf zuwenden und ihn ausüben, ohne ein solches Wissen zu besitzen. Das beginnt schon damit, dass viele von ihnen immer noch zur Ausbildung zugelassen werden, ohne dass zuvor ärztlich abgeklärt wurde, ob sie vom Körperbau und von den Bewegungsanlagen her für diesen anspruchsvollen Beruf überhaupt geeignet sind, was bei vielen anderen Berufen heute eine Selbstverständlichkeit ist! So ist dieses Buch auch für den interessierten Arzt gedacht. Zum einen gibt es ihm Richtlinien zur Beurteilung an die Hand, ob ein junger Mensch für den Tänzerberuf tauglich ist, zum anderen ermöglicht es ihm Einsicht in die Ursachen von Beschwerden, mit welchen Tänzer zu ihm in die Praxis kommen. Besonders den ärztlichen Leser möchte ich auf das Literaturverzeichnis verweisen, wo er einige spezielle Angaben finden wird.
Nimmt ein Tänzer bei seiner Arbeit Schaden, so beweist dies nicht die angebliche «Unnatürlichkeit» des klassischen Tanzes. Es zeigt vielmehr, dass der betroffene Tänzer seinem Körper etwas abverlangen wollte, was mit seinem Körperbau nicht zu vereinbaren war, oder aber, dass er falsch trainiert wurde. Wird professioneller Tanz – und besonders der klassische professionelle Tanz – von einem Tänzer ausgeführt, der über die entsprechenden körperlichen Voraussetzungen verfügt und zudem gut trainiert ist, so stehen die tänzerischen Bewegungen mit der individuellen Natur dieses Körpers in Einklang, und es kommt zu keinen Schädigungen. Will man jedoch etwas erzwingen, was im Körperbau nicht angelegt ist, so entspricht dies tatsächlich nicht der Natur – nämlich der Natur des jeweiligen *Körpers!* Und dann ist professioneller Tanz in der Tat für *diesen* Tänzer unnatürlich.
Es sei noch einmal betont, dass hier ausdrücklich nur vom *professionellen* Tanz die Rede ist. Wer aus reiner Freude Tanzunterricht nimmt, kann dies natürlich auch bei weniger geeigneten körperlichen Voraussetzungen tun und wird viel Freude und Nutzen daran haben. Die eigenen körperlichen Möglichkeiten bilden hier dann die natürlichen Grenzen dessen, was geleistet werden kann – auch der Ballettpädagoge muss sie kennen und respektieren.
Aufgrund des in den letzten Jahren stark gewachsenen Interesses am Tanz sind auch in der medizinischen Fachliteratur in vermehrtem Maße Publikationen erschienen, die sich mit anatomischen Fragen sowie krankhaften Erscheinungsformen beim Tänzer befassen. Diese Veröffentlichungen mögen wohl für den Wissenschaftler interessant sein, doch sind die Autoren zumeist mit der Lebensweise der Tänzer und der Arbeit im Ballettsaal nicht oder nur wenig vertraut. Es fehlt in diesen Arbeiten zudem die Beziehung zwischen Krankheitsbild und dessen Ursache, d.h. der entsprechende Fehler kann in der Technik nicht angegangen werden. Für den Tänzer und seine Probleme sind diese Publikationen damit wenig nutzbringend. Das vorlie-

gende Werk indes will die Zusammenhänge zwischen *Fehlern in der tänzerischen Technik und krankhaften Veränderungen des tanzenden* Körpers aufzeigen. Wer dann in einem der hier rein praxisbezogen behandelten Bereiche weitergehende Auskünfte sucht, der sei ausdrücklich auf die umfassenden Lehrbücher über Anatomie, Biomechanik und Sportmedizin verwiesen.

Aus dem umfangreichen Wissensstoff habe ich jene Teile ausgewählt, die dem Tänzer und Tanzstudenten zum einen die notwendigen Grundlagen vermitteln und zum anderen in unmittelbarem Zusammenhang mit seiner eigenen täglichen Arbeit und Erfahrung am Körper stehen. Durchwegs habe ich dabei Fassbarkeit und Anwendbarkeit der Kenntnisse angestrebt. Dieses Ziel konnte natürlich nur unter Verzicht auf eine ganz detaillierte Behandlung des Stoffs erreicht werden. So sind beispielsweise nicht *alle* an einer bestimmten Bewegung beteiligten Muskeln beschrieben. Anatomisch gesehen ist dies wohl unvollständig und ungenau, doch schien es für den Tänzer um der klaren Fassbarkeit willen sinnvoller: Er wird lediglich auf das Wirken der an der Bewegung *hauptsächlich* beteiligten Muskeln (und übrigen Gewebe) hingewiesen, und zwar besonders auf solche, die er bewusst einsetzen kann und soll und andere, die er bewusst schonen soll und die bei fehlerhafter Ausführung Schaden nehmen könnten.

Auch die Terminologie folgt keinem streng wissenschaftlichen System. Soweit möglich habe ich darauf verzichtet, den Leser im anatomischen Teil mit lateinischen Bezeichnungen zu belasten. Einige Begriffe sind indes Allgemeingut geworden. Während es zum Beispiel nur verwirren würde, die Achillessehne mit ihrem lateinischen Namen zu bezeichnen, erscheint es andererseits unsinnig, für den Bizeps (*Musculus biceps*) die deutsche Benennung «zweiköpfiger Armmuskel» zu verwenden! So wird zuerst jeweils die gebräuchlichere Benennung gegeben, dann in Klammern das entsprechende Synonym. Geltung hat die Nomenklatur der «Terminologia Anatomica», 1998, von *Ian Whitmore,* sowie für die verdeutschten Begriffe die Werke «Beschreibende und funktionelle Anatomie des Menschen» von *K. Tittel,* 14. Auflage 2003, sowie «Anatomie. Text und Atlas» von *H. Lippert,* 7. Auflage 2001. Da sich meine Schrift an Tanzschüler, Ballettpädagogen und Tänzer wendet, werden die Grundbegriffe des klassischen Tanzes vorausgesetzt.

Meine Ausführungen betreffen weitgehend den professionellen Tanz allgemein. Wenn trotzdem die Bedingungen der klassischen Schule besonders ausführlich behandelt werden, so geschieht dies aus praktischen Gründen. Zum einen wird das klassische Training in steigendem Maße auch von nichtklassischen Stilen als eine wichtige Voraussetzung der professionellen Ausbildung und Formung des Körpers betrachtet und deshalb auch gefordert. Zum anderen sind es bei uns vor allem die klassischen Tänzer, die Schwierigkeiten mit ihrem Körper bekommen, denn es sind fast ausnahmslos die klassischen Tänzer, die bei uns kontinuierlich über Jahre hinweg professionell tanzen.

Ein Wort zum Schluss: In den meisten Fällen gelten meine Ausführungen für Tänzerinnen und Tänzer gleichermaßen. Die daraus resultierende sprachliche Schwierigkeit ist gewiss nicht befriedigend zu lösen: Jedes Mal beide Begriffe zu nennen scheint mir ebenso schwerfällig wie die neue Form «Tänzer/in». So habe ich denn den Begriff «Tänzer» für *beide* gebraucht – wo in dem Gesagten ein Unterschied zwischen Mann und Frau besteht, wird ausdrücklich darauf hingewiesen. Ich hätte natürlich ebenso gut «Tänzerin» wählen können, habe mich indes für die andere Formulierung entschieden, um in meinem Buch nicht durch die bloße sprachliche Form das immer noch weit verbreitete Vorurteil zu stützen, dass das Tanzen nur ein Beruf für Frauen sei!

Einführung: Tänzer und Arzt

Für den Tänzer ist der Körper sein Ausdrucksmittel, sein Werkzeug. Bau und Funktionsweise des Körpers sollten ihm daher vertraut sein. Nur so kann er ihn in der anstrengenden Ausübung seiner Kunst auf Dauer schonen und gesund erhalten. Dieses Buch aus der Feder eines Arztes will dem professionell Tanzenden dabei helfen. Welche Rolle spielt nun der Arzt im Leben des Tänzers? Das Verhältnis zwischen Arzt und Tänzer ist hierzulande – im Gegensatz zu England und dem Osten – noch nicht klar definiert und soll daher eingehender besprochen werden. Wesentliche und vornehmste Aufgabe des Arztes sollte es sein, Schäden und Erkrankungen vorzubeugen. In China beispielsweise wurde ein Arzt solange bezahlt, wie sich der betreute Patient guter Gesundheit erfreute – erkrankte der Patient jedoch, musste der Arzt ihn unentgeltlich kurieren! Auch im Zusammenhang mit dem Tänzer geht es für den Arzt in erster Linie darum, Unfälle und berufsbedingte Schäden zu verhüten. Gewiss, es zählt auch zu seinen Aufgaben und wird immer wieder notwendig sein, Unfallfolgen zu beheben und Schmerzen zu lindern. Der Vorbeugung jedoch kommt zentrale Bedeutung zu. Aus ärztlicher Sicht ergeben sich daraus auch gewisse Forderungen, die auf diesen Seiten Erwähnung finden sollen.

Im Laufe seines Tänzerlebens begegnet der Arzt dem Tänzer in zweierlei Funktion: Zu Beginn seiner Tanzausbildung als Mitarbeiter der Prüfungskommission bei der Aufnahmeprüfung an die Ballettberufsschule und im weiteren Verlauf seiner Ausbildung und tänzerischen Berufstätigkeit dann bei Unfällen oder Schäden als ärztlicher Ratgeber. Im ersten gefürchtet, ja gehasst, im zweiten als Helfer und Freund betrachtet. Wir wollen beides ein wenig näher beleuchten.

Der Arzt als Mitarbeiter der Prüfungskommission

Am Tag der Aufnahmeprüfung in die Ballettschule stehen Arzt und Tanzschüler einander mit gemischten Gefühlen gegenüber. Dem jungen Schüler erscheint der Arzt als Funktionär, als zusätzliche Hürde, die es an diesem schweren Tag zu nehmen gilt. Hat man endlich die Probelektion hinter sich, kommt da noch so jemand daher – der ja vom Tanz nichts versteht –, lässt einen in schwitzendem Zustand sich für die Untersuchung ausziehen und macht unter Umständen noch Schwierigkeiten! Auch die Ballettschulen verschließen sich zum Teil immer noch der Einsicht, dass bei dem heutigen, durch Film und Fernsehen stark geförderten Andrang junger Menschen auf die Ausbildung zum Berufstänzer viel stärker als früher selektiert werden muss. Gerade hier, bei dieser verantwortlichen Auswahl unter Tausenden von Bewerbern, kommt dem Arzt eine wichtige Rolle zu. Er untersucht die Anwärter anhand einer Checkliste und berät die Jury in Bezug auf die körperliche Eignung zur tänzerischen Berufsausbildung (mit künstlerischen Belangen hat sich der Arzt nicht zu befassen).

Auch aus einem anderen wichtigen Grund ist auf die Mitwirkung eines mit den Problemen des Tanzes vertrauten Arztes bei der Aufnahmeprüfung nicht mehr mit gutem Gewissen zu verzichten. Es sind heute medizinische und pädagogische Probleme entstanden, die frühere Zeiten nicht kannten. Die Gesetze, welche die großen Schöpfer des klassischen Tanzes im 18. und 19. Jahrhundert aufgestellt haben, widersprechen nicht den heutigen Anschauungen der Gelenkfunktion, der Anatomie und der Sportmedizin. Dies gilt allerdings nur, wenn die tänzerischen

Bewegungen auch *korrekt* ausgeführt werden, und dazu sind neben einem qualifizierten Unterricht bestimmte körperliche Voraussetzungen erforderlich. Es genügt nicht, dass der den Tänzerberuf anstrebende junge Mensch gesund ist! Erwähnt seien hier nur folgende Punkte: Während ein Hohlfuß oder ein versteifter Rundrücken für die tänzerische Berufsausbildung ein entscheidendes Hindernis sein kann, ist die Fähigkeit zu einer überdurchschnittlich großen Auswärtsdrehung des Beins aus der Hüfte unerlässlich, um ein gutes *en dehors* und *demi-plié* auszuführen. Ein großes *en dehors* setzt einen besonderen Bau des Hüftgelenks voraus, welcher für einen Berufstänzer unverzichtbar ist.

Die Aufgabe, solche Gegebenheiten vor Beginn einer Ausbildung, spätestens also bei der Aufnahmeprüfung in die Berufsschule, abzuklären, ist äußerst wichtig. Junge Menschen, die die körperlichen Voraussetzungen nicht aufweisen, sind wohl gesund und können sicher auch aus Freude am Tanzunterricht teilnehmen – für den Tänzerberuf indes sind sie nicht geeignet. Je früher hier eine Abklärung stattfindet, um so eher können Enttäuschungen und Fehlentwicklungen vermieden werden.

Ballettschulen, die heute dennoch zögern, einen qualifizierten Arzt zur Aufnahmeprüfung hinzuzuziehen, handeln also keineswegs im Interesse des jungen Menschen. Auch Berufsschulen von Rang und Namen glauben bedauerlicherweise immer noch, darauf verzichten zu können. Oft mag bei ihren Beweggründen die Furcht vor Einbußen im kommerziellen Bereich mitspielen. Dies ist jedoch unbegründet, denn das Gesagte gilt wohlgemerkt nur für die tänzerische *Berufsausbildung*. Tanzen darf jeder – es sei, ihm ist aus irgendeinem Grund jegliche sportliche Betätigung untersagt – und so werden Laien- und Hobbyklassen stets genügend Zulauf haben.

Über die Aufnahmeprüfung hinaus ist eine ärztliche Betreuung auch im Verlauf der Ausbildung notwendig. Durch den Einfluss von Wachstum und Training verändert sich der Körper speziell im Bereich von Wirbelsäule und Hüftgelenken. Dies kann zum Guten oder zum Schlechten sein. Untersuchungen erfolgen am sinnvollsten beim Übertritt in eine höhere Schulstufe. Gesundheitlich problematische Fälle werden vom verantwortlichen Arzt in die Sprechstunde bestellt, wo der Schüler unter dem Schutz des Arztgeheimnisses oft erst seinen wirklichen Zustand offen-

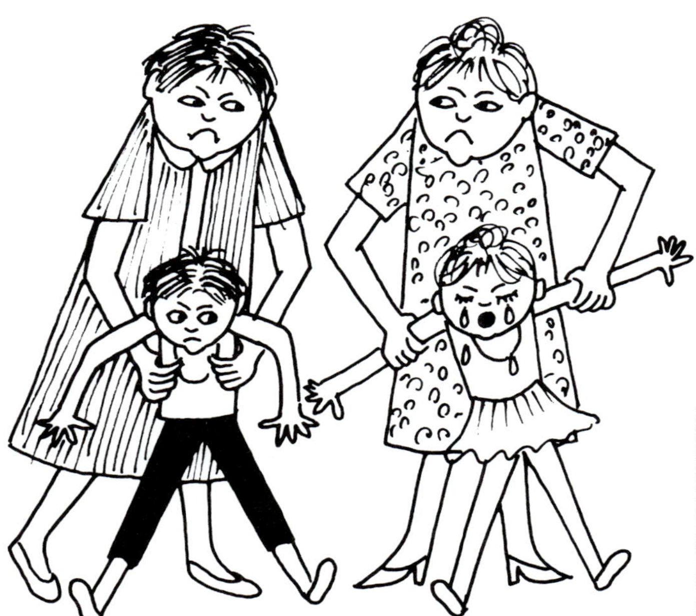

Ballettmütter. Ein nicht geringer Teil der Ballettschüler und Ballettschülerinnen wird von ihren ehrgeizigen Müttern zur Berufsausbildung gedrängt. Diese Kinder werden in ihrer normalen Entwicklung meist gestört. Es soll auch Ballettväter geben.

bart. So kann der Arzt dem angehenden Tänzer mit Rat und Tat zur Seite stehen. Eine Kooperation zwischen Tanzschüler, Arzt und Ballettschule scheint hier in jeder Hinsicht sinnvoll. Noch bestehende Ängste in diesem Zusammenhang, sowohl auf Seiten des Ballettschülers als auch der Schulen, werden sicherlich zunehmend abgebaut werden können, wenn man den Arzt als Helfer beim Lösen gemeinsamer Probleme sieht und wenn sein fachliches Wissen allen Beteiligten zugute kommen kann. Es sei noch angemerkt, dass Ärzte im deutschen Sprachraum häufig vom klassischen Tanz wegen seiner angeblichen «Schädlichkeit» abraten. Die Veranlassung dazu liegt indes wie bereits ausgeführt in einem von pädagogisch nicht oder nur unzureichend ausgebildeten Ballettlehrern erteilten Unterricht!

Der Arzt als Berater des Tänzers

Ist mit einer tänzerischen Berufsausbildung begonnen worden, wird bei manchen in dieser Zeit auftretenden Beschwerden der Arzt Rat geben können. Verstärkt gilt dies dann auch während der tänzerischen Karriere, die heute mehr als früher hohe körperliche Anforderungen stellt, und des weiteren nach Beendigung der Tänzerlaufbahn, wo eine oft schwierige Wiedereingliederung des Tänzers in das bürgerliche Leben manch ärztlichen Rat und Hilfe notwendig macht.

Der Tänzer muss vor allem wissen, dass es keinen «idealen» Körper gibt. Jeder Tänzer und jede Tänzerin haben schwache Stellen, die der besonderen Sorgfalt wahrend der Ausbildung bedürfen. Der Tanzende muss seinen *eigenen Körper* kennen. Ein mit den Anforderungen des Tanzes vertrauter Arzt vermag ihm hier die entsprechenden Erklärungen und Anweisungen zu geben. Solche Abklärungen erfordern das unter vier Augen stattfindende persönliche Gespräch zwischen Arzt und Patienten, und deswegen sei im Folgenden noch ein Wort zur ärztlichen Schweigepflicht gesagt.

Jedes Gespräch zwischen Arzt und Patienten unterliegt natürlich dem Arztgeheimnis. Das bedeutet: Der Tänzer muss wissen, dass das Gespräch Außenstehenden, also auch Eltern, Lehrern oder der Direktion nicht bekannt wird, dass er Nutznießer des gesetzlich begründeten Arztgeheimnisses ist, dem der Arzt auch dem Tänzer gegenüber verpflichtet ist. Anweisungen an den Ballettpädagogen oder Trainingsleiter erfolgen also nur nach Rücksprache mit dem Patienten. Abgesehen davon, dass dies der gesetzlichen Regelung entspricht, ist es auch Voraussetzung für das zwischen Arzt und Tänzer entstehende Vertrauensverhältnis. Eine Ausnahme stellt der Befund der ärztlichen Untersuchung anlässlich der Aufnahme in die Ballettberufsschule dar: Enthält das Anmeldeformular der Ballettberufsschule die Aufforderung zu einer obligatorischen ärztlichen Untersuchung – was eine Selbstverständlichkeit sein sollte –, so willigt der Tanzschüler mit seiner Unterschrift dazu ein. Der Arzt ist dann berechtigt, den Befund dieser Untersuchung, soweit er die Tanzausbildung betrifft, der Ballettschule mitzuteilen. In diesem Fall ist die ärztliche Schweigepflicht mit Einverständnis des Bewerbers teilweise aufgehoben.

Berufsschäden des Tänzers sind Folge einer falschen Technik.

Treten beim Tanzen Beschwerden auf, so wird der Arzt aufgesucht, der die durch Überlastung eines Muskels, einer Muskelgruppe oder eines Gelenks entstandenen Beschwerden diagnostizieren und behandeln soll. Meistens verschwinden die Beschwerden schon durch das Pausieren, die Ruhe. Wird dann aber die tänzerische Arbeit wieder aufgenommen, so führt der nicht *ursächlich* behobene Fehler bald wieder zu gleichen oder ähnlichen Schmerzen. Gewöhnlich wird dann ein anderer Arzt aufgesucht, da ja der erste nicht dauerhaft zu helfen vermochte – und der ganze Vorgang wiederholt sich! Mit der Zeit wird der Tänzer entmutigt, die Ballettdirektion wird unwillig, und die Laufbahn des Betroffenen nimmt Schaden. Hier kann ein Arzt Abhilfe schaffen, der mit der tänzerischen Bewegung vertraut ist. Er vermag die Beschwerden richtig zu beurteilen, so dass dann in Zusammenarbeit mit dem Ballettpädagogen die Ursache dauerhaft behoben werden kann. Von Vorteil ist es natürlich, wenn auch der Tänzer selbst hier wachsenden Einblick in Ursache und Wirkung gewinnt, wozu die folgenden Kapitel einen Beitrag leisten wollen.

Auf dem Gebiet der Sportmedizin gibt es neue Erkenntnisse, die besonders die Trainingsmethoden betreffen. Diese sollten dem Tänzer zugänglich gemacht werden. Hier seien nur die anatomisch-physiologischen Grundlagen des Ausdauer- und Krafttrainings sowie das isometrische Training und der Trainingsaufbau nach Krankheit und Verletzung erwähnt. Im Anschluss an eine gesundheitlich bedingte Zwangspause sollen Berufstänzer nicht sogleich voll arbeitsfähig erklärt werden, sondern Anrecht auf einen Trainingsaufbau haben – eine Forderung, die an den Theatern zwar zögernd, aber in zunehmendem Maße erkannt wird.

Die Berufsschüler, vor allem aber die Ballettpädagogen, benötigen einen auf ihre Bedürfnisse eingehenden Unterricht in Sportmedizin und Biomechanik, um so ein besseres Verständnis für die vorgeschriebenen Ballettbewegungen zu gewinnen. Dies sollte aber kein schematisches Erlernen anatomischer Begriffe sein, sondern vielmehr das klassische Ballett in ein naturwissenschaftliches (entwicklungsgeschichtliches) Weltbild hineinstellen. Es sind gerade die typisch menschlichen Eigenschaften (verändertes Hüftgelenk und Fuß, freigewordene obere Extremitäten, doppelt S-förmige Wirbelsäule), die im klassischen Tanz zur größtmöglichen Vollendung gebracht werden. Vergessen wir auch nicht die säkulare Akzeleration, d. h. die Tatsache, dass die Menschen in den letzten hundert Jahren bedeutend größer geworden sind. Diese Tatsache hat das Bild des Tänzers und der Tänzerin verändert und Tanzschöpfer wie *Balanchine, Béjart* und andere zur Schaffung eines neuen Tanzstils bewogen.

Im folgenden Kapitel wollen wir uns als erstes jenen «Bausteinen» des Körpers zuwenden, die für den Tänzer von besonderem Interesse sind: den Knochen, Gelenken, Knorpeln, Muskeln, Sehnen und Nerven.

Teil 1

Bausteine und Funktionen des Körpers

Die folgenden Ausführungen behandeln nicht in systematischer Form alle einzelnen Gewebe. Meine Absicht ist es vielmehr, die Eigenschaften der für den Tänzer wichtigsten Gewebe (z.B. Knochen und Muskulatur) zu erläutern und so ein Verständnis für die Zusammenhänge und den Gebrauch des Körpers erwecken – sei es zur Förderung der tänzerischen Leistung, sei es zum Verhüten von Schäden. So ist dieser Teil zu den Bausteinen des Körpers eine selektive Gewebelehre. Auch ein Abschnitt über die Gelenke wurde an dieser Stelle des Buches eingefügt, obwohl das Gelenk nicht ein Gewebe ist, sondern ein aus verschiedenen Geweben bestehendes Organ. Es bildet eine funktionelle Einheit, deren Verständnis für den Tänzer von besonderer Bedeutung ist. Die folgenden Ausführungen sollen des weiteren aufzeigen, in welcher Weise sich die Gewebe durch das tägliche Training verändern. So findet auch der Trainingsleiter hier Anweisung, wie das Training vom ärztlichen Standpunkt her aufzubauen ist, wie es auf den Körper Rücksicht zu nehmen hat und was besonders nach einer Ruhepause zu beachten ist. Zum Teil sind es Erkenntnisse der Sportmedizin aus den letzten Jahrzehnten, welche nun auch dem Tanzschaffenden zugänglich gemacht werden sollen.

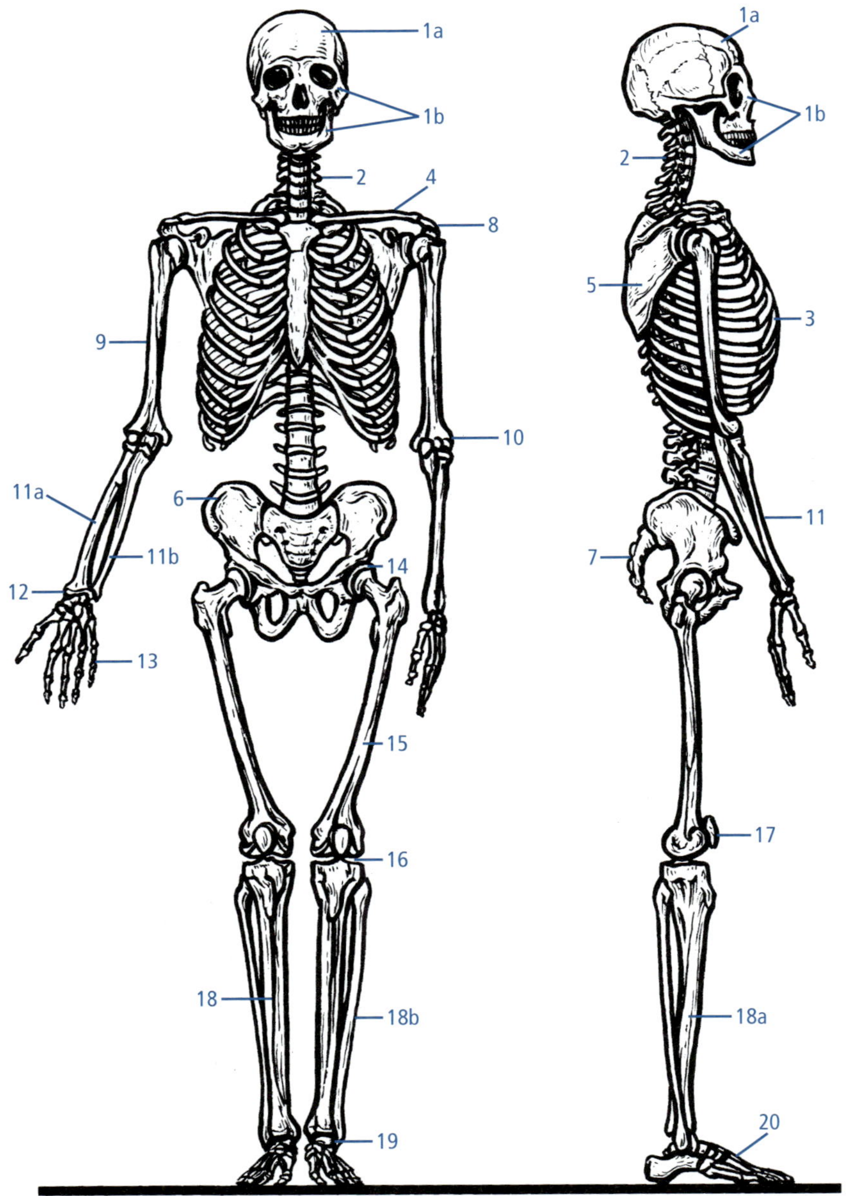

Abbildung 1: Menschliches Skelett von vorne und von der Seite.

1a = Gehirnschädel
1b = Gesichtsschädel
2 = Halswirbelsäule
3 = Brustkorb
4 = Schlüsselbein (*Clavicula*)
5 = Schulterblatt (*Scapula*)
6 = Becken
7 = Kreuzbein (*Os sacrum*)
8 = Schultergelenk
9 = Oberarmknochen (*Humerus*)
10 = Ellbogengelenk
11 = Unterarmknochen
11a = Speiche (*Radius*)
11b = Elle (*Ulna*)
12 = Handgelenk
13 = Hand- und Fingerknochen
14 = Hüftgelenk
15 = Oberschenkelknochen (*Femur*)
16 = Kniegelenk
17 = Kniescheibe (*Patella*)
18 = Unterschenkelknochen
18a = Schienbein (*Tibia*)
18b = Wadenbein (*Fibula*)
19 = oberes Sprunggelenk
20 = Fußknochen

1. Der Knochen

1.1 Bau und Funktion

Die Gesamtheit der Knochen (beim Erwachsenen sind es 212) nennt man das Skelett (**Abb. 1**). Es ist die Stütze des Körpers und die Ansatzstelle für die Muskulatur. Das Skelett verleiht dem Körper Festigkeit und ist zugleich relativ leicht. Das Gewicht des Skeletts beträgt nur 15–20 % des Körpergewichts eines gesunden Menschen. Knochengewebe ist etwa 2 $^1/_2$ mal schwerer als die meisten übrigen Gewebe. Deshalb spart der Körper Knochengewebe dort, wo es möglich ist, um nicht zu schwerfällig zu werden. Der Aufbau eines Knochens soll nun am Beispiel des Oberschenkelknochens (*Femur*) gezeigt werden (**Abb. 2**): Er hat zwei verdickte Enden, sie heißen *Epiphysen.* Die Epiphysen sind nur von einem dünnen Knochenmantel (*Kortikalis*) umgeben. Im Innern bestehen sie aus einem System fein verästelter Knochenbälkchen (*Trajektorien* = Spannungslinien). Diese Knochenbälkchen sind entsprechend den Kraftwirkungen geordnet. Dabei kann sich ihr Verlauf bei Änderung der Belastung verändern. Zwischen den Epiphysen liegt der Schaft des Knochens, er heißt *Diaphyse.* Die Diaphyse ist röhrenförmig und hat einen dicken Knochenmantel. Diese Mischkonstruktion von Röhren und Bälkchen ermöglicht die unglaubliche Tragkraft und Belastbarkeit des menschlichen Körpers. Die Belastbarkeit des gesunden menschlichen Schienbeins beträgt 1650 kg (= 1,65 t!).

Die großen Röhrenknochen (Ober- und Unterschenkel, Armknochen) erfüllen noch eine weitere Funktion im Körper. Zwischen den Bälkchen der Epiphyse liegt das rote Knochenmark. In ihm werden die roten Blutkörperchen und zum Teil auch die weißen Blutzellen gebildet. Des weiteren dient der Knochen als Depot für Teile des Mineralstoffhaushalts (z.B. Kalzium). Das Knochenmark in der Diaphyse verfettet beim erwachsenen Menschen und heißt dann gelbes Knochenmark.

Der Knochen besteht zu zwei Dritteln aus Kalksalzen (anorganischer Substanz), zu einem Drittel aus organischer Substanz (eiweißreiche Grundsubstanz, kollagene Fasern, lebende Zellen). Das menschliche Skelett enthält ca. 1 kg Kalzium in Form einer kalziumhaltigen Verbin-

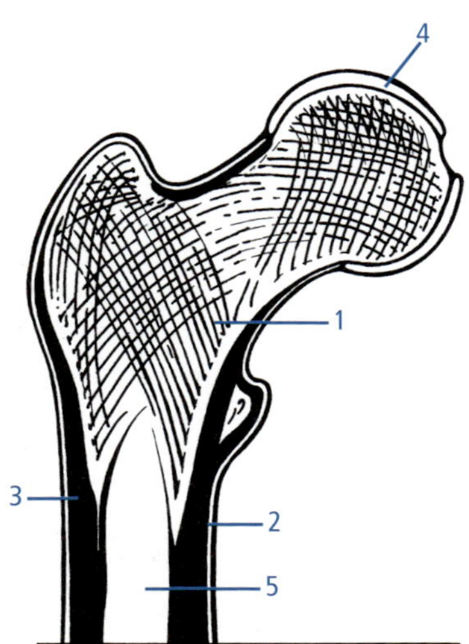

Abbildung 2: Längsschnitt durch das obere Ende des rechten Oberschenkelknochens.
1 = Spannungslinien (*Trajektorien*)
2 = Kortikalis (*Kompakta*)
3 = Knochenhaut (*Periost*)
4 = Oberschenkelkopf mit hyalinem Knorpelüberzug
5 = Markhöhle

dung (*Apatit*). Diese gibt dem Knochen seine Druckfestigkeit. Die kollagenen Fasern verleihen dem Knochen Zugfestigkeit. So erhält er die Eigenschaften, die er für seine statischen Funktionen benötigt.

Der Knochen wird von außen von einer Knochenhaut (*Periost*) umgeben (**Abb. 2**). Sie ist straff, nerven- und gefäßreich. Ihr Nervenreichtum erklärt die Schmerzempfindlichkeit der Knochenhaut. Von den Gefäßen der Knochenhaut aus wird der Knochen reichlich mit Blut versorgt. Die Blutgefäße dringen durch feine Kanäle (Volkmann- und Havers'sche Kanäle) ins Innere des Knochens. Sie transportieren geschädigtes Gewebe ab und führen neue Knochenaufbaustoffe zu. Deshalb haben sie eine wichtige Aufgabe für die Ernährung und Neubildung der Knochen, für seine Regeneration und seinen Schutz. Die gute Durchblutung des Knochens erklärt, weshalb auch schwere Knochenbrüche mit Zertrümmerung von Knochenpartien ausheilen können.

1.2 Knochenauf- und -abbau, funktionelle Anpassung

Der Knochen besteht aus Knochenzellen (*Osteozyten*) und Zwischenzellsubstanz (**Abb. 3**). Beide werden von knochenbildenden Zellen (*Osteoblasten*) gebildet. Andere Zellen (*Osteoklasten*) haben wiederum die Aufgabe, Zwischenzellsubstanz des Knochens abzubauen. Dies geschieht beim Längen- und Dickenwachstum des Knochens. Beim gesunden Menschen halten sich beide Prozesse die Waage. Der Knochen ist somit von lebenden Zellen durchsetzt und wird während des ganzen Lebens auf-, ab- und umgebaut.

Dieser *lebenslängliche Knochenumbau* ermöglicht eine dauernde Anpassung der Knochenstruktur an die jeweilige Beanspruchung, wie sie in besonderer Weise die tänzerische Ausbildung mit sich bringt. Der Knochen vermag sich also funktionellen Veränderungen anzupassen. Wird ein Knochen einer erhöhten oder andersgerichteten Kraft ausgesetzt, so entsteht ein Reiz, der einen verstärkten Knochenanbau auslöst (*Hypertrophie*). Unterschreitet die einwirkende Kraft einen bestimmten Sollwert, so baut sich die Knochensubstanz ab (*Atrophie*).

Die Form des einzelnen Knochens und des gesamten Skeletts wird durch die Druck- und Zugkräfte bestimmt, welche auf ihn einwirken. Der Knochenbau ist nichts Endgültiges. Die Variationen sind aber nicht beliebig und werden durch die jedem Körper gegebene Grundstruktur begrenzt. Die bei Tänzern häufig gefundene Verbreiterung des Schaftes des zweiten Mittelfußknochens ist ein Beispiel für die funktionelle Anpassung des Knochens an eine regelmäßig auftretende Mehrbelastung durch die Arbeit auf Halbspitze und Spitze (vgl. Kap. «Dynamische Anatomie der Fußbewegungen», S. 122).

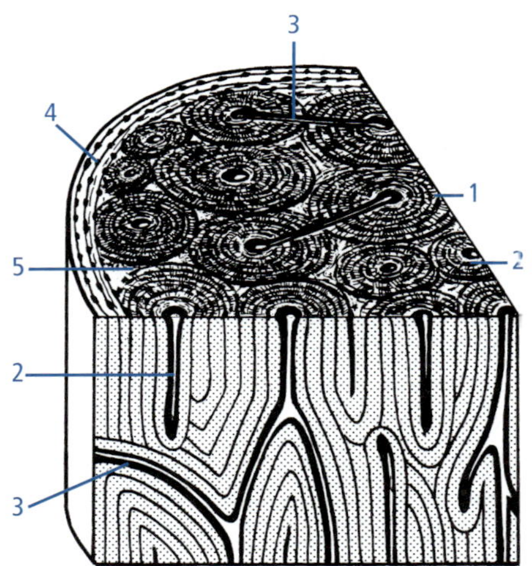

Abbildung 3: Mikroskopischer Schnitt (Blockdiagramm) durch die Kortikalis eines Röhrenknochens.
1 = Havers'sche Knochenlamellen (sog. Speziallamellen)
2 = Kanal im Zentrum der Lamellen für die Gefäße und Nerven
3 = Volkmann'sche Gefäße
4 = äußere Grundlamellen
5 = Schaltlamellen.
Die Punkte in den Knochenlamellen (1 und 4) stellen Knochenzellen dar.

1.3 Stoffwechselstörungen im Knochenauf- und -abbau: Osteoporose

Der Auf- und Abbau des Knochens kann gestört werden. Dies kann von *innen* her durch Störungen des Stoffwechsels, aber auch durch Einwirkung von *außen* erfolgen, durch ein einmaliges Ereignis, also einen Unfall, oder durch eine dauernde Überlastung. Wir wollen darauf im Einzelnen eingehen.

Es gibt Entwicklungen, in denen der Knochenabbau größer ist als der Knochenaufbau, wodurch sich die Knochenmasse vermindert. Man nennt diesen Zustand *Osteoporose.* Der Knochen verliert an Stabilität und neigt zu Brüchen. Für das Auftreten der Osteoporose gibt es viele Ursachen. Zu den wichtigsten gehören: hormonale Umstellung der Frau in der Menopause, mangelhafte Kalziumzufuhr, Vitamin-D-Mangel, Überfunktion der Nebenschilddrüse, Langzeitbehandlung mit Kortison-Präparaten und Anti-Psychotika. Chronische Darmstörungen können die Aufnahme der Aufbaustoffe erschweren oder unmöglich machen. Der Knochenaufbau und Knochenumbau werden außerdem durch einseitige Ernährung beeinträchtigt. Eine ausgewogene Ernährung ist für jeden Menschen von Bedeutung, für den Tänzer mit seinem hohe Anforderungen stellenden Beruf gilt dies natürlich besonders. Viele junge Tänzerinnen wie jugendliche Athletinnen leiden unter Zyklusstörungen. Oft weisen sie dabei wie Frauen in der Menopause einen Hormonmangel und andere metabolische Störungen auf mit Verlust an Knochenmasse und erhöhter Knochenbrüchigkeit. Wichtigste Ursachen dafür sind: Beginn des intensiven Trainings vor der Pubertät, die Art des Trainings (Ausdauertraining) und Untergewicht mit einem geringen Anteil an Körperfett. Auch geringe Gewichtsverluste (häufiges Fasten) können, selbst wenn das Idealgewicht nicht unterschritten wird, zu Zyklusstörungen führen. Diese wiederum bleiben leicht unbemerkt, da die Regel oft nicht ausbleibt (*anovulatorische* Zyklen). Da die Beanspruchung und Lebensweise junger Tänzerinnen in der Ausbildung kaum wesentlich geändert werden können, kann eine Verbesserung der Knochendichte nach vorheriger Abklärung und unter ständiger ärztlicher Aufsicht in erster Linie durch Verabreichung von Hormonen erfolgen. Die Auswirkungen einer Langzeittherapie sind dabei zu untersuchen.

1.4 Schädigung des Knochens durch Überlastung

Schäden am Bewegungsapparat durch einen Unfall sind viel seltener als die, welche durch dauernde Über- oder Fehlbelastung entstehen. Sie sind so schwerwiegend, weil sie unmerklich beginnen. Jede Über- oder Fehlbelastung ist eine Einwirkung auf das Gewebe. Man spricht dann von einem Mikrotrauma (griechisch *mikro* = klein, *trauma* = Wunde). Im Einzelfall ist ein Mikrotrauma unbedeutend. Bei den einzelnen Mikrotraumata hat das belastete Gewebe Zeit, auf die äußere Einwirkung mit Heilung zu reagieren. Wenn die Belastung die ausgleichenden Möglichkeiten nicht übersteigt, gibt es keinen Schaden. Ganz anders ist es jedoch, wenn der Tänzer durch falsches Training oder üner die Gegebenheiten seines Körpers hinaus etwas forcieren will. Es entstehen dann täglich viele Mikrotraumata, und der Körper des Tänzers hat nicht mehr die Möglichkeit, diese Schäden auszugleichen. Dies führt mit Wahrscheinlichkeit zu einer echten, oft gravierenden Störung am Skelett. Am häufigsten sind die Mittelfußknochen, das Schienbein sowie der Hals des Oberschenkelknochens betroffen. Solche Störungen treten in drei verschiedenen Formen auf, als Überlastungsfissur, als Ermüdungsfraktur und als *Medial Tibial Stress Syndrom* (MTSS).

Überlastungsfissur und -fraktur

Die Überlastungsfissur wird als lokal begrenzte Schmerzhaftigkeit im Bereich des betroffenen Knochens spürbar. Die ärztliche Untersuchung ergibt, dass der Knochen zwar nicht gebrochen ist, aber einen feinen Riss aufweist. Der Tänzer muss aus diesem Grunde sofort seine Arbeit unterbrechen, damit eine Heilung des Knochenrisses erfolgen kann (siehe unten bei MTSS unter

«Therapie»). Wird der Knochen, der eine Fissur erlitten hat, in der gleichen fehlerhaften Weise unentwegt weiterbelastet, dann entsteht aus der Fissur eine Fraktur, d. h., der Knochen bricht an dieser Stelle (**Abb. 4**). Im Röntgenbild kann die Überlastungsfraktur deutlich von der Unfallfraktur unterschieden werden: Aus den dauernden Versuchen des Knochens, die Fissur zu heilen, resultiert eine Verdickung des Schaftes, die aber die nun erfolgte Fraktur nicht verhindern konnte.
10 % der in Sportkliniken Behandelten weisen Stressreaktionen oder Stressfrakturen auf (Fredericson et al. 1995), davon betreffen 50 % das Schienbein (Matheson et al. 1987).

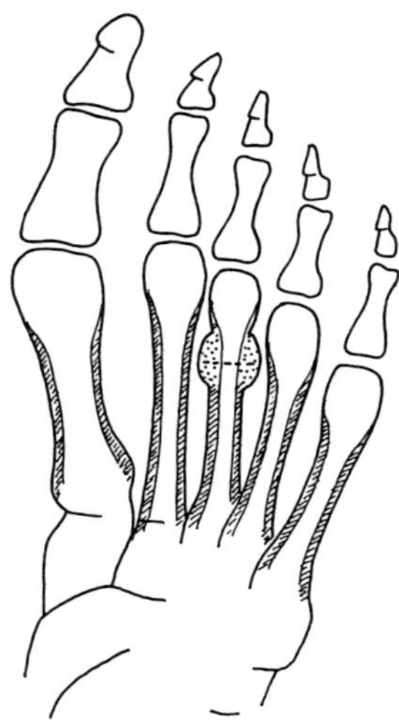

Abbildung 4: Ermüdungsfraktur des dritten Mittelfußknochens in schematischer Darstellung.
Die Fraktur ist als feiner Spalt im Knochengewebe sichtbar. In der Umgebung der Bruchstelle ist eine kugelförmige Neubildung von Knochengewebe zu erkennen. Diese ist als Heilungsbestreben des Knochengewebes zu werten (vgl. Röntgenbild S. 134).

Medial Tibial Stress Syndrom (MTSS)

Der früher im Zusammenhang mit Schmerzen am Schienbein verwendete Begriff *shin splints* ist bei Sportlern und Tänzern weitverbreitet, sagt aber über die Krankheitsursache nichts aus. Er ist heute veraltet und sollte deshalb – wenn überhaupt – nur für Muskel- und Sehnenüberlastungsschmerzen verwendet werden. Es kann sich auch um eine tiefe Venenthrombose oder ein Kompartmentsyndrom handeln (eine Schwellung, z.B. Bluterguss innerhalb einer geschlossenen Faszienloge, handeln, wobei der starke Druck zu einer folgeschweren Drosselung der Blutzufuhr führt). Wir sprechen heute von dem *Medial Tibial Stress Syndrom,* MTSS.
MTSS beschreibt eine spezifische Überlastungsverletzung am Schienbein und ist eine der Hauptursachen für die aus Training resultierenden Schmerzen entlang der proximalen und medialen Tibia. Tänzer, Läufer und andere Sprungbelastungen ausgesetzte Personen entwickeln diese Beschwerden am häufigsten. Deswegen soll dieses wichtige Syndrom, dessen frühzeitige Erkennung für einen günstigen Behandlungsverlauf entscheidend ist, hier ausführlicher behandelt werden.
Klinisches Bild und Entwicklung: Der schmerzhafte Unterschenkelbereich ist überwärmt, druckempfindlich und geschwollen. Die Symptome können ein- oder beidseitig sein. Die Schmerzen können während oder nach der Bewegungsaktivität und an wechselnder Stelle auftreten. Röntgenaufnahmen beider Unterschenkel (anterior-, posterior und lateral) werden in den ersten 4 – 6 Wochen fast ausschließlich als «normal» interpretiert. Selten findet sich eine leichte Verdickung der Kortikalis, die mit einer periostalen Reaktion auftritt, wie dies häufig bei Tänzern zu beobachten ist als Folge von vermehrter, wiederkehrender Belastung des Knochens (**Abb. 5**).
Ätiologie und Biomechanik: MTSS resultiert nicht allein aus der Überlastung von Gewebe und Sehnenansätzen an den Knochen. Klinische Beobachtungen ergaben, dass viele Fälle von MTSS eine Pronation der Füße aufweisen (Sommer et al.). Meine Erfahrungen mit Tänzern bestätigen dies. *Crus varum* (O-Bein, vgl. Abb.11)

führt zu einer exzessiven Pronation, um eine Mittelstellung des Fußes zu erzielen. Diese wird hier kompensiert durch die den Fuß supinierenden Muskeln, vor allem den Hauptsupinator, den Wadenmuskel. Der *M. soleus,* der tiefere Teil des Wadenmuskels, enthält 80 % langsam reagierende Fasern, die durch das Korrigieren der Pronation überlastet werden. Bildgebende Verfahren wie MRT (**Abb. 6**) oder die früher gebräulichen Szintigraphien von Patienten mit MTSS zeigen häufig, dass sich Stressveränderungen herausbilden am Ursprung des *M. soleus* und seiner Faszie am Schienbein. (Daher ist auch der Begriff *Soleus-Syndrom* gebräuchlich: vgl. Michael RH et al.)

Therapie: Die heute noch geäußerte Diagnose «keine Veränderungen sichtbar im Röntgenbild – also wieder ab ins Training» ist ein medizinischer Irrtum! Das zeitweilige Einstellen aller Tanzaktivität ist für den Ballettschüler wie auch für den Berufstänzer von wesentlicher Bedeutung, um dem Knochengewebe genügend Zeit zum Ausheilen zu geben. Auch jede anderweitige schmerzverursachende Aktivität sollte vermieden werden. Kommt es schon beim normalen Gehen zu Beschwerden, müssen vorübergehend Krücken verwendet werden, um eine Gewichtsbelastung zu eliminieren. Dies sollte solange fortgesetzt werden, bis der Patient schmerzfrei ist, was mindestens eine Woche dauert. Ein Trai-

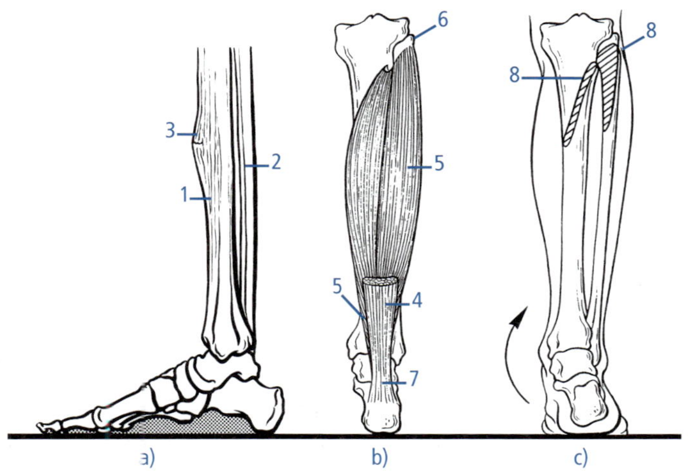

Abbildung 5: Medial Tibial Stress Syndrom (MTSS).
a) Zeichnung einer seitlichen Röntgenaufnahme des Unterschenkels. Spindelförmige Verdickung der Kortikalis im Mittelbereich. Der kompakte Knochen ist wolkig und zeigt im fortgeschrittenen Stadium Zeichen von Degeneration. Nach dem Ausheilen bleibt die Kortikalisverdickung bestehen, was zu einer späteren Fehldiagnose führen kann. 1 = Tibia, 2 = Fibula, 3 = degenerativer Bereich.
b) 4 = *Musculus gastrocnemius*, 5 = *Musculus soleus*, 6 = Sehnenbogen des *Musculus soleus* (Soleusarkade),
7 = Achillessehne.
c) 8 = Ansatzstellen des *Musculus soleus.*

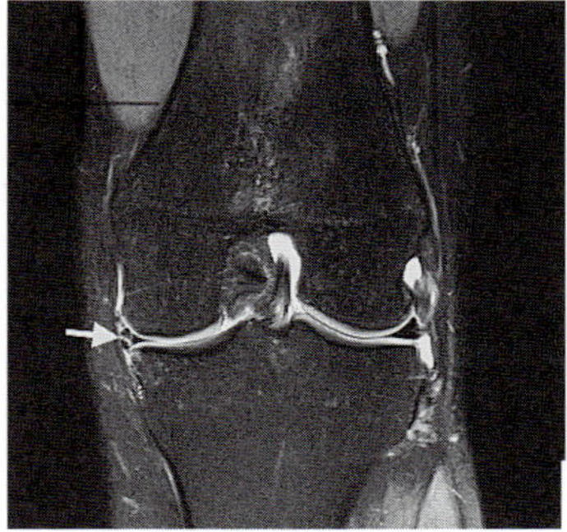

Abbildung 6: Magnetresonanztomographie (MRT) einer 28-jährigen Tänzerin, die im koronaren Schnitt einen Horizontal- und Korbhenkelriss des Innenmeniskus zeigt (grauer Pfeil). Der Horizontalriss im Hinterhorn konnte genäht werden, der Vorderhorn- und Zentralbereich des Meniskus mussten entfernt werden. Nach tanzspezifischer Rehabilitation ab der 6. Woche postoperativ wurde Wettbewerbsfähigkeit als Bühnentänzerin 6 Monate nach der Operation wieder erreicht.

ning ohne Gewichtsbelastung, wie etwa Wassergymnastik, ist hilfreich, da so die anaerobe Kondition des Tänzers erhalten werden kann. Tänzer in einem frühen Stadium von MTSS können nach 2 – 3 Wochen, bei fortgeschrittenerem Stadium nach 4 – 6 Wochen wieder mit einem reduzierten Training beginnen. Die folgenden Anweisungen für das Training in der Rehabilitations-Phase sind unerlässlich und sollten von einem erfahrenen Ballettpädagogen überwacht werden:

- Das Tanzen muss für mehrere Wochen reduziert bleiben.
- Fehler in der Tanztechnik müssen herausgefunden und korrigiert werden. (Dies kann nicht im Rahmen des regulären Trainings oder Ballettunterrichts geschehen.)
- Andere stressverursachende Faktoren müssen eliminiert werden, wie etwa ungeeignete Böden, ein für den Ausbildungsstand des Tänzers zu rasches Training, unzureichende Ruhepausen. Anderenfalls könnte MTSS in weiterer Stressübertragung an den Knochen resultieren und zu einer Überlastungsfraktur führen!

Eine persönliche Anmerkung: Ist es nach einem MTSS zu einer Verdickung der Tibia gekommen, bleibt diese nach dem Ausheilen des Knochengewebes bestehen. Die heutigen bildgebenden Verfahren ermöglichen zwar eine bessere Abklärung des Befundes, trotzdem kann der Arzt dem Patienten eine einfache Fotokopie des Röntgenbildes mitgeben, um einer möglichen späteren Verwechslung mit anderen Knochenveränderungen oder unnötigen Biopsie vorzubeugen.

Schmerzzustände am Schienbein ohne vorangegangenen Unfall sind meist Zeichen einer Über- oder Fehlbelastung!

2. Der Gelenkknorpel

2.1 Bau und Funktion

Der Gelenk- oder Glasknorpel (hyaliner Knorpel) ist für die Funktion eines Gelenks von entscheidender Bedeutung. Die Dauer einer tänzerischen Karriere ist deshalb weitgehend von ihm abhängig. Der Gelenkknorpel ist gefäß- und nervenfrei. Die Zufuhr von ernährenden Stoffen sowie der Abtransport der Abfallstoffe muss aus diesem Grunde auf andere Weise als beim Knochen erfolgen: Diese Aufgaben erfüllt hier die Gelenkflüssigkeit (*Synovia* = «eiklarartig»).
Aus dem Gesagten ergibt sich, welche Bedeutung die Gelenkbewegung mit ihrer massageartigen Wirkung für die Gesunderhaltung des Gelenks hat. Zugleich wird deutlich, wie schädlich eine längere Ruhigstellung, zum Beispiel durch einen Gipsverband, für das Gelenk ist. Der Gelenkknorpel besteht aus

- wenigen Knorpelzellen
- kollagenen Fasern, die ein festes Gerüstwerk bilden, und
- einer eiweißreichen Quellsubstanz (**Abb. 7**).

Sowohl die Knorpelzellen als auch das Gerüst der festen Kollagenfasern können sich nicht neu bilden. Sind sie einmal geschädigt, so bleiben sie es. Anders verhält es sich mit der eiweißreichen Quellsubstanz. Sie wird von Knorpelzellen erneuert und vermag, wie der Name schon sagt, große Mengen von Wasser aufzunehmen. Dieses ist an *Proteoglukane* (Verbindungen von Zucker mit Proteinen) gekoppelt. Die Quellsubstanz entwickelt im engmaschigen Netz der Kollagenfasern einen Quellungsdruck von 2 – 3 atm. Durch diesen Druck entsteht die elastische Härte und Reißfestigkeit, die dreimal höher ist als beim Faserknorpel. Der Gelenkknorpel darf in der Druckbeanspruchung nicht überlastet werden. Überschreitet der Druck pro cm^2 einen gewissen Grenzwert, so führt dies zu einer dauernden Schädigung der betroffenen Knorpelstellen: Das feste Gerüstwerk wird undicht, die Folge ist eine Erweichung des Knorpels. Die Gelenkbewegungen verursachen ein Abreiben des Knorpels, was später zu einer Zerstörung (Erosion) führt. Es entwickelt sich eine chronische Gelenkerkrankung (Arthrose). Diese äußert sich durch Schmerzen bei Belastung und Wetterumschwung, durch Gelenkschwellung und später auch durch Schmerzen in Ruhe.
Die Ursache eines solchen Gelenkschadens ist die mechanische Überlastung einer Knorpelpartie. Für die Druckbeanspruchung des Knorpels gibt es eine gewisse Toleranzgrenze. Dabei ist zu berücksichtigen, dass beispielsweise der

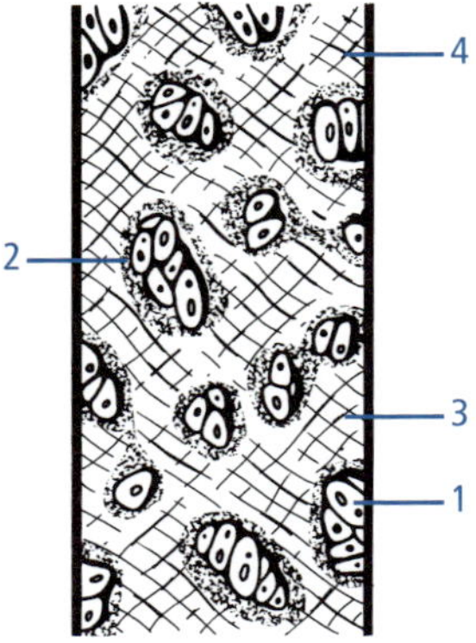

Abbildung 7: Mikroskopisches Bild des hyalinen Knorpels nach histochemischer Behandlung. (Demaskierung = Sichtbarmachen der Fasern).
1 = Knorpelzelle
2 = Knorpelhof (Territorium = Chondron)
3 = zwischen den Knorpelhöfen gelegene Felder (Interterritorium = interchondrales Gebiet)
4 = kollagene Fasern.

Knorpel des Hüft- oder Kniegelenks nicht nur das Körpergewicht, sondern zugleich auch die notwendige Muskelspannung auszuhalten hat. Bei einem Sprung kommt noch die Wirkung der Beschleunigung hinzu, so dass der Gelenkknorpel einem Druck ausgesetzt ist, der das Körpergewicht bei weitem übersteigt.

2.2 Schutz des Knorpels

Der Körper schützt den wertvollen, nicht erneuerbaren Knorpel durch besondere Schutzvorrichtungen: eine große Knorpelfläche und die Muskelbalance. Die tragenden Knorpelflächen sind so groß wie möglich gestaltet, wodurch die Knorpelbeanspruchung sich verteilt. Da beim Knie die Form der gegenüberliegenden Gelenkflächen nicht übereinstimmt, liegen zwei sichelförmige Knorpelscheiben (*Menisci*) dazwischen (vgl. «Dynamische Anatomie des Kniegelenks», S. 102). Sie bestehen aus Faserknorpel, der nicht identisch ist mit dem hyalinen Knorpel der Gelenke. Sie vergrößern die gewichttragende Fläche und vermindern so die lokale Druckbeanspruchung. Daraus ergibt sich, dass ein Kniegelenk, aus dem ein Meniskus entfernt wurde, anfällig wird für Überlastungsschäden des Gelenkknorpels und dadurch wie gesagt die Gefahr einer Arthrose entsteht. Es gibt Tänzer und Tänzerinnen, deren Karriere infolge einer solchen Operation verkürzt wurde. Die moderne Chirurgie ist deswegen bestrebt, einen geschädigten Meniskus nicht einfach zu entfernen, sondern je nach Rissbildung entweder den ganzen Meniskus durch Nähen des Risses zu retten oder nur einen möglichst kleinen Teil aus ihm zu entfernen.

Die andere Schutzvorrichtung des Körpers gegen die Überlastung einzelner Knorpelpartien des Gelenks ist die Muskelbalance. Sie ermöglicht eine gleichmäßige Druckverteilung auf die ganze Gelenkfläche und soll hier am Beispiel des Kniegelenks erklärt werden. Sie spielt für den menschlichen Gang eine wichtige Rolle, da in der Standbeinphase das Körpergewicht auf einem Bein ruht. Noch wichtiger ist die Muskelbalance für den Tänzer bei einer Pose auf einem Bein, zum Beispiel bei einem *retiré*.

Abbildung 8 zeigt, dass die Gewichtlinie des Standbeins von der Mitte des Hüftkopfes innen (medial) am Knie vorbei zum Fuß verläuft. Dadurch wird nur die innere Hälfte der Kniegelenkfläche belastet und würde mit der Zeit überlastet, wenn nicht auf andere Weise eine gleichmäßige Verteilung der Druckkräfte im Kniegelenk stattfindet. Dies geschieht durch die sogenannte *Zuggurtung* eines sehnenartigen Bandes (*Tractus iliotibialis*). Es erhält seine Zugkraft durch den Ansatz sowohl am großen Gesäßmuskel (*Musculus gluteus maximus*) als auch

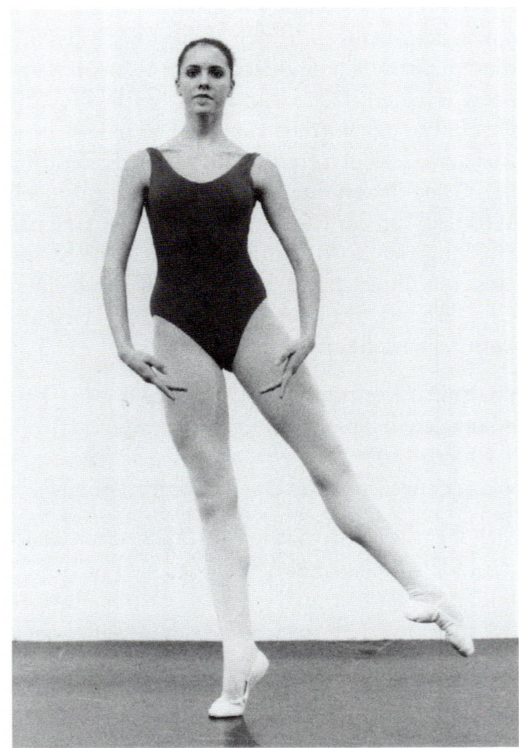

Abbildung 8: Sur la demi-pointe à la seconde. Auch im *en dehors* ist bei Posen und Bewegungen auf einem Bein die Zuggurtung zur gleichmäßigen Belastung des Knies notwendig. Dieser Mechanismus ist bei Tänzern so gut eingespielt, dass für gewöhnlich, gesunde Menisci vorausgesetzt, im medialen Knieanteil keine vermehrten Arthrosen auftreten.

an dem am vorderen Beckenkamm beginnenden Muskel, dem Spanner der Oberschenkelbinde (*Musculus tensor fasciae latae*) (**Abb. 9** und **10**). Das Sehnenband endet an der Außenseite des Schienbeinhöckers (*Tuberositas tractus iliotibialis*). Erfolgt die Zuggurtung von außen im richtigen Moment der Bewegung, so wird dadurch im Kniegelenk eine gleichmäßige Druckverteilung hergestellt.

Nicht nur Stellungen auf einem Bein, sondern auch das O-Bein bewirkt, dass die Achse des Körpergewichts innen am Kniegelenk vorbeiführt und es damit auf der Innenseite des Knies zu einer Überlastung des Gelenkknorpels kommt. Tänzer und Tänzerinnen haben häufig O-Beine – schon *Jean-Georges Noverre* schrieb 1759 in seinen «Lettres sur la danse» im elften Brief, dass sich O-Beine besonders gut für die *battements* eignen! Die hier eigentlich zu erwartende Erkrankung und Abnutzung des medialen Gelenkanteils tritt indes bei Tanzenden erfahrungsgemäß nicht auf. Durch das tägliche Training ist die Zuggurtung des erwähnten Sehnenbandes und die zu ihm gehörende Muskulatur dermaßen gekräftigt und eingespielt, dass die

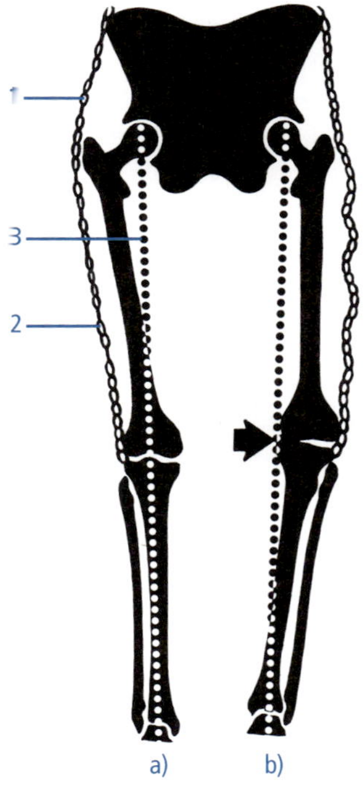

Abbildung 9: Mechanismus der Zuggurtung.
a) Gute Wirkung der Zuggurtung: Schenkelfaszienspanner (*Musculus tensor fasciae latae*) (1) und sein Sehnenband (*Tractus iliotibialis* = Maissiat'sches Band) (2) gespannt zur Entlastung der medialen Gelenkpartien des Knies.
b) Mangelhafte Wirkung der Zuggurtung: Dadurch werden die medialen Anteile des Kniegelenks überlastet, was mit der Zeit zu einer Schädigung des Gelenkknorpels an den medialen Gelenkpartien führt (Arthrose); Traglinien des Körpergewichts (3) (nach *Otte*).

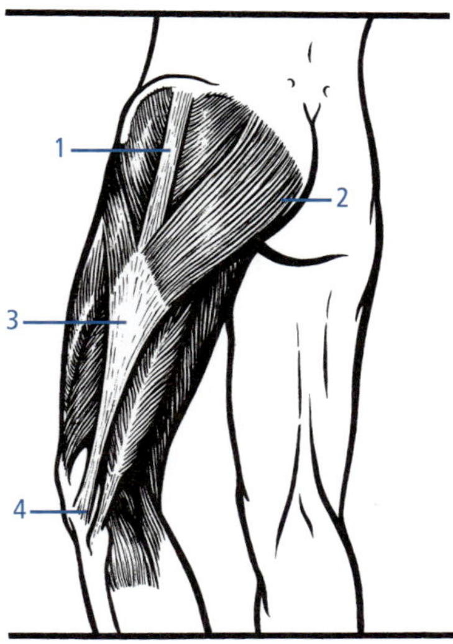

Abbildung 10: Verlauf des Schenkelfaszienspanners und dessen Sehne.
1 = Schenkelfaszienspanner
2 = untere Zweidrittel des großen Gesäßmuskels (*Musculus gluteus maximus*). Die von diesen beiden Muskeln gebildete Muskelformation heißt im Französischen wegen ihrer deltaförmigen Gestalt *Deltoide fessier «Farabeuf»* = Gesäßdelta
3 = Maissiat'sches Band
4 = Ansatzstelle des Maissiat'schen Bandes unterhalb des Kniegelenks an der Außenseite des Schienbeins.

Belastung des Kniegelenks auf eine größtmögliche Fläche verteilt wird. Dieses «Einspielen» besteht nicht nur in einer Kräftigung der zugehörigen Muskulatur: Auch die Steuerung des Mechanismus der Zuggurtung durch die Nerven ist entscheidend daran beteiligt, da die Aktion im richtigen Moment des Bewegungsablaufs in Sekundenbruchteilen erfolgen muss. Eine Ausnahme ist jedoch der Rotationsfehler des Kniegelenks (**Abb. 11**).

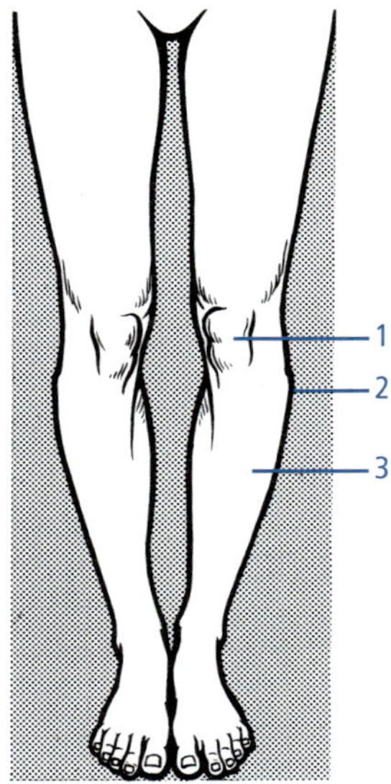

Abbildung 11: Innenrotationsfehler des Kniegelenks. Ein Innenrotationsfehler des Kniegelenks liegt vor, wenn die durch die Femurkondylen verlaufende Querachse des unteren Oberschenkelknochenendes vermehrt einwärts gewendet ist. Der Winkel zwischen der queren Femurkondylenachse und der Frontalebene wird dadurch größer. Die Kniescheibe ist hier nach innen gerichtet (1), das Köpfchen des Wadenbeins verschiebt sich nach vorne und wird damit von vorne sichtbar (2). Der Unterschenkel weist einen O-Bein-Schwung auf (3). Diese Form des O-Beins ist von der durch Seitausbiegung des Schienbeins entstehenden O-Bein-Deformität zu unterscheiden. Ein schwerer Innenrotationsfehler des Kniegelenks begünstigt das Auftreten von Patellarluxationen (Verrenkungen der Kniescheibe nach außen), ein leichter Innenrotationsfehler Knorpelschäden an der Gelenkfläche der Kniescheibe (*Chondropathia patellae*).

Die Gesetze des Balletts beachten die zur Verhinderung einer Knorpelüberlastung notwendige Muskelbalance. Die Muskeln, welche den *Tractus iliotibialis* spannen, haben ihren Ursprung am Becken. Sie kommen nur dann voll zur Wirkung, wenn das Becken horizontal steht und aufgerichtet ist. Diese Beckenstellung ist eine prinzipielle Forderung des klassischen Balletts, die schon der Anfänger erlernen muss. Auch die Technik des klassischen Balletts ist darauf ausgerichtet, die Gelenkknorpel zu schonen. Sie vermeidet unnötige Schläge in den Gelenken.

Jede Bewegungsfolge und vor allem jeder Sprung endet in einem *demi-plié,* was vom mechanischen Aspekt her eine Abbremsung des Aufschlags im oberen Sprunggelenk bedeutet.

Für die extremen Beanspruchungen des Tanzes genügen die Biomechanik des menschlichen Körpers und die Technik des klassischen Balletts allein nicht. Wesentlich ist auch, dass der Boden von Ballettsaal und Bühne elastisch ist, also eine ausreichende Federung aufweist, um die Wucht des Landens nach dem Sprung abzudämpfen und so den Körper, insbesondere den Knorpel, zu schonen.

Welche Konsequenzen ergeben sich nun aus der Tatsache, dass Knorpelgewebe nicht reproduzierbar ist? Der zukünftige Tänzer wird seiner tänzerischen Laufbahn zuliebe von Kindheit an auf Sportarten verzichten müssen, die mit einem erhöhten Unfallrisiko verbunden sind (zum Beispiel Skifahren, Reiten, Windsurfing etc.). Es gibt zudem Menschen, bei denen die Gelenke anlage- oder entwicklungsbedingt so gebaut sind, dass einzelne Knorpelstellen überlastet werden und vorzeitige Abnutzung zu erwarten ist. Besonders bei der Rückfläche der Kniescheibe und beim Hüftgelenk ist dies gelegentlich der Fall. Bei solchen jungen Menschen muss deshalb frühzeitig sorgsam abgewogen werden, ob eine Ausbildung zum Berufstänzer ratsam ist, ob sie also nach menschlichem Ermessen der starken Beanspruchung einer tänzerischen Laufbahn ohne Schaden zu nehmen standhalten werden (siehe auch die entsprechenden Abschnitte zu Hüft- und Kniegelenk).

3. Der Wachstumsknorpel

3.1 Funktion

Der Aufbau der Röhrenknochen wurde am Beispiel des Oberschenkelknochens gezeigt. Die langen Röhrenknochen (zum Beispiel Ober- und Unterschenkelknochen, Armknochen) haben in der Nähe des oberen und unteren Endes *Wachstumszonen* (Epiphysenfugen), welche den Wachstumsknorpel enthalten. An diesen Stellen erfolgt das Längenwachstum des Knochens (**Abb. 12**). Ist das Wachstum eines Menschen zu Ende, schließen sich diese Wachstumszonen an den einzelnen Knochen bis auf kleine Reste. Das Breitenwachstum erfolgt von Zellen der inneren Schicht der Knochenhaut aus.

Die Epiphysenfugen verbreitern sich zur Zeit verstärkten Wachstums durch die Wirkung des Wachstumhormons, das in der Hirnanhangsdrüse (Hypophyse) gebildet wird. Der zweite Wachstumsschub tritt vor und zu Beginn der Pubertät auf. Unter der Wirkung der Sexualhormone schließen sich die Wachstumsfugen. Vor und zu Beginn der Pubertät kommt es zu einer verminderten Widerstandsfähigkeit der Wachstumszonen. Das ist ein an sich normaler Vorgang während des Wachstumsschubs. Ist das hormonale Gleichgewicht gestört, so kann sich die Lockerung der Wachstumszone ins Krankhafte steigern. Es tritt eine Lösung des Knochens in der Epiphysenzone auf, man spricht dann von einer *Epiphysenlösung.* Für den Oberschenkelknochen bedeutet dies, dass der Oberschenkelkopf nach hinten unten abrutscht. Dies geschieht oft ohne Beschwerden, so dass es nicht bemerkt wird. Die Folge aber ist, dass der Oberschenkelkopf deformiert wird und es dort zu vorzeitiger Abnutzung kommt.

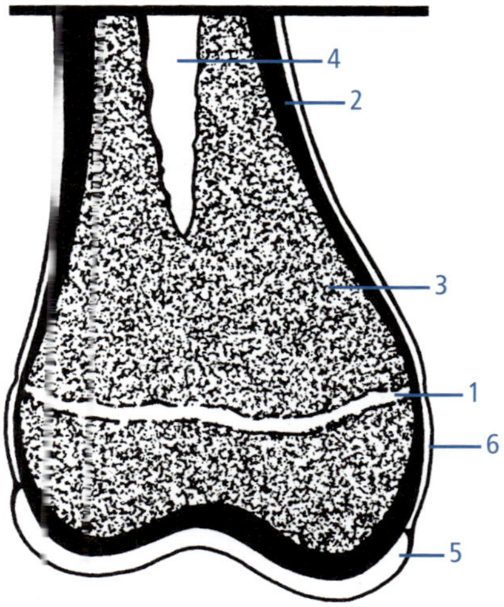

4
2
3
1
6
5

Abbildung 12: Längsschnitt durch das untere Ende des Oberschenkelknochens im Wachstumsalter. 1 = Wachstumszone (Epiphysenfuge, hyaliner Knorpel), 2 = Kortikalis (Kompakta), 3 = Spongiosa, 4 = Markhöhle, 5 = Gelenkknorpel (hyaliner Knorpel), 6 = Knochenhaut.

3.2 Folgerung für die Ballettausbildung

Für die tänzerische Ausbildung ist die Tatsache wichtig, dass die verminderte Widerstandsfähigkeit der Wachstumszonen in die Zeit der intensiven Ausbildung fällt. Vor und während der Pubertät verlangt der jugendliche Körper grundsätzlich besonders vorsichtige Belastung und Dehnungsübungen, um Schäden im Bereich der zu dieser Zeit gelockerten Wachstumszonen zu verhüten.

Tanzpädagogen und Tanzschüler müssen daher in besonderer Weise die hüftgelenknahe Zone des Oberschenkelknochens beachten. In diesem Bereich spielen sich bis zum Ende der Pubertät die Veränderungen ab, die dem jungen Tänzer eine verbesserte Auswärtsdrehung des Hüftgelenks ermöglichen. Von einer Forcierung des *en dehors* muss auf jeden Fall abgesehen werden; Gefühl und Vorsicht in der Arbeit ist hier geboten. Schon *Noverre* warnt im zwölften Brief seiner «Lettres sur la danse» vor der Anwendung einer speziellen Maschine, «Hüftenmeister» (*tourne hanche*) genannt. Er schreibt: «Sie ist so schlecht ausgedacht und eingerichtet, dass sie statt gute Dienste zu tun, vielmehr denjenigen, der sich ihrer bedient, nur noch mehr verkrüppelt, indem sie den Hüften einen weit unangenehmeren Fehler eindrückt als der ist, dem sie abhelfen soll.»
Heute bedient man sich zwar nicht mehr einer solchen Maschine, doch trifft man leider in den Ballettsälen hier und dort auf eine Szene, die der *tourne hanche* nicht unähnlich ist: Der Schüler liegt in Froschstellung auf dem Rücken, und eine Person steht mit ihrem Körpergewicht auf dessen Knien! Durch einen solch gewaltsamen Dehnungsversuch kann es zu einer Epiphysenlösung am hüftnahen Ende des Oberschenkelknochens kommen. Hat sich der Hüftkopf infolge einer Wachstumsstörung oder eines falschen, forcierten Trainings entrundet, tritt eine vorzeitige Abnutzung des Gelenkknorpels auf, die mit Schmerzen und Bewegungseinschränkung verbunden ist. Hier sei darauf hingewiesen, dass Menschen, die unbemerkt eine Epiphysenlösung durchgemacht haben, eine besonders gute Auswärtsdrehung des Beines aufweisen. Sie werden wegen ihres hervorragenden *en dehors* sogar häufig beneidet! Trotz dieses scheinbaren momentanen Vorteils sind sie jedoch wegen der zu erwartenden Gelenkschäden für eine tänzerische Berufsausbildung ungeeignet.
Allein schon diese Tatsachen lassen erkennen, dass nicht nur eine sorgfältige ärztliche Untersuchung vor Beginn der Berufsausbildung, sondern auch die ärztliche Überwachung während der Ausbildungszeit unerlässlich ist – im Interesse des Tänzers und zur Absicherung des verantwortlichen Ballettpädagogen!

3.3 Voraussage der endgültigen Körpergröße

Für einen noch jugendlichen Berufstänzer spielt die Körpergröße neben dem technischen Können und seiner Ausstrahlung eine wesentliche Rolle. Tänzerinnen über 174 cm und Tänzer unter 163 cm Größe haben geringere Chancen, nach ihrer Ausbildung eine Anstellung zu finden. Für Tanzende beiderlei Geschlechts ist deshalb oft eine genauere Voraussage der zu erwartenden Erwachsenengröße wichtig.
Um sie berechnen zu können, müssen die derzeitige Größe und das Alter bekannt sein. Die Erwachsenengröße kann dann auf verschiedene Arten berechnet werden. Es sollen hier zwei Möglichkeiten dargestellt werden:

1. Berechnung anhand des **Röntgenbildes.** Anhand einer Röntgenaufnahme von Handgelenk und Hand kann ein Arzt am Zustand der Wachstumsfugen den Reifungsgrad des Skeletts, das sogenannte Skelettalter, bestimmen. Sind die Wachstumsfugen bereits geschlossen, ist das Wachstum endgültig beendet. So können zum Beispiel zwei Mädchen (oder zwei Jungen) gleichen Alters und derzeit gleicher Körpergröße eine sehr unterschiedliche Endgröße erreichen, je nachdem, ob die Wachstumsfugen noch geöffnet oder schon geschlossen sind. Durch Vergleich des Röntgenbildes mit dem Atlas von *Bayley* und *Pineau* lässt sich von einem mit dieser Methode vertrauten Arzt die Reifung des Skeletts mit annähernder Genauigkeit berechnen. Mit neuartigen Methoden, wie etwa Bone-O-Matic 2000, können mögliche durch die Akzeleration bedingte Abweichungen hier korrigiert werden.
2. Berechnung mittels **Hormonbestimmung.** Eine andere Art der Berechnung der endgültigen Körpergröße ist die Hormonbestimmung. Diese Untersuchung sollte auf einer Hormonstation einer Kinderklinik durchgeführt werden. Je sicherer der Beginn der Pubertät bestimmt werden kann, desto zuverlässiger sind die Voraussagen über die zu erwartende Endgröße. Für die Beratung der

jungen Ballettschüler ist dies wichtig, besonders aber bei auffallend kleinen oder großen Ballettschülerinnen und -schülern spielt die Berechnung der künftigen Größe oft eine entscheidende Rolle. Als Richtlinien sind folgende Faustregeln recht nützlich: Ein zweijähriges Kind hat die Hälfte seiner Endgröße erreicht. Bei einem Mädchen ist vom Zeitpunkt der ersten Menstruation (Menarche) an noch ein Wachstum von etwa 9 cm zu erwarten.

Nicht nur die absolute Körpergröße steht hier zur Diskussion, sondern auch der Körpertypus, die Körperproportionen, welche später für ein Engagement ausschlaggebend sein können. Für eine solche Voraussage sollte besonders in Zweifelsfällen die Statur der Familienangehörigen einbezogen werden.

3.4 Beeinflussung des Körperwachstums durch ärztliche Maßnahmen

Kleinwuchs

Am häufigsten ist der Kleinwuchs von Jugendlichen die Folge einer verzögerten Pubertät, er kann durch den noch ausstehenden zweiten Wachstumsschub ausgeglichen werden. Liegt dem Kleinwuchs eines Jugendlichen jedoch ein Mangel an Wachstumshormonen zugrunde, so kann durch Verabreichung des fehlenden Hormons eine Zunahme der Körpergröße erreicht werden. Dieses Hormon steht seit einiger Zeit in genügender Menge zur Verfügung, da es jetzt synthetisch hergestellt werden kann. Ein familiär bedingter, also ererbter Kleinwuchs dagegen kann ärztlich *nicht* beeinflusst werden.

Übermäßiges Wachstum

Wachstum ist nur möglich, solange die Wachstumsfugen offen sind. Diese schließen sich unter der Wirkung von Sexualhormonen. Wenn bei einem Mädchen aufgrund der vorausgegangenen Untersuchungen mit einer außergewöhnlichen Körpergröße zu rechnen ist, so kann das Wachstum durch Verabreichung von Sexualhormonen gebremst werden. Es versteht sich, dass eine solche Behandlung indes nur in begründeten Ausnahmefallen, mit Zustimmung aller Beteiligten und nur unter Aufsicht von dafür ausgebildeten Spezialärzten erfolgen sollte. Unter dieser strengen Voraussetzung ist eine Hormonbehandlung ungefährlich und kann in Betracht gezogen werden.

4. Die Gelenke

4.1 Aufbau

Die einzelnen Knochen sind verschiedenartig miteinander verbunden. Durch die Knochenverbindungen erhält der menschliche Körper seine Beweglichkeit. Ist diese Knochenverbindung mit der Bildung eines Hohlraums verbunden (diskontinuierliche Verbindung), so spricht man von einer *gelenkigen Verbindung* (*Diarthrose* = Spaltgelenk). Sind diese Knochenverbindungen ohne Hohlraum (kontinuierliche Verbindung), so bezeichnet man sie als «falsche Gelenke» (*Synarthrosen* = Füllgelenke). Für den Tänzer ist das einwandfreie Funktionieren seiner Gelenke natürlich noch von besonderer Bedeutung – Tanz ist nun einmal Bewegung! Es kann sich bei den diskontinuierlichen Knochenverbindungen um straffe (*Amphiarthrosen*) oder um frei bewegliche Gelenke handeln. Beide besitzen eine *Gelenkhöhle.* Nur frei bewegliche gelenkige Verbindungen bezeichnen wir als echte Gelenke. Im Folgenden soll nur von ihnen, den sogenannten «echten Gelenken» die Rede sein (**Abb. 13**). Die echten Gelenke bestehen aus:

- Knochenenden
- Gelenkkapsel
- Gelenkknorpel
- Gelenkbändern.
- Gelenkhöhle mit der Gelenkflüssigkeit.

Knochenenden

Die Knochenenden können sich gegeneinander bewegen. Meistens ist das eine als Gelenkkopf, das andere als Gelenkpfanne ausgebildet. Es können aber auch mehr als zwei Knochen an der Bildung eines Gelenks beteiligt sein. Dies ist zum Beispiel beim oberen Sprunggelenk der Fall, wo Schienbein, Wadenbein und Sprungbein beteiligt sind.

Gelenkkapsel

Die Gelenkkapsel besteht aus Bindegewebe. Sie schließt das Gelenk vollkommen luftdicht von seiner Umgebung ab. Das bedeutet, dass in der Gelenkhöhle ein atmosphärischer Unterdruck besteht. Der äußere atmosphärische Druck presst dadurch die Gelenkflächen auf einander. Die *innere* Schicht der Gelenkkapsel ist reich an Gefäßen und Nerven. In ihr wird die Gelenkflüssigkeit gebildet, die den Gelenkknorpel ernährt. Bei Erkrankungen und Unfallfolgen kann es durch den Gefäß- und Nervenreichtum zu Entzündungen, Gelenkergüssen und Schmerzen

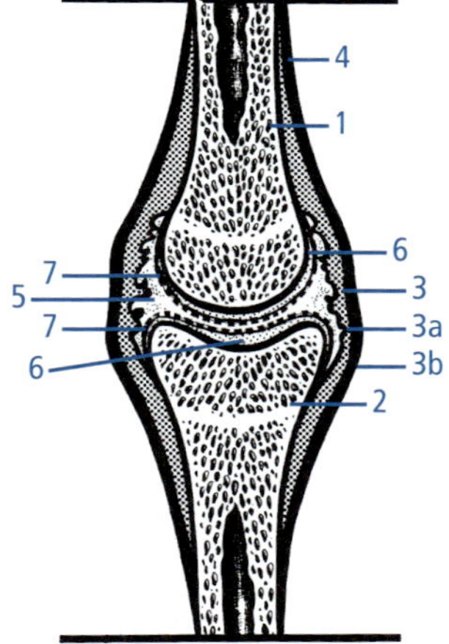

Abbildung 13: Schema eines Gelenks.
1 = Gelenkkopf, 2 = Gelenkpfanne, 3 = Gelenkkapsel, 3a = Synovia-Membran mit Zotten, die Gelenkschmiere (*Synovia*) produzieren, 3b = fibröse, aus kollagenen Fasern bestehende äußere Schicht der Gelenkkapsel, 4 = Gelenkbänder, 5 = Gelenkhöhle mit Gelenkschmiere, 6 = hyaliner Gelenkknorpel, 7 = Chondrosynovialmembran (Haut, welche den Gelenkknorpel überzieht und kontinuierlich in die Synoviamembran übergeht, *Lamina splendens*).

kommen. Die *äußere* Schicht der Kapsel besteht aus straffem Bindegewebe unterschiedlicher Stärke. Sie sichert den Zusammenhalt der Gelenkflächen.

Gelenkbänder

Die Gelenkbänder bestehen aus straffem Bindegewebe. Sie befinden sich sowohl außer- als auch innerhalb des Gelenks, aber außerhalb der Gelenkhöhle. Sie sind also von der Gelenkhöhle durch die innere Schicht der Gelenkkapsel getrennt. Die Funktion der Gelenkbänder soll am Beispiel des Kniegelenks dargestellt werden (vgl. Das Kniegelenk, S. 102): Die *Seitenbänder* (Kollateralbänder) liegen außerhalb des Gelenks. Ihre Aufgabe ist es, die Gelenkkapsel zu verstärken. Sie verhindern seitliche Bewegungen des Knies. Im Inneren des Gelenks, aber von der Gelenkhöhle getrennt, befinden sich die *Kreuzbänder*. Sie kontrollieren die Drehbewegungen des Kniegelenks. Die Seitenbänder sind in der Streckstellung des Kniegelenks gespannt, in der Beugestellung locker. Das erklärt, warum das Kniegelenk schon bei mittlerer Beugung nur unvollständig von den Gelenkbändern geschützt ist. Die Gelenkbänder können höchstens um 5 % ihrer Länge gedehnt werden. Eine Überdehnung bedeutet, dass die Fasern nicht fähig sind, sofort in die Ausgangslänge zurückzukehren. Den dadurch eingetretenen Zustand der Überdehnung des Gelenkbandes nennt man *Verstauchung* (Distorsion). Bei einer noch stärkeren Überdehnung kommt es zu einem *Bandriss*. Er kann entweder im Gelenkband selbst oder an seinem Übergang zum Knochen geschehen.

Die Reißfestigkeit der Kniegelenkbänder ist durch viele Versuche experimentell geprüft worden. Dabei ergab sich, dass vor allem das vordere Kreuzband wie auch das auf der Innenseite des Knies liegende (mediale) Seitenband weniger reißfest sind als das hintere Kreuzband. Wenn Tänzer nach einem Sprung auf dem Boden landen, so wirken in ihren Knien Kräfte, welche die Reißfestigkeit der einzelnen Bänder eigentlich übersteigen. Damit es zu keinem Bandriss kommt, müssen die einwirkenden Kräfte verteilt und durch aktiven Einsatz von Muskelkraft aufgefangen werden. Dies nennt man das *Prinzip der Dynamisierung von Gelenkbändern.* Wir wollen es am Beispiel des inneren Längsbandes (medialen Seitenbandes) des Knies näher erläutern. Dieses Band setzt mit einem Teil seiner Fasern innen am Oberschenkelknochen an. Ein Teil der Bandfasern geht aber über in die Muskulatur des medialen Kniestreckers (*Musculus vastus medialis*) sowie in andere Sehnen, deren Muskeln in die Richtung des Bandes ziehen. Diese Bandfasern entgehen nun einer möglichen Überdehnung, indem sie am oberen Ende nicht am Knochen fixiert sind, sondern direkt oder indirekt an einem Muskel. Man spricht von dynamisierten Bandfasern, wenn sie von einem Knochen zum Muskel führen. Die dynamisierten Bandfasern sind elastischer als die starren, passiven Bandfasern, welche unmittelbar von Knochen zu Knochen ziehen (**Abb. 14**).

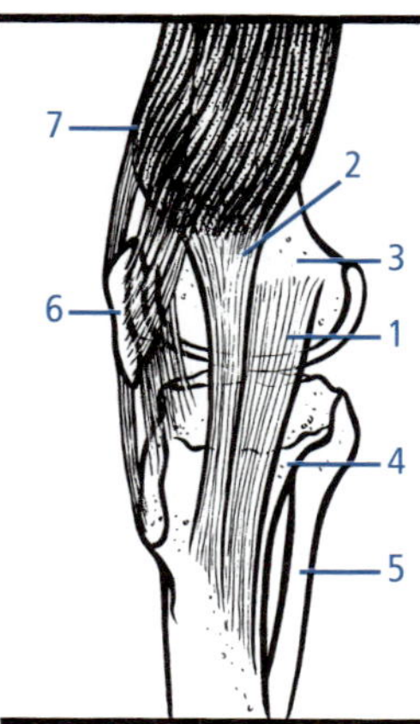

Abbildung 14: Dynamisierung von Gelenkbändern (schematische Darstellung am medialen Seitenband des Knies). 1 = starrer Bandanteil: Ansatzstellen des Bandes an beiden Enden am Knochen; 2 = dynamisierter Bandanteil: Ein Ende des Bandes geht in den Knochen über, das andere Bandende direkt oder indirekt an Muskel, Faszie oder Sehne. Diese Fasern weichen so einer möglichen Überdehnung aus, da sie an einem Ende nicht direkt am Knochen fixiert sind, sondern an einem dynamisch beweglichen Teil, also direkt oder indirekt am Muskel; 3 = unteres Ende des Oberschenkelknochens (*Condylus medialis* mit hyalinem Knorpelbelag); 4 = oberes Ende des Schienbeins; 5 = Wadenbein; 6 = Kniescheibe; 7 = *Musculus quadriceps femoris.*

Gelenkhöhle

Die Gelenkhöhle ist vollständig in sich abgeschlossen und behält ihr Volumen in allen Gelenkstellungen bei. Bei Veränderung des Gelenkvolumens in einzelnen Gelenkstellungen stülpen sich Fettkörper von außen in die Gelenkhöhlen ein.

Im Inneren der Gelenkhöhle befindet sich die Gelenkschmiere (*Synovia*), die schon von *Paracelsus*[1] im 16. Jahrhundert beschrieben wurde. Sie spielt eine entscheidende Rolle bei der Ernährung des gefäßlosen Gelenkknorpels.

4.2 Folgerungen für die Ballettausbildung

Bei den einzelnen Menschen gibt es große individuelle Unterschiede in der Mengenverteilung von starren und dynamisierten Bandfasern. Bei manchen überwiegen die dynamisierten, bei anderen die passiven Bandfasern. Das erklärt, warum bei gleichem Training bei den ersteren eine rasche und gute Leistungssteigerung möglich ist, bei den anderen aber nicht. Auch hier zeigt sich, welch große Rolle die angeborene Eignung zum Tanz spielt! Die Funktion der dynamisierten Bandfasern erklärt weiter, warum bei gut trainierter Muskulatur Instabilitäten eines Gelenks, beispielsweise des Knies oder des für das *demi-plié* so wichtigen oberen Sprunggelenks, überspielt werden können. Ein starres Band, das durch einen angeborenen Fehler oder durch chronische Überdehnung erschlafft ist, kann durch den aktiven dynamisierten Bandanteil vor weiterer Überbeanspruchung bewahrt werden.

Daraus folgert, welch entscheidende Bedeutung dem guten täglichen Training zukommt. Neben der Kräftigung der Muskulatur wird vor allem das minutiöse Zusammenspiel von passiven und aktiv dynamisierten Bandanteilen eingeübt. Dieses Zusammenspiel ist außerordentlich komplex und läuft in Bruchteilen von Sekunden ab. Es setzt ein intaktes und rasch reagierendes Nervensystem voraus.

Aus dem bisher Gesagten geht hervor, dass die Bewegungen ständig wiederholt und die dabei auftretenden Fehler vom Ballettlehrer immer wieder korrigiert werden müssen. Das gilt nicht nur für die Zeit der Ballettausbildung, sondern auch für die gesamte Berufszeit.

Das Erreichen größerer Leistungen wird möglich, weil der dynamisierte Anteil von Bandfasern durch das Training fast unbegrenzt erhöht werden kann. Dies sollte sich der Tänzer vor Augen halten, wenn ihm die tägliche Disziplin einmal schwer wird – zudem bietet ja das täglich ausgeführte gute Training ihm auch den sichersten Schutz vor Verletzungen!

Muss mit dem täglichen Training – beispielsweise wegen Urlaub, Krankheit oder Unfall – ausgesetzt werden, so verringert sich der aktiv dynamisierte Bandanteil in seiner Wirkungskraft, und die Unfallgefahr erhöht sich. Für den verantwortungsvollen Tanzpädagogen ist es eine Selbstverständlichkeit, in einem solchen Fall bei Wiederaufnahme des Trainings mit seinem Schüler einen systematischen Neuaufbau der Muskulatur und damit der dynamisierten Bandpartien durchzuführen.

4.3 Behandlung von Verletzungen

Bis vor wenigen Jahren noch wurden verletzte Gliedmaßen über viele Wochen durch Gipsverbände ruhiggestellt. Diese Behandlungsmethode birgt aber viele Gefahren. Jedes Gelenk braucht zur Erhaltung seiner Leistungsfähigkeit Bewegung. Ist diese ungenügend oder ist das Gelenk ruhiggestellt, so treten Veränderungen auf, die die Beweglichkeit behindern. Dauert die Ruhigstellung längere Zeit, treten Schäden auf, die unter Umständen nicht mehr zu beheben sind.

1 Philippus Theophrastus Bombastus Paracelsus von Hohenheim, 1493–1541, geb. in Einsiedeln/Schweiz, 1527 Professor für Medizin und Chirurgie in Basel, einer der bedeutendsten Naturforscher des späten Mittelalters.

Die ersten Folgen einer Ruhigstellung sind Schrumpfungen an der Muskulatur und an Teilen der Gelenkkapsel, was eine Bewegungseinschränkung verursacht. Weitere Folgen sind, dass Gelenkflächen, die infolge der Ruhigstellung dauernd außer Kontakt mit einer anderen Gelenkfläche sind, von Bindegewebe überwuchert werden. Der Gelenkspalt füllt sich mehr oder weniger mit lockerem Bindegewebe auf. Der Knorpel selbst bleibt trotz der bindegewebigen Überwucherungen der Gelenkflächen über längere Zeit fast unverändert erhalten. An den Stellen jedoch, wo die beiden Gelenkenden unter Druck aufeinandergepresst werden, kommt es zu Schädigungen des Knorpels selbst. Starker kontinuierlicher Druck ohne gleichzeitige Bewegung bringt ihn zur Degeneration oder führt sogar zum Absterben der dauerbelasteten Knorpelpartien. Diese Gefahren der Ruhigstellung haben zur Entwicklung von neuen Behandlungsmethoden geführt, bei denen ganz oder doch teilweise auf eine Ruhigstellung des Gelenks verzichtet werden kann. Für den Tänzer sind diese Methoden natürlich von besonderem Interesse und deshalb wird im Folgenden ausführlicher darauf eingegangen.

In der Frakturbehandlung ist es die *Osteosynthese*, das Fixieren und genaue Adaptieren der Fragmente eines Knochenbruchs möglichst sofort nach dem Unfall. Die Fixation mit Metallschrauben und -platten soll wenn möglich so fest sein, dass die benachbarten Gelenke möglichst sofort wieder bewegt werden können (bewegungsstabile Osteosynthese). Dadurch hat man die Gewähr, dass die Fraktur in günstiger Stellung heilt und dass die schwerwiegenden Folgen einer Ruhigstellung vermieden werden.

Eine zweite Methode ist die *konservativ-funktionelle* Behandlung von frischen Bandschädigungen des oberen Sprunggelenks mit der Luftkompressionsschiene (*Aircast,* pneumatische U-Schiene). Die Verletzung der äußeren Bänder des oberen Sprunggelenks ist die am häufigsten vorkommende Verstauchung. Die aufblasbare Schiene, welche noch mit einem seitlich verstärkten Schuh kombiniert werden kann, ermöglicht eine geführte Beweglichkeit des oberen Sprunggelenks. Dies bedeutet, dass die seitlichen Bewegungen des Fußes weitgehend ausgeschaltet sind, so dass die geschädigten Bänder in normaler Länge ausheilen können. Beugung und Streckung im oberen Sprunggelenk (beim *demi-plié* und *relevé*) bleiben in der Schiene indes weitgehend frei. Je nach Schwere der Verletzung kann die Schiene sechs bis zwölf Wochen getragen werden. Die bisherigen Nachteile einer längeren Ruhigstellung können so umgangen werden, was für den verletzten Tänzer eine große Hilfe bedeutet, da ja jede noch so geringfügige Einschränkung der Beweglichkeit des oberen Sprunggelenks das Tanzen stark beeinträchtigt.

In der *arthroskopischen Kniegelenkoperation* haben wir eine dritte Methode, eine lange Ruhigstellung zu umgehen. Arthroskopie heißt Gelenkspiegelung. Der Gelenkspiegel ist ein 5 mm dünnes Teleskop, mit dem das Innere des Kniegelenks besichtigt werden kann. Dies lässt sich gut in lokaler Betäubung und ambulant durchführen, muss aber im Operationssaal gemacht werden, um eine Infektion zu vermeiden. Diese Technik erlaubt auch, kleinere Operationen im Gelenkinneren ohne chirurgische Eröffnung durchzuführen, indem durch weitere Stichöffnungen zusätzliche Instrumente eingeführt werden, mit denen beispielsweise ein eingerissener Meniskus genäht und, soweit möglich, erhalten werden kann. Die Entlastung mit zwei Stöcken dauert für den Betroffenen oftmals nur wenige Tage. Meist schon in der zweiten Woche nach dem Eingriff darf der Tänzer wieder mit einem leichten Training beginnen, und nach meiner Erfahrung kann in drei Viertel der Fälle bereits drei Wochen nach dem Eingriff die volle Tätigkeit wieder aufgenommen werden. Dies ist für den Tänzer ein Segen, denn die Schwächung der Muskulatur wird so gering gehalten, und auch die allgemein durch längere Ruhigstellung des Gelenks auftretenden Schäden des Gelenks können verhütet werden.

Für den Aufbau des Trainings nach einer Ruhepause verweisen wir auf das an anderer Stelle in diesem Buch bereits Gesagte.

5. Die Muskulatur

5.1 Muskelarten

Man unterscheidet drei Arten von Muskeln:

1. glatte Muskulatur der Eingeweide und der Gefäße, welche von Nerven versorgt werden, die vom Willen unabhängig sind (vegetatives Nervensystem)
2. Herzmuskulatur, welche wahrend unseres ganzen Lebens automatisch arbeitet (auch sie wird vom vegetativen Nervensystem versorgt)
3. Skelettmuskulatur (quergestreifte Muskulatur), die in ihrer Tätigkeit von unserem Willen abhängig ist. Die *Terminologia Anatomica* erwähnt hier 306 Muskelnamen für die konstanten Muskeln (davon die meisten quergestreift).

Diese drei Muskelarten haben zwei gemeinsame Bestandteile: die Muskelzellen und das Bindegewebe. Muskelgewebe ist somit kein einheitliches Grundgewebe. Die Skelettmuskeln bewegen die Knochen in den Gelenken. Ihre Leistungsfähigkeit ermöglicht erst die Leistungen des Tänzers. Darum soll im Folgenden nur von der Skelettmuskulatur die Rede sein.

Die anatomische Grundeinheit des Skelettmuskels ist die Muskelfaser (**Abb. 16**). Sie ist schon während des Embryonallebens durch Verschmelzung von Muskelzellen entstanden (Muskelfaser = *Synzytium*). Sie hat bis zu 2000 Zellkerne und kann bis zu 20 cm lang sein. In der elektronenmikroskopischen Vergrößerung (30 000-fach) erkennt man parallele, in ihrer Längsrichtung verlaufende fadenartige Strukturen, die *Myofibrillen*. Dies sind jene Teile der Muskulatur, welche die Fähigkeit haben, sich auf Reize hin zusammenzuziehen (kontraktile Elemente). Sie weisen dunkle Querstreifen auf, die mit helleren, breiteren Streifen abwechseln. Die Querstreifung ist im Lichtmikroskop sichtbar (300-fache Vergrößerung). Diese Beschaffenheit gibt der Skelettmuskulatur den Namen *quergestreifte Muskulatur*. Zwischen den feinen Fasern (Myofibrillen) liegen die *Mitochondrien*. Sie sind die energieproduzierenden Teile der Muskelfaser und ermöglichen überhaupt erst eine Muskel-

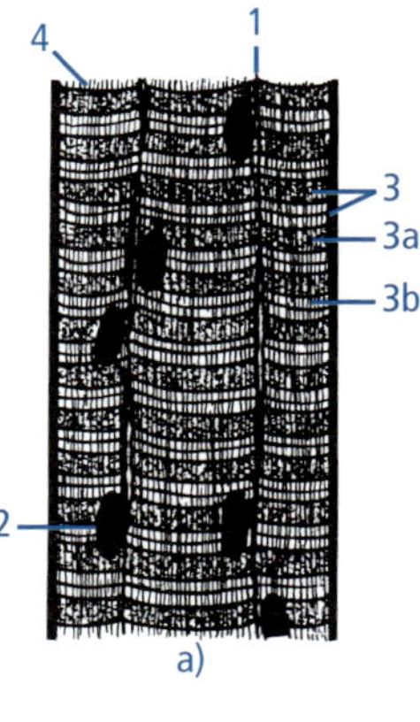

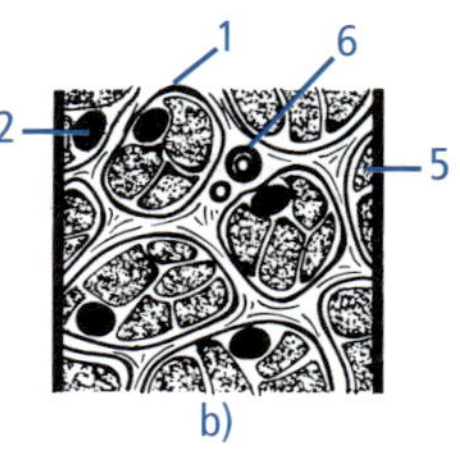

Abbildung 16: Mikroskopische Schnitte der quergestreiften Skelettmuskulatur.
a) Längsschnitt, b) Querschnitt. 1 = Sarkolemm (griech. *lemma* = Schale, Hülle), äußere Hülle der Muskelfaser, 2 = Zellkerne, 3 = Querstreifungen, 3a = anisotrop = A-Streifen, 3b = isotrop = I-Streifen, 4 = Myofilamente (kontraktile Elemente), 5 = Ansammlungen von kontraktilen Elementen (Cohnheim'sche Felderung), 6 = Zwischen den Muskelfasern gelegenes Bindegewebe mit Gefäßen, Nerven und Muskelspindeln.

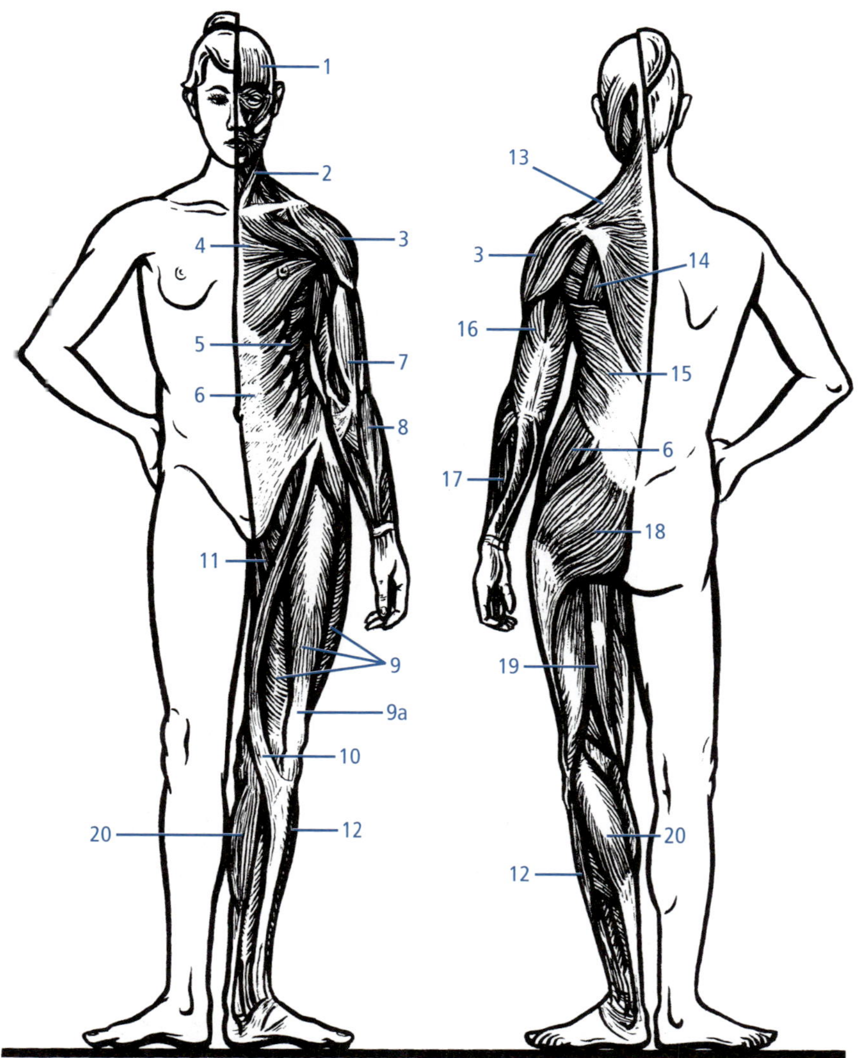

Abbildung 15: Oberflächliche Skelettmuskulatur von vorne und hinten (im En dehors).

1 = mimische Muskulatur
2 = Halsmuskulatur
3 = Deltamuskel
4 = großer Brustmuskel (*Musculus pectoralis major*)
5 = vorderer Sägemuskel (*Musculus serratus anterior*)
6 = äußerer schräger Bauchmuskel (*Musculus obliquus externus abdominis*)
7 = Oberarmbeuger (Oberarmflexoren)
8 = Unterarmbeuger (Unterarmflexoren)
9 = *Musculus quadriceps femoris*
9a = *Musculus rectus femoris* (gerader Oberschenkelmuskel)
10 = Schneidermuskel (*Musculus sartorius*)
11 = Adduktorenmuskulatur
12 = Unterschenkelextensoren (Unterschenkelstrecker)
13 = Trapezmuskel (Kapuzinermuskel)
14 = Schulterblattmuskeln
15 = breitester Rückenmuskel (*Musculus latissimus dorsi*)
16 = Oberarmextensoren (Oberarmstrecker *Musculus triceps brachii*)
17 = Unterarmextensoren (Unterarmstrecker)
18 = großer Gesäßmuskel (*Musculus gluteus maximus*)
19 = *Hamstrings* («Schinkenstrecker», ischiokrurale Muskulatur)
20 = Wadenmuskel

kontraktion. Als weiteres wichtiges Element enthält die Muskelfaser daneben das *Myoglobin*, das Sauerstoff lagert und der Muskulatur die rote Farbe verleiht. Jeder Skelettmuskel ist von einer Bindegewebsschicht (*Faszie*) umgeben. Sie gibt jedem Muskel seine typische Form und dient ihm bei seiner Tätigkeit als Gleitschicht. Der Muskel besteht aus vielen Muskelfaserbündeln, die ebenfalls von einer Bindegewebsschicht umgeben sind. In ihnen verzweigen sich Nerven und Gefäße und erreichen von hier aus alle Muskelfasern.
Jeder quergestreifte Muskel hat eine motorische, sensible und vegetative (sympathische) Nervenversorgung. Die sympathischen Fasern versorgen die Gefäßwände für die Durchblutung der Muskulatur. Ohne Blutversorgung kann die Muskulatur nicht funktionstüchtig bleiben. Der Muskel selbst hat keine sympathischen Fasern.
Die umhüllenden Bindegewebsschichten der Skelettmuskulatur gehen an ihren Enden in einen festen Strang, die Sehne, über, welche die Verbindung zum Knochen herstellt.

5.2 Skelettmuskel

Der Skelettmuskel hat drei funktionelle Eigenschaften:

- Er kann sich zusammenziehen (kontrahieren).
- Er ist elastisch.
- Er reagiert auf Reize.

Der Muskel arbeitet in unterschiedlicher Weise:

1. **Dynamische (konzentrische) Arbeit.** Der Skelettmuskel kontrahiert sich, wobei er sich bis auf die Hälfte seiner Länge verkürzen kann und sein Umfang sich vergrößert. Die Kraft wird durch Muskelende und Sehne auf den Knochen übertragen, und im Gelenk entsteht eine Bewegung. Ursprung und Ansatz des Muskels nahern sich einander, man spricht von *konzentrischer Muskelarbeit.* Ein Beispiel ist die Beugung des Ellbogens, hervorgerufen durch die Arbeit des Bizeps. Der auf der Oberarmstreckseite verlaufende Gegenspieler des Ellbogenbeugers, der *Musculus triceps brachii*, wird gedehnt. Dank seiner Elastizität bremst er die Wirkung des Ellbogenbeugers. Durch seine nachfolgende Kontraktion streckt er dann den Ellbogen. Je mehr ein Muskel verkürzt ist, desto geringer wird seine Kraft. Eine Bewegung kann kräftiger ausgeführt werden, wenn der Muskel vor seiner Kontraktion gedehnt war. Die Beuge- und Streckmuskulatur bringt sich durch gegenseitiges Dehnen in die für die nächste Kontraktion wirkungsvollste Ausgangslage.
2. **Statische (isometrische) Arbeit.** Kontrahiert sich ein Muskel, ohne dass eine Bewegung im Gelenk stattfindet, so spricht man von isometrischer Arbeitsweise. Gerade die Haltemuskeln wirken nicht durch Verändern der Länge bei gleichbleibender Spannung (*isotonisch*), sondern durch Zunahme der Spannung bei gleichbleibender Länge (*isometrisch*). Zudem gibt es Zwischenformen, die (*auxotonisch*) als Unterstützungszuckungen auftreten. Der Skelettmuskel kann eine maximale Kraft von etwa 4 kg pro cm2 seines Querschnitts entwickeln. Dabei wird allerdings vorausgesetzt, dass alle Muskelfasern in der Längsrichtung des Muskels verlaufen. Ein Muskelbündel, das auf die Hälfte seiner Länge verkürzt ist, kann keine zusätzliche Kraft mehr ausüben. Wird ein Muskel über seine doppelte Länge hinaus gedehnt, verliert er seine Kontraktionskraft.

Einteilung der Skelettmuskelfasern
Die Muskelfasern können in Bezug auf ihre Kontraktionsgeschwindigkeit und ihre Widerstandskraft (Resistenz) gegen Ermüdung in zwei Haupttypen eingeteilt werden:

- Typ-I-Fasern (auch rote Muskelfasern oder *slow-switch* Fasern genannt)
- Typ-II-Fasern (auch weiße Muskelfasern oder *fast-switch* Fasern genannt).

Die Typ-I-Fasern enthalten viele Mitochondrien und weniger kontraktile Myofibrillen, d.h. sie sind *langsam* kontrahierende Muskelfasern, die aber ermüdungsresistent sind (Haltemuskulatur, z.B. die Rumpfmuskulatur). Die Typ-II-Fasern enthalten dagegen viele Myofibrillen, aber weniger Mitochondrien und auch weniger

Myoglobin. Sie zeichnen sich durch große Kraftentwicklung innerhalb kurzer Zeitdauer aus, sie kontrahieren sehr *schnell,* ermüden aber auch rascher.
Wir haben somit langsamer und schneller reagierende Muskelfasern. Im Laboratorium können diese beiden Fasertypen durch Färbung unterscheidbar gemacht werden. Beim Menschen sind sie beide in den einzelnen Muskeln enthalten, doch die prozentuale Verteilung ist von Muskel zu Muskel sehr verschieden und ist ererbt. Untersuchungen haben ergeben, dass Langstreckenläufer und Skilangläufer einen bedeutend größeren Anteil an Typ-I-Fasern in den besonders beanspruchten Muskeln der Beine aufweisen. Schnellläufer, Weit- und Hochspringer haben dagegen in den gleichen Muskeln einen bedeutend größeren Anteil an Typ-II-Fasern, den *fast-switch Fasern.* Die Schnell- wie auch die Maximalkraft hängen von diesem Fasertyp ab (**Abb. 17**).

Reizfähigkeit des Muskels

Muskelgewebe hat die Fähigkeit, sich auf einen Reiz hin zu kontrahieren, d.h. zu verkürzen. Es kann sich dabei um einen Reiz aus dem zentralen Nervensystem (Gehirn und Rückenmark) handeln, die durch die Nerven in die Muskelfaser «gesendet» werden; es kann sich aber auch um einen elektrischen Reiz von außen handeln.
Die einzelnen Muskelfasern haben motorische, sensible und vegetative Nervenversorgungen. Die sensiblen Nerven umwinden spiralförmig die einzelnen Muskelfasern. Sie sind vor allem verantwortlich für die Schmerzwahrnehmung. Die motorische Nervenversorgung erfolgt von Nervenzellen aus dem Rückenmark und Hirnstamm (siehe «Das Nervensystem», S. 57). Eine motorische Nervenzelle kann mehrere tausend Muskelfasern versorgen. Die Nervenzelle mit den von ihr innervierten Muskelfasern wird als «motorische Einheit» bezeichnet. Der einzelne Muskel besteht aus vielen solcher motorischen Einheiten. Wird eine Nervenfaser vom zentralen Nervensystem aus aktiviert, so kontrahieren sich *alle dazu gehörenden Muskelzellen mit ihrer ganzen Kraft.*

Hat ein Muskel die Aufgabe, sich mit Kraft zu kontrahieren, so wird die dazu notwendige Anzahl von Muskeleinheiten gebraucht. Für einen geringeren Kraftaufwand werden immer die gleichen motorischen Einheiten in Aktion gesetzt; erst bei maximaler Beanspruchung des Muskels kommen alle motorischen Einheiten zum Einsatz. Der Muskel kann sich an unterschiedliche Beanspruchung anpassen. Durch ein Training mit der geeigneten Reizfrequenz können sich Typ-II-Fasern (also die schnellen Fasern) in Typ-I-Fasern (langsame Fasern) verwandeln. Umwandlung von langsamen in schnelle Fasern scheint indes nicht oder nur in sehr beschränktem Umfang möglich.

5.3 Folgerungen für den Tanz

Eine bekannte Definition des Tanzes ist: «Tanz ist Umwandlung von Kraft in Schönheit». Jeder Tänzer weiß, wie viel Kraftanstrengung es braucht, um im Tanz den Körper in einer bestimmten Stellung zu halten, um Sprünge, Dreh- und Hebebewegungen auszuführen. Die Kraft eines Muskels wird durch die Vergrößerung seines Querschnitts verbessert. Andererseits sollen die Muskeln bei Tänzern nicht in unschöner Weise verstärkt (dick) werden. Besondere Trainingsmethoden sind daher erforderlich, um beide Ziele – Verbesserung der Muskelkraft und den tanzspezifisch bestmöglichen und ästhetischen Einsatz der vorhandenen Muskelkraft – zu erreichen.
Von der durch den Muskelquerschnitt gegebenen Muskelkraft können nur etwa 70–90 % willkürlich für die Tanzbewegung eingesetzt werden. Durch das tanzbezogene Training – also nicht *nur* durch eine Vergrößerung des Muskelquerschnitts – lässt sich jedoch die ausnutzbare Kraft des Muskels erhöhen. Der verantwortungsvolle Tanzpädagoge wird deswegen Tag für Tag im Training darum bemüht sein, *beide* Aspekte, Kraft *und* Schönheit zu berücksichtigen. In keiner anderen Sportart wird die Muskelmasse so sehr vermehrt wie beim Bodybuilding. Das Prinzip der Trainingsmethoden dieser Sportart besteht darin, dass die Muskulatur durch

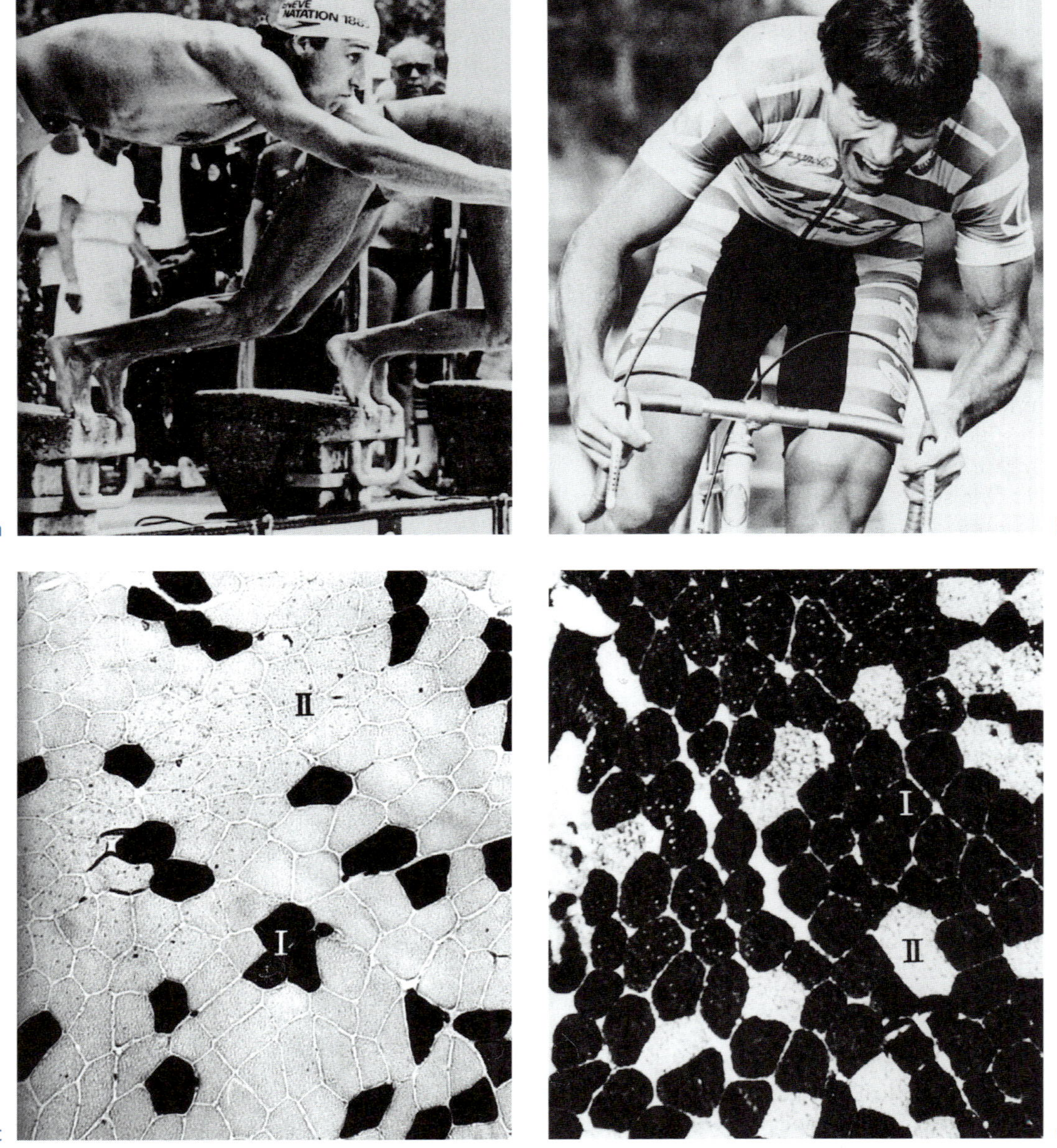

Abbildung 17: Morphologische und funktionelle Veränderungen der Muskelfasern durch Training. Jeder menschliche Muskel ist mosaikartig aus verschiedenen motorischen Einheiten zusammengesetzt, die sich in ihrer Kontraktionsgeschwindigkeit und Ermüdungsresistenz unterscheiden. Die Abbildungen zeigen die Faserverteilung eines guten Sprinters (hier: Kurzstreckenschwimmers) und eines erfolgreichen Berufsradrennfahrers («Roller»-Typ). Gute Sprinter mit hoher Maximal- und Schnellkraft (**a**) weisen in vermehrtem Maße Typ-II-Fasern auf (**c**); gut trainierte Langstrecken-Radrennfahrer (**b**) weisen im gleichen Muskel einen sehr hohen Anteil an Typ-I-Fasern auf (**d**). Eine Abnahme der Typ-I-Fasern ist bei längerer Ruhigstellung im Gipsverband und bei stark reduziertem Training zu beobachten. Das Fasermuster wird sowohl durch Erbfaktoren wie auch durch Umweltfaktoren (Trainingsart) beeinflusst (nach *Hoppeler*).

wiederholte maximale Kraftanstrengung in einen Erschöpfungszustand gebracht wird, so dass die Kraftreserven des Muskels in etwa 30 Sekunden erschöpft sind.

5.4 Tänzer und Krafttraining

In fast allen Ballettschulen gibt es heute Krafträume. Immer mehr Tänzer benutzen sie. Für den männlichen Tänzer ist natürlich eine Kräftigung der Muskulatur, insbesondere des Schultergürtels wünschenswert und mit Hilfe der Kraftmaschine in relativ kurzer Zeit möglich, wobei dies durch eine Zunahme der Zelldicke und kaum durch eine Vermehrung der Zellzahl geschieht. Eine zu starke Zunahme der Muskelmasse ist indes keineswegs erwünscht. Der Tänzer sollte deshalb bei der Benutzung der Kraftmaschinen folgendes beachten:

- Nur mit 60 % der maximalen Belastungsmöglichkeit trainieren.
- Wenige rasche Bewegungen ausführen, dann eine Pause einlegen, bevor die raschen Bewegungen wiederholt werden.

In den ersten drei Wochen des Krafttrainings erfolgt der Kraftzuwachs weniger durch Zunahme des Muskelquerschnitts als durch Anpassungsvorgänge im Zusammenspiel von Muskel- und Nervensystem (neuromuskuläre Adaptionsvorgänge). Es liegt auf der Hand, dass dieser erste Teil des Krafttrainings für den Tänzer besonders sinnvoll ist. Auch beim Tanztraining muss der Tänzer darauf bedacht sein, seine Muskelkraft zu vergrößern – und dies möglichst ohne eine vom Ästhetischen her unerwünschte Zunahme der Muskelmasse und damit Dicke, zum Beispiel der Beine. Wesentlich für die tänzerische Technik ist, dass anders als im Bodybuilding der Muskel nicht bis zur Erschöpfung ermüdet. Zwischen zwei sich wiederholenden Bewegungen soll der Muskel entspannt werden. Das bedeutet, dass ein Training immer nur so schnell sein soll, wie es dem Ausbildungsgrad des Schülers entspricht. Beim *changement de pied* beispielsweise muss zwischen den einzelnen Aufsprüngen die Ferse voll und ganz den Boden berühren und der Wadenmuskel entspannt werden.

Ein Muskel vermag die größte Kraft zu entwickeln, wenn er über die Ruhelänge hinaus gedehnt wird und dann statisch arbeitet. Vor einem Sprung etwa steht der Tänzer im *demi-plié,* d.h., die Ferse wird fest auf den Boden gedrückt, Knie- und Sprunggelenk sind optimal gebeugt. Dabei sind die Kniestreckmuskeln und die an der Achillessehne ansetzende Wadenmuskulatur so weit gedehnt, dass sie beim nachfolgenden Sprung die günstigste Kraft entfalten können.
Will man bei einer beabsichtigten Bewegung eine möglichst günstige Kraft erreichen, so muss der Muskel dazu in seine optimale Ausgangslage gebracht werden. Der beste Wert liegt bei einer Dehnung von 20 % über die Ruhelänge hinaus. Tänzerinnen und Tänzer erreichen dies, indem sie vor einem Sprung oder einer Bewegungsfolge eine vorbereitende Stellung einnehmen, welche die Muskulatur zu einem möglichst günstigen Wirkungsgrad bringt. Es ist die dem Tänzer wohlbekannte *préparation* oder ein Verbindungsschritt zwischen einer Bewegungsfolge und der nächsten. Sprünge und *relevés* beginnen mit einem *demi-plié.* Diese Regel gilt von den ersten Ballettstunden an bis zum Ende der Tänzerkarriere.
Das eben beschriebene Prinzip ist von den großen Schöpfern des klassischen Tanzes über mehrere Jahrhunderte hinweg erarbeitet worden. Beim Training müssen Kontraktions- und Dehnungsfähigkeit eines Muskels oder einer Muskelgruppe in besonderen Übungen trainiert werden; nur so kann die Dehnungsfähigkeit als auch das Kontraktionsvermögen der Muskeln erhöht werden und die tanzspezifische Bewegung entstehen. Durch ein gezieltes Training lernt der Muskel zudem, sich immer besser der unterschiedlichen Belastung anzupassen.
Bei der Verteilung von langsamen und schnellen Fasertypen in ein und demselben Muskel spielen Erbfaktoren eine große Rolle (eineiige Zwillinge weisen beispielsweise ein ähnlicheres Verteilungsbild auf als zweieiige), und Kinder mit einem von Geburt an großen Anteil an schnellen Typ-II-Fasern werden ein großes Sprungvermögen erreichen können. Andererseits ist es im gezielten Training möglich, durch Nervenreize den entsprechenden Fasertyp heranzubilden, wobei

insbesondere durch Ausdauertraining die Typ-I-Fasern vermehrt werden. Der Muskel kann in Bezug auf Ausdauer und Sprungvermögen beeinflusst werden. Dazu ist ein intensives Training von mehreren Stunden täglich notwendig.

Fallen die Trainingsreize aus, beispielsweise wenn ein zweckmäßiges Training fehlt oder auch durch eine Ruhigstellung des Beins im Gipsverband, so geht das erreichte Trainingsresultat verloren: Die Muskeln haben nämlich die Tendenz, die ursprünglich gegebene Faserverteilung wieder herzustellen. Ein Ballettdirektor hat die Pflicht, den Tänzern seines Ensembles ein tägliches Training zu bieten. Auch der beste Tänzer kann bis zum letzten Tag seiner aktiven Tätigkeit nicht vom täglichen Training dispensiert werden. Der Leiter des Trainings muss mit Anatomie und Physiologie des Bewegungsapparats des Körpers vertraut sein. Erst aus diesem Wissen heraus vermag er das Training richtig aufzubauen. Ein Fehlen solcher Kenntnisse kann nicht durch phantasievolle, aber unzweckmäßige Kombinationen ersetzt werden!

Es sei hier ganz klar gesagt: Auch eine noch so intensive Arbeit bei den Proben und auf der Bühne kann niemals das tägliche Training ersetzen, bei welchem die einzelnen Muskelgruppen auf ihre Beanspruchung vorbereitet werden. Dabei soll nicht nur das dafür erforderliche Programm durchgetanzt werden, sondern es sollte auch eine hilfreiche Korrektur von sich einschleichenden Fehlern gegeben werden. Und nochmals: Tänzer haben *Anspruch* auf ihr tägliches zweckmäßiges Training! Sie erhalten zwar ihre monatliche Gage, bringen aber schließlich auch ihren in vieljähriger mühevoller Arbeit trainierten Körper ein – und die Ballettleitung hat die Verantwortung, ihnen dieses kostbare «Werkzeug» erhalten zu helfen.

5.5 Auswirkungen einer Ruhigstellung

Ist nach einem Unfall die Ruhigstellung beispielsweise eines Beins (Knie- und Sprunggelenk) notwendig, so verändert sich die Muskulatur sehr schnell. Sie verliert an Umfang, die einzelnen Muskelbäuche, welche vorher leicht vom benachbarten Unterhautgewebe und Skelett abgegrenzt werden konnten, verschwinden. Messungen haben gezeigt, dass durch eine 5-wöchige Ruhigstellung im Gips die Kniestreckmuskeln wie auch der Wadenmuskel fast ein Viertel ihrer Masse verlieren. Des weiteren haben feingewebliche Muskeluntersuchungen vor einer Operation und nach einer fünfwöchigen Ruhestellung ergeben, dass vor allem die (langsamen) Typ-I-Muskelfasern verringert waren und dass sich somit die Faserverteilung im Muskel änderte. Die Typ-I-Muskelfasern sind vor allem für die Stabilisierung der Gelenke und für die Einhaltung des Körpergleichgewichts von großer Bedeutung. Ausgesprochen stark ist der Unterschied in der Muskelfaserverteilung bei Patienten, die vor dem Unfall körperlich besonders aktiv waren, in extremer Weise gilt dies natürlich für den Berufstänzer!

Wenden wir uns nun der Frage zu, wie ein durch Inaktivität verursachter Kraftverlust wieder aufgeholt werden kann. Der Kraftzuwachs erfolgt in den Muskeln, welche trainiert werden. Dies bedeutet, dass ein Training in derjenigen Sportart erfolgen soll, auf die hintrainiert wird. Für den Tänzer also muss sein Aufbautraining auch nach Ruhigstellung im Ballettsaal erfolgen, nicht etwa auf irgendeinem Trainingsgerät. Dies würde die für die tänzerischen Bewegungsabläufe wichtigen Muskeln und Muskelgruppen stören. Eine Physiotherapie ist da notwendig, wo Versteifungen zu beheben sind. Tänzerische Kraft und Koordination der Bewegungen indes müssen im Ballettsaal erarbeitet werden!

Eingehende Untersuchungen bei Sportlern, die vor und nach einer Operation durchgeführt wurden, haben ergeben, dass Schwächung und Veränderung der Muskulatur sehr schnell eintreten – ja, dass sie schon nach einer Woche so stark sind, dass die Sportler einer systematischen, von Fachkräften geleiteten Wiedereingliederung (Rehabilitation) bedürfen! Für Tänzer ist im Anschluss an die Ruhigstellung wie bereits erwähnt eine ausgiebige Aufbau-Trainingsphase notwendig, ehe sie wieder in ihr Berufsleben zurückkehren dürfen. Wiederaufnahme des Trainings, so sei an dieser Stelle ausdrücklich bemerkt, ist noch lange nicht gleichbedeutend mit Arbeitsfähigkeit. Bei einer vorzeitigen Wiederaufnahme des Tanzberufs besteht eine große Unfallgefahr, da die Muskulatur noch geschwächt ist und nicht genügend Typ-I-Fasern enthält.

Der Tanzende darf erst dann ins volle Training zurückkehren, wenn 80 % der normalen Muskelkraft wieder erreicht sind. Die Muskelkraft zwischen Stand- und Spielbein darf nicht mehr als 10 % voneinander abweichen. Bei Nichtbeachtung dieser Regeln besteht Unfallgefahr!

5.6 Bedeutung des Aufwärmens

Für jeden Tänzer ist das Aufwärmen und Warmhalten der Muskeln eine Selbstverständlichkeit. Dennoch sei an dieser Stelle noch einiges dazu gesagt. Das Aufwärmen als wesentlicher Bestandteil der Vorbereitung für das Training oder die Arbeit auf der Bühne dient vor allem dem Schutz vor Verletzungen. Wir verstehen darunter diejenigen Maßnahmen, mit denen sich der Tänzer körperlich und seelisch auf seine Leistung vorbereitet, was wiederum die Unfall- und Verletzungsgefahr verringert.

Beim allgemeinen Aufwärmen wird das gesamte körperliche Leistungsniveau erhöht. Beim speziellen Aufwärmen werden dann solche Bewegungen ausgeführt, welche die für das Tanzen besonders wichtigen Muskeln erwärmen. Das aktive Aufwärmen geschieht durch Muskelarbeit. Die Durchblutung des Muskels wird gesteigert, die Muskeltemperatur erhöht sich, der Kreislauf wird auf die nachfolgende Leistung vorbereitet. Bei optimaler Temperatur laufen die physiologischen Reaktionen mit dem günstigsten Wirkungsgrad ab.

Deutlich wird also, dass das Aufwärmen der Muskulatur durch *aktive Arbeit des Tänzers selbst* geschieht. Maßnahmen wie heiße Bäder, Massagen, Einreibungen (oder auch Stretching) sind sicher bei Verspannungen eine gute Hilfe, um als passives Aufwärmen die Muskulatur zu lockern; sie vermögen indes nur die Blutgefäße der Haut zu erweitern, nicht aber die Durchblutung der Arbeitsmuskulatur zu erhöhen. Sie können aber durchaus als ergänzende Maßnahmen gesehen werden, sie steigern das körperlichseelische Wohlbefinden und auf diesem Wege indirekt auch die Leistung. Gerade der Masseur ist es, der (neben dem Ballettpianisten) als einer der wenigen für die persönlichen Probleme des Tänzers ein offenes Ohr hat. Man sollte den Zusammenhang zwischen seelischem Wohlbefinden und körperlicher Leistungsfähigkeit gewiss nicht unterschätzen.

Das Aufwärmen sollte etwa 10 Minuten vor Beginn eines Trainings erfolgen. Vor einer Aufführung ist eine halbstündige persönliche Stange oder ein geleitetes Aufwärmtraining notwendig. Auch der Lehrer benötigt ein kurzes Aufwärmen. Der Effekt des Aufwärmens klingt nach etwa einer Stunde ab. Aus meinen persönlichen Erfahrungen mit dem Aufwärmen bei Tänzern sei noch etwas angemerkt: Nicht selten wird aus dem Aufwärmen ein Ritual gemacht. Selbst bei höheren Außentemperaturen werden häufig Beinwärmer und zusätzliche Trainingskleidung aus Wolle oder lufttundurchlässigem Material getragen. Für die Muskeltätigkeit gibt es jedoch eine optimale Temperatur. Sie wird bereits durch die Muskelarbeit erreicht. Der schützenden und wärmenden Kleidung kommt demnach höchstens vor Arbeitsbeginn oder zur Vermeidung einer Auskühlung in den Arbeitspausen echte Bedeutung zu. Achtung: Keine Sauna vor körperlicher Leistung, da der Elektrolytaustausch sonst gestört wird.

Zum anderen sehe ich immer wieder, dass einzelne, für den Tanz sehr wichtige Muskeln und Muskelgruppen beim speziellen Aufwärmen nicht berücksichtigt werden. Diese sind dann natürlich erhöhter Verletzungsgefahr ausgesetzt. Ich denke hier in erster Linie an die Adduktoren auf der Innenseite des Oberschenkels, welche im *en dehors* vorn liegen. Die häufigen Schmerzen in dieser Muskelgruppe hängen wohl mit einer ungenügenden Aufwärmung dieser Partie zusammen. Erkennt der Tänzer auch hier die Zusammenhänge, so kann er selbst leicht Abhilfe schaffen.

Eines der harmlosesten Symptome von Überforderung ist hier der *Muskelkater:* ein nach muskulärer Überbeanspruchung entstandener Muskelschmerz, der bis zu einer Woche anhalten kann. Es sei hier nur kurz angemerkt, dass nach neuesten Erkenntnissen der Muskelkater nicht auf eine Milchsäureüberlastung des betreffenden Muskels zurückzuführen ist, wie bis dahin angenommen, sondern auf mechanische und stoffwechselbedingte Schäden an Muskelfasern und umliegendem Bindegewebe. Ungewohnte Bewegungen, körperliche Aktivität nach langer Pause, besonders starke Belastungen – dies auch bei trainierten Sportlern, etwa im Wettkampf – sind hier die Ursache. Vorzubeugen ist einem Muskelkater durch gründliches Aufwärmen und von Mal zu Mal gesteigerte Belastung.

6. Die Sehnen

Zum Sehnenbereich gehören

- die Sehne selbst
- der Übergang der Sehne in den Knochen
- das Sehnenhüllgewebe.

6.1 Sehne

Die für ihre Funktion wesentlichen Bestandteile der Sehne sind parallel verlaufende und im Ruhezustand wellig angeordnete Kollagenfasern. Darin sind einzelne Zellen angeordnet, die wegen ihrer Form als Flügelzellen bezeichnet werden (**Abb. 18**). Die Zugfestigkeit der kollagenen Fasern ist um ein Vielfaches größer als bei Stahl. Die Sehne muss im Gegensatz zum kontraktilen Muskel einen starken Zug aushalten. Sie hat die Aufgabe, die durch die Muskelkontraktion entstehende Verkürzung auf ihren Ansatzpunkt im Knochen (*Sharpey-Fasern*) zu übertragen.

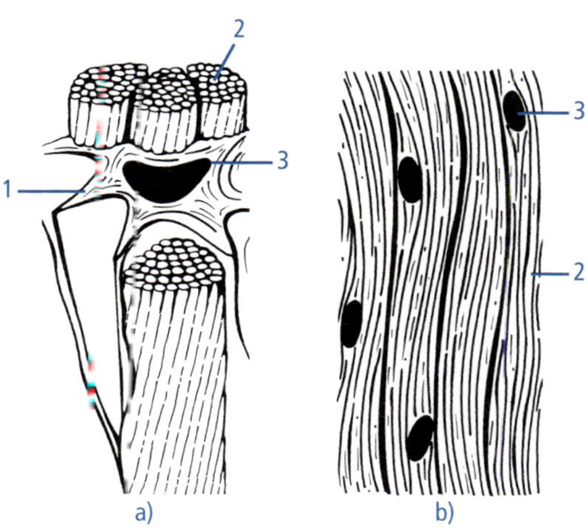

Abbildung 18: Die Sehne. a) Räumliche Darstellung (Blockdiagramm, nach *Krstic*) b) Mikroskopisches Bild (Längsschnitt). 1 = Flügelzellen, 2 = parallel verlaufende kollagene Fasern, 3 = Zellkerne.

Als *Passivkraftüberträger* ist das Sehnengewebe nur wenig elastisch. Allgemein wird eine echte Elastizität des Sehnengewebes von 3 – 4 % angenommen. Bei einer Dehnung über 4 % verliert die Sehne die Fähigkeit, nach dem Zug sofort wieder ihre ursprüngliche Länge anzunehmen. Man nennt dies das «Phänomen der elastischen Unvollkommenheit». Außerdem besteht eine Abhängigkeit mit der Verformungsgeschwindigkeit: Bei niedriger Geschwindigkeit ist die Dehnbarkeit der Sehne größer als bei hoher Geschwindigkeit. Die Festigkeit der Sehnen nimmt mit zunehmendem Alter des Menschen ab, wobei dieser «Alterungsprozess» schon nach Beendigung des Wachstums beginnt.

Durch ein geeignetes Training, insbesondere vor Abschluss des Wachstums, kann die Festigkeit der Sehnen erhöht werden. Dies ist einer der Gründe, weshalb mit einer Ballettausbildung in jungen Jahren begonnen werden sollte. Ein Zwanzigjähriger kann nur noch unvollständig nachholen, was ein jüngerer Mensch sich während der Wachstumsperiode in jahrelangem Training anzueignen vermag.

Die Belastbarkeit der Sehne und der zu ihr gehörenden Teile ist individuell verschieden. Zum Beispiel können zwei Mädchen gleichen Alters und gleicher Tanzausbildungsstufe in derselben Klasse arbeiten. Trotzdem kann die Entwicklung völlig unterschiedlich verlaufen. Der gleiche Trainingsreiz kann bei einem zu einer Zunahme des Sehnengewebes und damit zu einer Kräftigung, beim anderen zu schmerzhaften Überlastungsschäden führen. Man nennt dies «Eignung zum Tanz» – ein Faktor, der für eine Ausbildung

sehr wichtig ist und für den es noch keine befriedigende Erklärung gibt.
Die elastischen Eigenschaften des Sehnengewebes geben der Sehne eine sehr hohe Festigkeit und Belastbarkeit. Nur wenn ungewöhnlich starke Kräfte einwirken, kommt es zu einem Sehnenriss. Es kann dann eine Ausrissfraktur der Sehne am Knochen (z.B. am oberen Pol der Kniescheibe) entstehen. Die Fußsehnen, zum Beispiel die Achillessehne, reißen im freien Teil der Sehne. In den meisten Fällen ist eine Sehne, die reißt, schon vorher geschädigt. Wenn eine Sehne längere Zeit überlastet wird, können kleine Einrisse auftreten (*Mikrorupturen*), die unter der Wirkung der Überbelastung dann einmal versagen und zu *Spontanrupturen* führen.
Wir wollen uns nun eingehender mit den Ursachen von Sehnenschmerzen befassen. Zum einen kann es eine fehlerhafte, zu chronischer Überlastung führende Tanztechnik sein, wodurch eine Sehne im Laufe der Zeit geschädigt und ein plötzlicher Riss vorbereitet wird. Auch ein Dehnungsverlust kann Schäden im Sehnenbereich vorbereiten. Er hat verschiedene Ursachen: beispielsweise ein Training, das nicht dem Ausbildungsstand des Tanzschülers angepasst ist. Ferienkurse und Gastlehrer mit berühmten Namen bieten oft ein Übertraining an, das in Intensität und vor allem Schnelligkeit nicht dem Ausbildungsgrad der Schüler entspricht. Schüler und junge Berufstänzer sollten zudem nie für Rollen eingesetzt werden, für die sie von ihrem jeweiligen tänzerischen Können her noch nicht geeignet sind! Auch die Untrainiertheit nach längerem Aussetzen wegen Krankheit oder Unfall sowie eine Unterkühlung des Körpers und ungeeignete, zu harte Böden können Ermüdungszonen im Sehnengewebe vorbereiten. Solche Überlastungsschäden führen aber nur in seltenen Fällen zu totalem Sehnenriss.

6.2 Übergang der Sehne in den Knochen

Die Region des Übergangs der Sehne in den Knochen wird als *Sehneninsertion* bezeichnet (*Sharpey-Fasern*, das widerstandsfähigste Kollagen, dessen Fasern kontinuierlich in das Knochengewebe übergehen). Da die Sehne eine höhere Dehnbarkeit aufweist als der Knochen, ist – wenn auch nicht immer, so doch in den meisten Fällen – als Ausgleich eine Knorpelschicht zwischengeschaltet. Mit Abschluss des Wachstums wird diese Knorpelzone, *Dehnungs- oder Elastizitätsbremse* genannt, schmaler. Sie verschwindet aber, im Gegensatz zum Wachstumsknorpel, nicht ganz. Dieser Ausgleich zwischen Systemen unterschiedlicher Elastizität (Sehnen und Knochen) ist beim noch wachsenden Körper wesentlich besser entwickelt und zeigt, dass eine tänzerische Ausbildung frühzeitig, d.h. vor Abschluss des Wachstums beginnen sollte.
Die Ansatzzonen der Sehnen am Knochen reagieren auf übermäßige Beanspruchung mit Degeneration des Knorpelgewebes und Verkalkungen in den Ansatzstrukturen. Diese Vorgänge sind es, welche Schmerzen verursachen. Da die Sehnen meist an höckerigen Knochenvorsprüngen verankert sind, gibt es am Körper ganz bestimmte Umbauzonen, in denen in vermehrtem Maße schmerzhafte Prozesse auftreten können. Ein Beispiel dafür ist die äußere Seite des Ellbogens, an der die Hand- und Fingerstreckmuskulatur inseriert. Dort kommt es zuweilen zu dem bekannten schmerzhaften «Tennis-Ellbogen». Eine weitere solche Zone sind die Sehnenansätze an der Schulter. Die überlasteten Ansatzstellen sind auf Druck und Anspannung der Sehne schmerzhaft. Im fortgeschrittenen Stadium treten die Schmerzen auch bei Ruhe auf. Die betroffene Sehne wird unbewusst geschont, es erfolgt eine reflektorische Ruhigstellung der dazugehörigen Muskulatur, die dadurch immer schlaffer wird.
In diesem Zusammenhang ist auch der **Fersensporn** zu erwähnen. An der Fußsohle, am Hauptbelastungspunkt der Ferse, entsteht bei der Ansatzstelle der plantaren Faszie nicht selten ein Sporn, der symptomlos bleiben, aber auch starke Schmerzen verursachen kann. Eine Operation ergibt oft unbefriedigende Resultate! Besser ist eine die Schmerzstelle entlastende Sohle sowie Physiotherapie, insbesondere Stosswellen. Für den Tänzer bedingt die Schmerzhaftigkeit, dass er sein Training nicht regelmäßig absolvieren kann. Vor allem beim männlichen Tänzer

treten solche Schäden auf, wenn er als Partner im *pas de deux* zu viele Hebebewegungen mit ungenügender Schulung auszuführen hat.

Typisch für alle Schmerzstellen aber ist die Tatsache, dass es sich immer um einen Überlastungsschaden handelt. Ihm liegen viele kleine Traumata zugrunde, wobei meistens eine Summierung dieser Reize mit der Zeit die schmerzhaften Umbauvorgänge verursachen.

Im akuten Stadium kann der Schmerz durch physikalische Therapie bekämpft werden. Von Verabreichung von Kortison sollte, wenn irgend möglich, abgesehen werden. Selbst wenn die gezielte, sorgsam dosierte Kortisoninjektion – verglichen mit einer Langzeitverabreichung von Kortisonpräparaten, wie sie bei chronischen Gelenkerkrankungen auch heute noch notwendig ist – nicht zu schädlichen Nebenwirkungen führt, so ist doch auch hier eine Einschränkung zu machen. Bei nicht sachgemäßer Injektion kann es zu einer schweren Schädigung des Sehnengewebes kommen, wenn das Medikament in die Sehne oder zu nahe an sie injiziert wird. Injektion eines kortisonhaltigen Präparats in die Nähe der Achillessehne bei Beschwerden derselben gilt heute als Kunstfehler.

Physikalische und medikamentöse Therapie sind ohnehin nur zusätzliche Maßnahmen: *Eine dauerhafte Heilung lässt sich nur erreichen, wenn der chronisch mechanische, die Beschwerden verursachende Überlastungsreiz ausgeschaltet wird.* Das kann eine Änderung in der Tanztechnik, einen anderen Trainingsaufbau oder auch die Verbesserung der Bodenverhältnisse bedeuten. *Der beste Schutz ist immer noch die Vorbeugung!* Wir wollen abschließend noch einmal die für den Tanzenden wichtigsten Punkte zusammenfassen:

- saubere Technik
- dem Ausbildungsstand angepasstes Training
- vorsichtiger Trainingsbeginn nach längerem Aussetzen
- geeigneter Boden
- ausreichendes Aufwärmen.

Beachten Ballettpädagogen und Tänzer diese Punkte, so wird der Körper des Tanzenden weitgehend vor Schaden geschützt sein.

6.3 Sehnenhüllgewebe

Die Sehne ist von einem Hüllgewebe umgeben, in dem sie gleitet. Das Sehnenhüllgewebe, also der Gleitapparat der Sehnen, ist unterschiedlich, je nachdem, ob die Sehne *gradlinig* oder *mit Richtungsänderung* verläuft. Die meisten schmerzhaften Erkrankungen spielen sich nicht in der Sehne selbst, sondern in ihrem Hüllgewebe ab.

- Bei **gradlinigem Verlauf** sind die Sehnen von einem lockeren, fetthaltigen und mit zahlreichen elastischen Fasern durchsetzten Bindegewebe umgeben. Dieses geht auf die Oberfläche der Sehnen über und dringt in das Innere der Sehnen ein. Das Gewebe führt der Sehne die ernährenden Blutgefäße zu, und in diesem Gewebe spielen sich auch die schmerzhaft entzündlichen Erscheinungen ab, die – wie wir bereits sahen – meist die Antwort des Körpers auf eine Über- oder Fehlbelastung sind.
- An Stellen, wo Sehnen aufgrund der anatomischen Gegebenheiten ihre **Verlaufsrichtung ändern** müssen, ist ein besserer Gleitschutz für sie notwendig. Diese Funktion erfüllen als Gleitapparat die sackartigen Sehnenscheiden. Sie umgeben die Sehnen mit einem Hohlraum, welcher eine fadenziehende Flüssigkeit enthält, die die Reibung auf ein Minimum vermindert. Die äußere Schicht der Sehnenscheiden ist reich an Blut- und Lymphgefäßen. Sie hat nicht nur eine Schutzfunktion für die Sehne, sondern spielt eine große Rolle für deren Ernährung.

Nur in seltenen Fällen ist bei einer Entzündung die Sehne selbst betroffen: Die meisten entzündlichen Prozesse spielen sich in dem die Sehne umgebenden Gewebe, besonders in den Sehnenscheiden ab. Zumeist treten die Schmerzen akut nach Über- oder Fehlbeanspruchung auf und behindern die Sehnenbewegung. Häufig lässt sich dann die Erscheinung des *Sehnenknisterns* feststellen, das sich bei Bewegungen der Sehne mit aufgelegter Hand leicht fühlen lässt, ja in einigen Fällen sogar zu hören ist. Die Erkrankung findet in dem Teil der Sehne statt, die die stärkste Verschiebung gegen die Umgebung aufweist und während des Gleitens dadurch einem starken Druck ausgesetzt ist.

An einem Beispiel soll dieses für den Tänzer nicht untypische Krankheitsbild erläutert werden. Der lange Großzehenbeuger (*Musculus flexor hallucis longus*) spielt bei Tänzern eine weit größere Rolle als bei Nichttänzern (**Abb. 19**). Er verläuft von seinem hauptsächlichen Ursprung auf der Rückseite des Wadenbeins entlang der Rückseite des Unterschenkels unter der Wadenmuskulatur zum Endglied der Großzehe. Oberhalb der Rückseite des oberen Sprunggelenks geht die Muskulatur in eine Sehne über. Diese liegt medial in nächster Nähe der Achillessehne. Für diesen kurzen, geraden Verlauf braucht die Sehne keine Sehnenscheide. Sie biegt jedoch dann fast rechtwinklig um den inneren Knöchel, verläuft auf der Innenseite des Fußes und zieht zum Endglied der Großzehe. Bei dieser Richtungsänderung am inneren Knöchel muss die Reibung der Sehne verringert werden: Wir finden hier zum Schutz der Sehne also eine Sehnenscheide.

Häufig wird nun diese lange Beugesehne der Großzehe überlastet, indem der Tanzende die Großzehe in Beugestellung verkrampft. Es kann sich dabei um eine allgemeine Verkrampfung handeln, wenn der Tanzende «es zu gut machen will». Überlastung tritt auf, wenn zum Beispiel in einem *dégagé à la seconde* in inkorrekter Weise nicht nur das Standbein, sondern wegen mangelhaften Gleichgewichts auch das Spielbein belastet wird. Eine fehlerhafte und verkrampfte Beugung der Großzehe gibt es insbesondere bei der Arbeit auf der Spitze. Das so wichtige Gleichgewicht zwischen Streck- und Beugemuskulatur des Fußes geht damit verloren, und es tritt eine isolierte Überlastung des langen Beugemuskels der Großzehe auf.

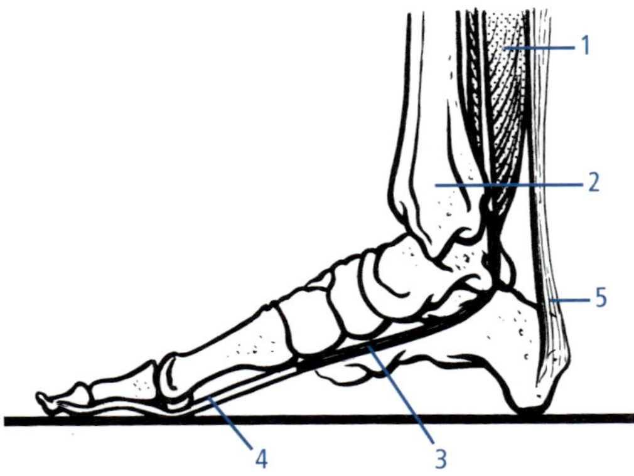

Abbildung 19: Verlauf des langen Großzehenbeugers (Musculus flexor hallucis longus).
1 = Muskelbauch, 2 = innerer Knöchel, 3 = Sehne mit Sehnenscheide, 4 = Sehne ohne Sehnenscheide, 5 = Achillessehne.

Die chronische Überlastung dieses Muskels führt nun zu einem Schmerzustand des Hüllgewebes. Dies geschieht meist an dem Teil der Sehne, die keine Sehnenscheide aufweist, also vom Abgang der Sehne vom Muskel, bis zum inneren Knöchel, wo Schmerzhaftigkeit bei Bewegung der Großzehe und Sehnenknistern auftreten. Das hier beschriebene Leiden tritt fast nur bei Tänzern auf und ist daher wenig bekannt. Die Stelle liegt am inneren Rand der Achillessehne, und diese Schmerzen werden oft fälschlicherweise der Achillessehne zugeschrieben. Diese ist indes nicht betroffen; nach meiner Erfahrung sind viele «Achillessehnenschmerzen» in Wirklichkeit eine Überlastung der langen Beugesehne der Großzehe!

Im Bereich der Sehnenscheide vom inneren Knöchel bis zum Großzehengrundgelenk kommt es gelegentlich auch zu den Symptomen einer Sehnenscheidenentzündung: Schwellung, Überwärmung und Schmerzhaftigkeit. In schweren Fällen kann die Sehnenscheide so verengt werden, dass das Gleiten der Sehne behindert ist (schnellende Großzehe). Das Leiden in seinem mannigfaltigen Varianten, ist heute nicht nur bei Ballettschülern, sondern auch bei Berufstänzern so verbreitet, das man von der *Peritendinitis und Tendinitis* (Sehnenscheiden- und Sehnenentzündung) *des Tänzers* schlechthin spricht.

Durch Aussetzen des Trainings während etwa einer Woche verschwinden die Beschwerden meistens. Sie kehren allerdings wieder, wenn das Training unverändert, also mit dem gleichen Fehler, wieder aufgenommen wird. Auch hier ist eine dauerhafte Heilung jedoch möglich, wenn die tänzerische Technik korrigiert wird und die anderen vorhin genannten Punkte geprüft werden.

7. Das Nervensystem

Wohlkoordinierte Bewegungen, wie sie dem Tanz die spezifische anmutige Prägung verleihen, erfordern eine besondere Schulung des Nervensystems, ein «Einschleifen» der Nervenbahnen durch jahrelanges Training. Aus dieser Erwägung heraus habe ich mich entschlossen, trotz der Schwierigkeit des Stoffes die für den Tänzer wesentlichen Punkte hier zu behandeln. Der Leser möge sich von den zugegeben nicht leicht verständlichen Zusammenhängen nicht verwirren lassen – unser Nervensystem ist nun einmal eine komplexe Angelegenheit! Ich habe mich bemüht, den Stoff so einfach wie möglich darzustellen; zudem möchte ich versichern, dass ich auch hier bestrebt war, nur tanzbezogene Themen zu erörtern. Vielleicht möchte der Leser aus den folgenden Seiten auch einiges überspringen und sich zunächst das heraussuchen, was ihm besonders interessant erscheint – auf das Übrige kehrt er dann möglicherweise zu einem späteren Zeitpunkt mit Freude zurück.

7.1 Aufbau und Funktion

Die Aufgabe des Nervensystems besteht darin, die verschiedenen Teile des Körpers zu verbinden und aufeinander abzustimmen. So entsteht zum Beispiel die Kontraktion der Muskulatur als Reaktion (Antwort) auf einen Nervenreiz. Man unterscheidet beim Nervensystem:

- *Außen- oder Umweltnervensystem* (oikotropes Nervensystem, auch als willkürliches oder somatisches Nervensystem bekannt). Es verbindet den menschlichen Körper mit der Umwelt.
- *Innenweltnervensystem* (idiotropes oder vegetatives Nervensystem, auch als unwillkürliches oder autonomes Nervenssystem bekannt). Es steuert die Lebensfunktionen und ist in drei räumlich und funktionell getrennte Systeme gegliedert: das *sympathische, parasympathische* und *enterische* Nervensystem.

Beide Systeme haben einen peripheren Anteil, das periphere Nervensystem (Nerven, Nervenknoten) sowie einen zentralen Anteil, das zentrale Nervensystem (Gehirn, Rückenmark).
Die morphologische, funktionelle und genetische Einheit des Nervensystem ist das *Neuron* (**Abb. 20**). (In verschiedenen Werken wird das

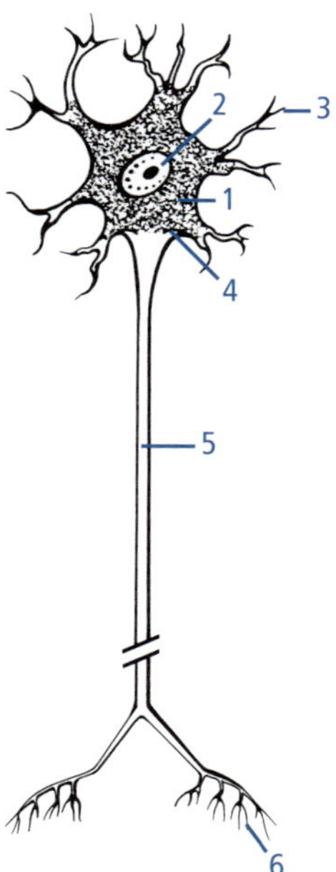

Abbildung 20: Aufbau eines Neurons.
1 = Zellkörper (*Perikaryon* = Soma), 2 = Zellkern mit Nucleolus (Kernkörperchen), 3 = Dendriten (kurze Fortsätze), 4 = Axonhügel (Anfangsteil des Axons), 5 = Axon = Neurit (langer Fortsatz), 6 = Telodendron (Ausläufer des Axons). 1 und 2 sind die reizbearbeitenden Teile, 3 die reizaufnehmenden Teile, 5 der reizwegleitende Teil und 6 der Verbindungsort zu anderen Zellen.

Neuron auch als «Nervenzelle» bezeichnet.) Es besteht aus einem Sternförmigen oder runden Körper (Soma), kurzen Fortsätzen (Dendriten) sowie einem langen Fortsatz (Faser, Neurit oder Axon) (**Abb. 21**). Die einzelnen Neuriten sind durch sogenannte Hülsenzelle voneinander isoliert. Diese heißen im zentralen Nervensystem Gliazellen, im peripheren Nervensystem Schwannsche Zellen. Diese isolierenden Hülsenzellen sind unerlässlich für die Reizleitung der Neuriten.

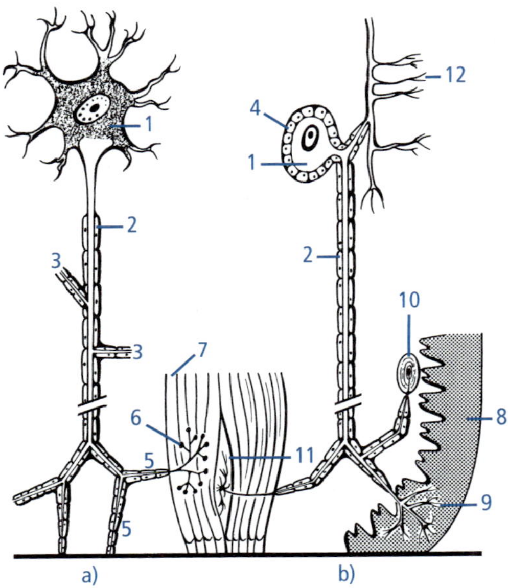

Abbildung 21: Efferente und afferente Neurone. a) Motorisches (efferentes, in die Peripherie führendes) Neuron, sog. multipolares Neuron; **b) sensibles** (afferentes, ins Zentrum des Rückenmarks oder Gehirn führendes) Neuron, sog. pseudounipolares Neuron. 1 = Zellkörper (*Perikaryon*); 2 = Schwann'sche Zellen zur Reizisolation; 3 = Seitenäste (Kollateralen); 4 = Satellitenzellen oder Trabantzellen zur Isolation des Zellkörpers; 5 = Telodendron; 6 = motorische Endplatten für die einzelnen Muskelfasern (bei oikotropem Nervensystem); 7 = Muskelfaser; 8 = Haut; 9 = Schmerzaufnahmeort (Schmerzrezeptoren); 10 = Vater-Pacinische Lamellenkörperchen für Druckwahrnehmung; 11 = Muskelspindel, im Bindegewebe zwischen Muskelfasern gelegen. Dient zur Aufnahme der Muskelspannung; 12 = zentraler Fortsatz des Neurons mit Aufspaltungen (Reizverbreiterung, sog. Reizdivergenz). Zu 9–11: Eine afferente Nervenfaser hat immer nur eine der drei hier dargestellten Rezeptoren.

Peripheres Nervensystem

Eine Anzahl von Neuriten (Fasern) wird gebündelt. Mehrere Nervenfaserbündel sind von einer bindegewebigen Hülle umgeben und heißen Nerv. Diese Nerven verlaufen vom Gehirn und Rückenmark in die Peripherie oder umgekehrt. Zum Gehirn (Hirnstamm) gehörende Nerven sind Gehirnnerven. Zum Rückenmark gehörende Nerven sind Rückenmarksnerven. Die Fasern, welche von einer Peripherie zum Zentrum (Gehirn, Rückenmark) verlaufen, heißen *sensible* Nerven. Fasern, die vom Zentrum zur Peripherie verlaufen, heißen *motorische* Nerven. Gemischte Nerven enthalten motorische, sensible und vegetative Fasern. Es gibt aber rein sensible und rein motorische Nerven – obwohl strenggenommen das letztere nicht stimmt, da der motorische Nerv auch afferente Fasern (von den Muskelspindeln zum Zentralnervensystem) enthält. Wir wollen uns die motorischen und sensiblen Nerven nun noch ein wenig genauer anschauen.

Die *motorischen Nerven* haben ihre Ursprungszellen im Vorderhorn des Rückenmarks oder im Hirnstamm und führen mit ihren Neuriten zur Muskulatur. Diese Zellfortsätze können bis zu einem Meter lang werden. Sie sind vorwiegend schnellleitend, d.h., sie leiten mit einer Geschwindigkeit bis zu 110 m pro Sekunde. Dem Willen unterworfen sind nur die zum Umweltnervensystem gehörenden Nerven, während die motorischen Nerven des vegetativen Nervensystems vom Willen her nicht beeinflussbar sind (Darmmotorik, Herztätigkeit, Drüsenfunktionen).

Die *sensiblen Nerven* leiten Empfindungsreize wie Schmerz, Temperaturempfinden, aber auch Meldungen über den Dehnungszustand von Muskeln, Sehnen, Gelenkbändern von der Peripherie zum Rückenmark, eventuell auch zum Gehirn. Der Dehnungszustand der Muskeln wird von den sogenannten Muskelspindeln, die im Bindegewebe zwischen den Muskelfasern liegen, aufgenommen und weitergeleitet. Die sensiblen Nerven übermitteln auch die Tiefensensibilität, welche über die Stellung und Lage einzelner Teile des Körpers informiert. Die übermittelten Reize (zum Beispiel Schmerz) können somit von außerhalb des Körpers aufgenommen werden und treten dann ins Bewusstsein. Sie können aber auch aus dem Körperinneren stammen (zum Beispiel Tiefensensibilität) und unbewusst bleiben. Die sensiblen Nerven leiten langsamer als die motorischen Nerven.

Zentrales Nervensystem

Die verschiedenen Abschnitte des Gehirns (Großhirn, Hirnstamm, Kleinhirn) und das Rückenmark bilden zusammen das zentrale Nervensystem. Die vorwiegend Nervenzellen enthaltenden Teile bilden die graue, die vorwiegend von zu- und ableitenden Nervenfasern gebildeten Teile die weiße Substanz. Beim Großhirn bildet die graue Substanz eine Rinde von 1,5 bis 5 mm Dicke und enthält 10^{11} (hundert Milliarden) Nervenzellen. Der ganze menschliche Körper enthält ohne die Blutzellen 10^{14} (hundert Billionen) Zellen.

Im Rückenmark liegt die nervenzellreiche graue Substanz im Innern in Form einer Schmetterlingsfigur. Stirbt eine Nervenzelle, so gehen auch die dazugehörigen Fortsätze (Dendriten und Neuriten) zugrunde. In der Peripherie kann bei intakter Nervenzelle eine durchtrennte Nervenfaser wieder nachwachsen (Wachstumsgeschwindigkeit 1 mm pro Tag). Die Zellen der *motorischen Neurone* (Ursprungszellen), welche die Skelettmuskulatur innervieren, liegen im Hirnstamm und in den Vorderhörnern der grauen Substanz des Rückenmarks. Die Gesamtheit der von einer einzelnen motorischen Vorderhornzelle innervierten Muskelfasern wird als *motorische Einheit* bezeichnet. Bei feinabgestuften, feinmotorischen Muskeln (Augenmuskeln, Zunge, Finger, Gesicht) ist die Zahl der von einer Nervenzelle innervierten Muskelfasern geringer als bei Muskeln, welche auf Kraftentwicklung ausgerichtet sind.

Die Muskelkontraktionen der einzelnen motorischen Einheiten erlauben aber noch keine koordinierten Bewegungen, wie sie zum Beispiel für den Tanz erforderlich sind. Erst durch komplizierte *Steuermechanismen* können die Aktionen der einzelnen Muskeln koordiniert werden. Willentliche Bewegungsimpulse entstehen in einem bestimmten Teil des Großhirns, in den vorderen zentralen Hirnwindungen (motorisches Rindenzentrum) auf jeder Seite des Gehirns. Hier werden willensgesteuerte Programme für eine Bewegung gebildet sowie die Kontrolle und Korrektur von Willensbewegungen durchgeführt. Dabei sind viele Informationen aus dem Kleinhirn notwendig. Insbesondere Ausmaß, Kraft und Präzision einer Bewegung werden vom Kleinhirn aus gesteuert. Das Kleinhirn enthält Informationen direkt von den Muskelspindeln und dem Gleichgewichtsorgan.

Die Muskulatur der verschiedenen Körperteile hat auf diesen beidseitigen motorischen Zentren, der vorderen Zentralwindung, ihr bestimmtes Areal. Die in den vorderen Hirnwindungen erstellten und dem Willen unterworfenen Bewegungspläne werden über die Pyramidenbahn zu den motorischen Ursprungszellen des Hirnstamms wie auch zu den motorischen Zellen des Rückenmarks geleitet. In den motorischen Zellen, Ursprungszellen des Rückenmarks und Hirnstamms, erfolgt die Umschaltung, und die Neuriten der motorischen Zellen verlaufen zur Muskulatur. Im verlängerten Mark (Teil des Hirnstamms) wechseln ca. 90 % der Leitungsbahnen auf die andere Körperseite.

Die Befehlsausgabe für Bewegungen und Programmentwürfe erfolgt primär im motorischen Rindenzentrum des Großhirns. Diese Darstellung ist natürlich stark vereinfacht. Es spielen viele zwischengeschaltete Steuer- und Regelzentren dabei eine wichtige Rolle. Komplizierte Bewegungsleistungen machen die Mitwirkung übergeordneter Hirnstrukturen notwendig. Einfachere Korrekturen der Muskeltätigkeit dagegen können schon auf der Ebene des Rückenmarks erfolgen, und zwar mittels des Reflexes. Wir wollen uns den Reflexen ausführlicher zuwenden.

Reflexe

Mit «Reflex» wird ein physiologischer Vorgang bezeichnet, der unwillkürlich, automatisch die Antwort eines Organs (Muskel, Drüse) auf einen

Nervenreiz gibt. Ein Reflex ist gekennzeichnet durch den *Reflexbogen* (**Abb. 22**). Dieser besteht aus einer sensiblen Nervenzelle, welche einen Impuls von der Peripherie zum Hinterhorn des Rückenmarks leitet, wo er über Schaltzellen auf eine motorische Nervenzelle umgeleitet wird.

Für den Tanz spielen die sogenannten *propriozeptiven Reflexe* eine besondere Rolle. Dabei melden die in den Muskeln, Gelenkkapseln und Sehnen liegenden Rezeptoren (Aufnahmeorgane für Reize) dem Nervensystem die Lage und Stellungen einzelner Körperteile im Raume an.

Ein anderer für den Tänzer wichtiger Reflex zur Steuerung der Bewegungen ist der *Muskeldehnungsreflex*. Die zwischen den Muskelfasern liegenden Muskelspindeln sind dabei die Rezeptoren, welche bei zu starker oder zu schwacher Muskelspannung aktiviert werden. Diese Dehnungsreflexe spielen bei der Aufrechterhaltung des Körpers und Stellung von Armen, Beinen und Rumpf eine wichtige Rolle.

7.2 Gehör- und Gleichgewichtsnerv

Dies ist der VIII. Hirnnerv und für den Tänzer von größter Bedeutung. Das Gehör zur Aufnahme von Musik und Rhythmus sowie die Aufrechterhaltung des Gleichgewichts sind für das Tanzen unabdingbar. Deswegen sollen diese zwei Nerven hier besonders erwähnt werden.

Der Gehör- und Gleichgewichtsnerv (*Nervus vestibulo-cochlearis*) ist ein rein sensorischer Hirnnerv und gehört zum Gehör- und Gleichgewichts-Sinnesorgan. Der VIII. Gehirnnerv besteht aus zwei Nerven, dem Gleichgewichtsnerv (*Nervus vestibularis*) und dem Gehörnerv (*Nervus cochlearis*). Diese Nerven haben direkte Verbindung vom entsprechenden Sinnesorgan zum Gehirn (Kleinhirn und Großhirn).

Gehörnerv

Durch das äußere Ohr (Ohrmuschel, Gehörgang) werden Schallwellen aufgefangen. Über die Gehörknöchelchen (Hammer, Amboss, Steigbügel) werden sie in das Gehörorgan des inneren Ohrs (Corti'sches Organ) weitergeleitet. Im Corti'schen Organ finden wir Flüssigkeit und Sinneszellen als Reizempfänger. Die Schallwellen der Luft werden mechanisch auf diese Flüssigkeit

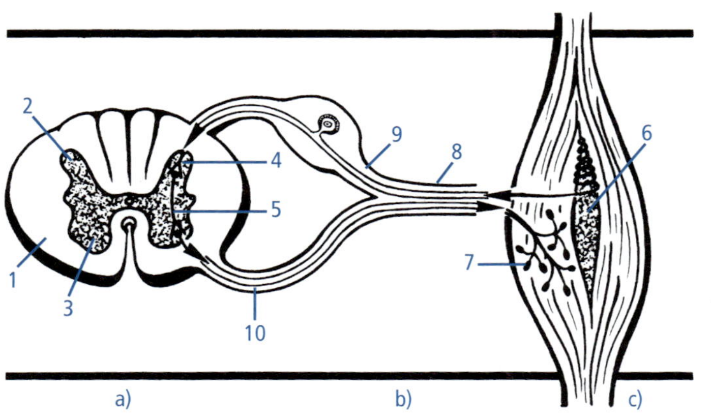

Abbildung 22: Reflexbogen. Eigenreflex = Auslösung und Antwort im gleichen Organ.
a) *Querschnitt* des Rückenmarks im Brustbereich.
1 = weiße Substanz (Ansammlung von Neuronfortsätzen), 2 = graue Substanz (Ansammlung von Perikaryen), 3 = Vorderhorn (Ansammlung von motorischen Neuronen), 4 = Hinterhorn (Aufnahmeort von Reizen aus der Peripherie), 5 = Schaltneuron (nicht immer vorhanden).
b) *Aufbau* eines Rückenmarksnerven: 8 = Rückenmarksnerv (Spinalnerv), 1 cm lang, 9 = Hinterwurzel (afferenter Teil) mit Ganglion (Ansammlung von pseudounipolaren Neuronen), 10 = Vorderwurzel (efferenter Teil).
c) *Skelettmuskulatur:* 6 = Muskelspindel (Aufnahmeort der Muskelspannung), 7 = Motorische Endplatten, welche die Muskelkontraktion auslösen.

übertragen. Diese Druckschwankungen der Flüssigkeit werden im Innenohr (Corti'sches Organ) in elektrische Signale umgewandelt und zum Gehörzentrum des Gehirns geleitet (Heschl'sches Gehörzentrum).

Gleichgewichtsnerv

Er vermittelt Gleichgewichtswahrnehmungen von den *drei Bogengängen* sowie dem *Utriculus* und *Sacculus*. Die drei halbkreisförmigen Bogengänge liegen in drei verschiedenen Ebenen des Raums. Im Innern dieser Bogengänge liegen die Endigungen der Äste der Gleichgewichtsnerven (Reizempfänger), welche die Orientierung im Raum wie auch die Balance ermöglichen. Diese Nervenendigungen haben härchenartige Fortsätze, die Bogengänge sind mit Flüssigkeit gefüllt. Die Bewegungen dieser Flüssigkeit wird von den härchenartigen Fortsätzen aufgenommen und weitergeleitet, und dadurch entsteht das Balancegefühl. Im *Utriculus* und *Sacculus* haben wir mit Härchen und Flüssigkeit die gleichen Verhältnisse. Die Bogengänge registrieren die Drehbewegungen des Kopfes. Die *Utriculi* und *Sacculi* orientieren über die Lage des Kopfes. Die vom Gleichgewichtssinn ausgehenden Signale gehen zum größten Teil zum Kleinhirn, und die Reflexe zur Regulation des Muskeltonus ermöglichen dem Körper die Aufrechterhaltung des Gleichgewichts. Der Gleichgewichtssinn des Körpers und Kopfes wird auch durch die *Nackenmuskulatur* unterstützt. Die Nackenmuskeln liegen in verschiedenen Raumrichtungen und enthalten sehr viele Muskel- und Sehnenspindeln. Diese sind, wie schon gesagt, Reizempfänger der Körper- und Kopfstellungen.

7.3 Bedeutung des Lernprozesses und des Trainings

Tänzer erlernen durch das Training die Fähigkeit, mehrere motorische Einheiten eines Muskels gleichzeitig zu aktivieren (intramuskuläre Koordinationsverbesserung). Die Gesamtkraft des Muskels, zum Beispiel für einen Sprung, kann dadurch erhöht werden. Durch den Lernprozess wird das Zusammenspiel der verschiedenen Steuerungszentren koordiniert und «eingespielt». Dadurch werden die Bewegungsabläufe mehr und mehr automatisiert, sie laufen zunehmend automatischer, d. h. ohne Kontrolle des Großhirns, also auf tieferer Ebene unbewusst ab.

Je stärker und häufiger der Lernimpuls erfolgt, um so größer ist die Wahrscheinlichkeit, dass er haften bleibt, also ins Gedächtnis übergeht!

Beim Erlernen von Bewegungen müssen einzelne Gruppen von Neuronen neu miteinander verbunden und vermascht werden. Bei diesem Lernprozess kann man drei Phasen unterscheiden: Grobform, Feinform, Automatik. In der *Grobform* entstehen die ersten Grundstrukturen des Bewegungsablaufs mit vielen überflüssigen Bewegungen, da die Antagonisten an der Bewegung noch mitbeteiligt sind. In der Phase der *Feinform* bessert sich die Koordination durch die feiner abgestimmten Teilbewegungen. Der Aufwand an Energie und Konzentration verringert sich, die Bewegung wird ökonomisch. Die Konzentration der Reiz- und Hemmungsprozesse in den Rindenfeldern des Großhirns und die Muskelinnervation werden ökonomischer. In der Phase der Automatie spielen die übergeordneten Koordinationszentren eine wichtige Rolle. Bedeutsam ist darüber hinaus die Tatsache, dass die Lernfähigkeit mit zunehmendem Alter abnimmt; bei älteren Menschen verringert sich insbesondere auch die Aufnahmefähigkeit.

Die Grenze der Bewegungsmöglichkeit wird durch Schmerz signalisiert. Darum ist es für den Tänzer gefährlich, vor Beginn des Trainings oder einer Aufführung schmerzunterdrückende oder krampflösende Medikamente einzunehmen. Medikamente dieser Art dämpfen das gesamte periphere Nervensystem. Dadurch verringert sich das Schmerzempfinden, und die natürliche Grenze der Bewegungsfähigkeit wird überschritten. Es kann zu einer Überdehnung des Bewegungsapparates kommen. Gerade Tänzer müssen sich darüber im Klaren sein, dass beispielsweise gegen Kopf- oder Zahnschmerzen eingenommene Medikamente nicht nur lokal den Schmerz unterdrücken, sondern das *gesamte*

Nervensystem beeinträchtigen! Die Folge kann sein, dass es durch Nicht-Signalisieren des Schmerzes zu Muskel-, Sehnen- oder Bänderzerrungen oder gar Bänderrissen kommt. Noch gefährlicher ist natürlich die Wirkung von Psychopharmaka und Dopingmitteln. Der Tänzer sollte seinem Körper zuliebe aus den erwähnten Gründen unbedingt auf die Einnahme solcher Medikamente verzichten, besonders dann, wenn er sein Training absolvieren oder eine tänzerische Leistung erbringen will. So bleibt die natürliche Signalwirkung des Schmerzes erhalten und kann den Tanzenden vor einer Überforderung seines Körpers bewahren.

8. Die Entwicklung vom Kind zum Erwachsenen

Die Tatsache, dass jemand ein guter und erfolgreicher Tänzer ist, genügt allein nicht, um den verantwortungsvollen Beruf eines Ballettpädagogen auszuüben. Als Ballettpädagoge übernimmt er eine hohe Verantwortung, besonders für den jungen Menschen.

Die Bewegungen des klassischen Balletts in ihrer Endform sind für den erwachsenen Körper gedacht. Die Ballettausbildung fällt in eine Zeit des Wachstums, in der die endgültigen Körperformen noch nicht erreicht sind. Für den Ballettpädagogen ist es daher notwendig, um die Gesetze des Wachstums und die körperlich-seelische Entwicklung des Kindes und Jugendlichen zu wissen. Nur wenn er davon gründliche Kenntnisse hat und sie individuell für jedes Kind und jeden Jugendlichen in seine Arbeit einbezieht, kann er einen erfolgreichen, altersgemäßen Ballettunterricht erteilen. Zu beachten ist vor allem:

Das Kind ist keine verkleinerte Ausgabe des Erwachsenen!

Zu jedem Lebensalter gehören bestimmte Achsen und Winkel im Knochen- und Körperbau. Deren Maße verändern sich im Laufe des Lebens, besonders aber in der Jugend bis zum Abschluss des Wachstums. Auch die Belastbarkeit der einzelnen Teile des Bewegungsapparats ist verschieden. Dies lässt sich am Bein des Kindes aufzeigen: Der Säugling hat normalerweise O-Beine, ohne jemals Rachitis oder ein anderes Leiden gehabt zu haben. Nach dem ersten Lebensjahr tritt eine natürliche Korrektur ein, wobei die Natur oft über das Ziel hinausschießt und ein leichtes X-Bein entstehen lässt, das in geringem Ausmaß bestehen bleiben kann. Das Kind geht für gewöhnlich bis ins Schulalter, gelegentlich auch noch länger, mit einwärts gedrehten Beinen, besonders mit einwärts gedrehten Füßen. Dies hängt mit der Form des kindlichen Fußes, vor allem aber mit der Stellung des oberen Endes des Oberschenkelknochens zusammen.

Die dem jeweiligen Entwicklungsalter entsprechenden Körperformen müssen vom Ballettlehrer streng respektiert werden, um Schäden zu verhüten. Wichtig ist die Tatsache, dass die Körperachsen und -winkel individuell unterschiedlich sind und dass das *biologische* Alter, also das Entwicklungsalter des einzelnen Jugendlichen, nicht mit dem Kalenderalter übereinstimmen muss! In einer Klasse von Kindern oder Jugendlichen sind gewöhnlich junge Menschen ungefähr gleichen Alters versammelt. Für die Belastbarkeit des Bewegungsapparats zählt nun nicht das Kalenderalter, sondern das biologische Alter, die Knochenreife, die bis zu zwei Jahre nach oben oder unten vom wirk-lichen Alter abweichen kann. Falsch ist übrigens die Annahme, dass aus der Körpergröße ein Rückschluss auf das biologische Alter gezogen werden kann! Schüler gleichen Alters liegen in der Entwicklung häufig einige Jahre auseinander. Sowohl das Ende der Entwicklung wie auch das Endresultat unterliegen großen individuellen Schwankungen.

Weiter ist es wichtig zu wissen, dass das Wachstum des Menschen nicht gleichmäßig und kontinuierlich, sondern schubweise vor sich geht. Da das Wachstum des Säuglings zum Kind für die Ballettausbildung keine gravierende Bedeutung hat, wird es im Folgenden nicht beschrieben. Von entscheidender Bedeutung dagegen sind die beiden Wachstumsschübe, die während der Zeit der Ballettausbildung vor sich gehen (**Abb. 23**).

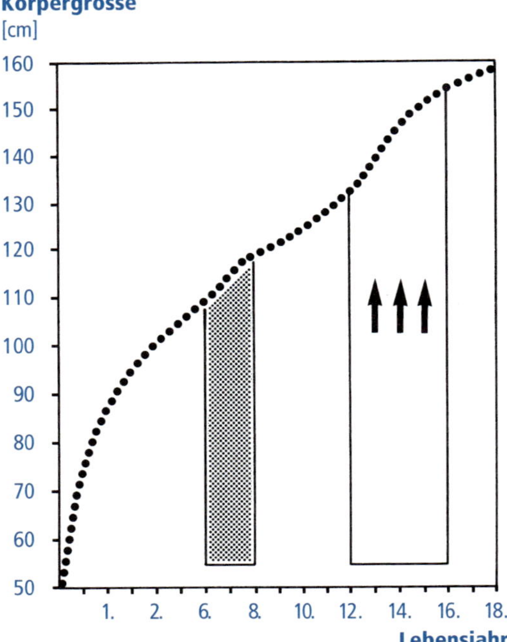

Abbildung 23: Reale Wachstumsgeschwindigkeit des ganzen Skelettes. Die Kurve zeigt deutlich den ersten und zweiten Wachstumsschub.

8.1 Der erste Wachstumsschub

Der erste Wachstumsschub ist bei den meisten Kindern im siebten bis achten Lebensjahr zu erwarten und betrifft in erster Linie die Gliedmaßen, also Arme und Beine. Die Kinder haben Mühe, das Körpergleichgewicht aufrechtzuerhalten. Sie entdecken die Bedeutung des *en dehors,* welches sie mit den Füßen übertreiben, während die Hüftgelenke noch nicht mitkommen. Die Füße sinken in Knickfuß-Stellung. Es entsteht der sogenannte «*rolling foot*». Das Körpergewicht verliert immer mehr den korrekten Platz: Beim *demi-plié* steht das Knie nicht über dem fixierten Fuß, sondern sinkt nach vorn. Das Überdrehen der Kniegelenke führt zu Knieschmerzen. Häufig wird wegen dieser beschriebenen Schwierigkeiten ein Arzt konsultiert. Der größte Fehler wäre nun, wenn das Kind und seine Eltern jetzt den Rat erhielten, «mit dem Ballett-Training einige Zeit auszusetzen» oder wenn gar von der «Schädlichkeit des Trainings im klassischen Tanz» gesprochen würde.

Nur ein Pädagoge, der die Gesetzmäßigkeiten im Wachstum des menschlichen Körpers kennt, vermag die Schwierigkeiten des einzelnen Kindes zu erfassen, die Fehler zu korrigieren und das verlorene Selbstbewusstsein des Schülers wieder herzustellen!

Bis zum Erreichen des zweiten Wachstumsschubs müssen die Schwierigkeiten des ersten Schubs überwunden sein.

Bei gesunden Kindern ist die Bewegungsbegabung noch nicht voll entwickelt. Rasche Handbewegungen (*Diadochokinese*) sind mit geschlossenen Augen noch nicht seitengleich. Bei der Diadochokinese sind die Ellbogen im rechten Winkel gebogen, es handelt sich um Handdrehungen in Pronation (Stellung der Hand zum Brotfassen) und Supination (Stellung der Hand zum Halten des Suppenlöffels). An dieser Drehbewegung sind verschiedene Muskeln beteiligt, die wiederum von verschiedenen Nerven versorgt werden. Die Koordination der verschiedenen Nerven (*Nervus musculocutaneus, Nervus medianus und Nervus radialis*) erfolgt in der motorischen Rinde des Großhirns. Meine Erfahrungen mit Hunderten von Jugendlichen anlässlich der Aufnahmeprüfung in die Ballettschulen haben ergeben, dass erst im Alter von elf bis zwölf Jahren das zentrale Nervensystem soweit entwickelt ist, dass alternierende Bewegungen der Hände seitengleich ausgeführt werden können. Die Fähigkeit zum Ausführen koordinierter Bewegungen ist also bei einzelnen Kindern bis gegen das zwölfte Lebensjahr noch nicht voll entwickelt. Da die individuelle Entwicklung verschieden ist, muss diese entwicklungsbedingte Unfähigkeit zu koordinierten Bewegungen vom Ballettpädagogen unbedingt berücksichtigt werden.

8.2 Der zweite Wachstumsschub

Der zweite Wachstumsschub, der für gewöhnlich etwa im zwölften bis dreizehnten Lebensjahr auftritt und mit der Pubertät zusammenfällt, betrifft wieder in erster Linie die Extremitäten, nun aber auch die Auswirkungen der Geschlechtsreife auf den Körper. Der Körper des jungen Menschen wirkt in dieser Zeit oft schlaksig, die Bewegungen ungelenk. Aber wir wissen, dass dies nur eine Übergangsphase ist! Die ausgewogenen Maße des Erwachsenen entstehen in der Folge dadurch, dass die Wirbelsäule über einen längeren Zeitraum wächst als die Arme und Beine

Die im Vergleich zur Körpergröße noch in einem Missverhältnis stehenden, länger gewordenen Arme und Beine bedürfen wiederum der aufmerksamen Sorgfalt von seiten des Ballettpädagogen. Die Wachstumsfugen der Knochen sind während dieser Zeit nur vermindert belastungsfähig. Auch aus einem anderen Grund ist jetzt Vorsicht beim Tanzen geboten: Die Gelenkbeweglichkeit (Bandlaxität) ist beim Kleinkind noch sehr hoch, nimmt aber im zehnten bis zwanzigsten Lebensjahr beim Gesunden ab. Bei großer Beweglichkeit ist der Schutz der Gelenke beim Zehnjährigen also noch gering, und jegliche Überbeanspruchung kann zu irreversiblen Gelenkschäden führen.

Beim Kind ist die Möglichkeit des *en dehors* noch sehr begrenzt. Das Hüftgelenk entwickelt sich bis zum Abschluss der Pubertät noch, und dem Kind darf auf keinen Fall das *en dehors* des Erwachsenen abverlangt werden. Auch hier gilt wieder: Das Kind ist keine verkleinerte Ausgabe des Erwachsenen! Bei den Jungen fällt oft die erste Pas-de-deux-Schulung in den zweiten Wachstumsschub, was zu vorübergehenden Rückenschmerzen führen kann. Bei den Mädchen bringt die Entwicklung der weiblichen Körperformen, insbesondere das Wachstum der Brüste, eine neue, bisher unbekannte Situation für die Balance und die Einhaltung der Körperlinie mit sich. Es treten Gleichgewichtsschwierigkeiten auf, welche bei den jungen Ballettschülerinnen Rückschläge in der Ausbildung bedeuten und sie entmutigen können. Es ist hilfreich, wenn die verständnisvolle Ballettpädagogin hier Zuspruch gibt. (Erfahrungsgemäß lassen sich diese Schwierigkeiten der Tanzschülerinnen leichter von einer Pädagogin als von einem Lehrer erklären und beheben.)

Die Jugendlichen erleben jetzt auch, dass das für sie während der bisherigen Ballettstunden mühsam erlernte Können plötzlich in Frage gestellt ist. Sie werden entmutigt, wenn Balance und Stehvermögen trotz eifrigen Bemühens schlechter werden. Solche Erlebnisse, gelegentlich auch schon aus der Zeit des ersten Wachstumsschubs bekannt, fallen nun sehr viel stärker ins Gewicht, da das erarbeitete Können inzwischen fortgeschrittener ist. Die Ballettausbildung während der Zeit der Wachstumsschübe erfordert von den Ballettpädagogen also neben der Kenntnis der medizinischen Zusammenhänge besondere Vorsicht und Einfühlungsvermögen in die Probleme, die diese Entwicklungsphasen für Körper und Psyche der Jugendlichen mit sich bringen.

Teil 2

Fundamentale Bewegungen und die Formen des klassischen Tanzes

Im Folgenden wollen wir verschiedene tänzerische Bewegungen beschreiben, zu deren besserem Verständnis ein gewisses Basiswissen der Anatomie mitgegeben wird (**Abb. 24**). Eine umfassende Darstellung würde den Rahmen dieses Werkes sprengen, daher sollen vorerst nur solche Tanzbewegungen beschrieben werden, die nach meiner Erfahrung dem Tänzer am häufigsten Anlass zu Sorge geben und Beschwerden verursachen.

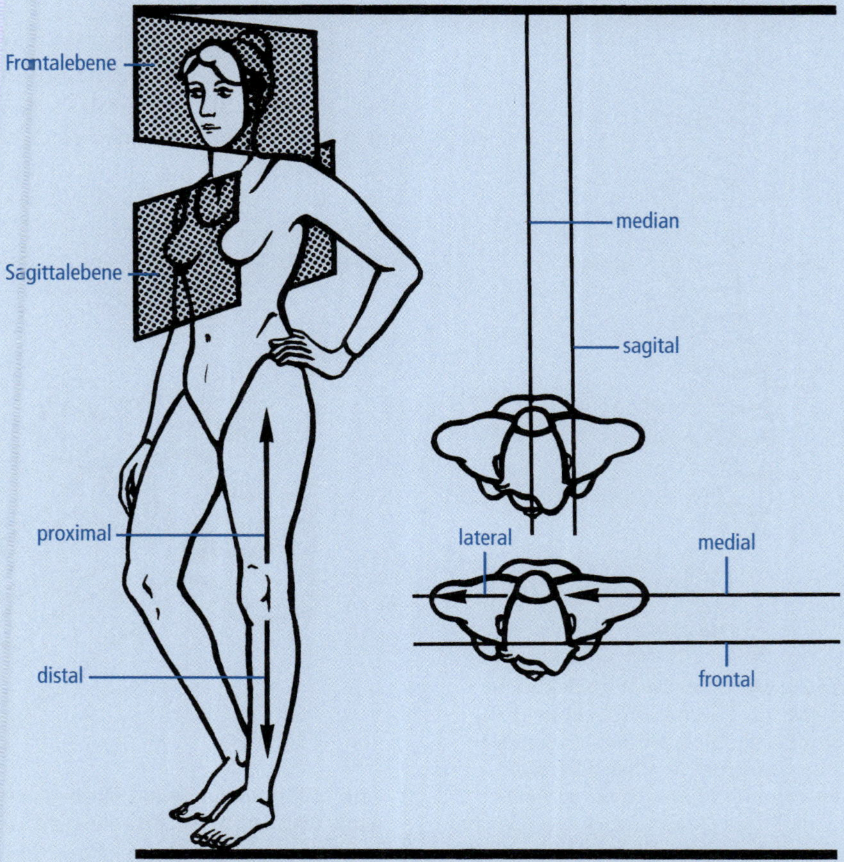

Abbildung 24: Für die folgenden Ausführungen wichtige Ebenen und Richtungen im Bereich des Körpers (nach *Tittel*).

9. Bewegungen des Rumpfes

9.1 Dynamische Anatomie der Wirbelsäule

Die Wirbelsäule besteht aus 24 freien Wirbeln (**Abb. 25**): 7 Halswirbeln, 12 Brustwirbeln und 5 Lendenwirbeln. Ferner sind 5 Kreuzbeinwirbel zum Kreuzbein verwachsen und Bestandteil des Beckenrings. 4–5 Steißbeinwirbel sind zum Steißbein verwachsen, das wegen seiner Ähnlichkeit mit einem Vogelschnabel auch «Kuckucksbein» genannt wird.

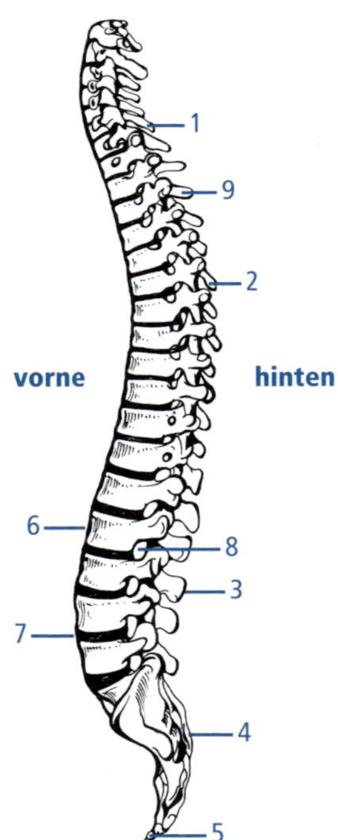

Abbildung 25: Menschliche Wirbelsäule in Seitenansicht. 1 = Halslordose (7 Halswirbel), 2 = Brustkyphose (12 Brustwirbel), 3 = Lendenlordose (5 Lendenwirbel), 4 = Sakralkyphose (5 zum Kreuzbein verschmolzene Kreuzbeinwirbel), 5 = Steißbein (Kuckucksbein), 6 = Wirbelkörper, 7 = Zwischenwirbelscheibe (Bandscheibe), 8 = Zwischenwirbelloch (Durchgangsstelle für Nerven und Gefäße des Rückenmarks), 9 = Dornfortsätze.

Bau eines Wirbels

Der nach vorne gerichtete Wirbelkörper (**Abb. 26**) besteht vorwiegend aus *Spongiosa*. Er wird durch Trajektorien verstärkt, die parallel zur Körperachse angeordnet sind (vgl. Abb. 29). Er ist der hauptsächlich tragende Teil der Wirbelsäule. Die Belastbarkeit nimmt von oben nach unten zu. Nach hinten schließt sich der Wirbelbogen an. Er bildet zusammen mit dem Wirbelkörper das Wirbelloch. Die übereinanderliegenden Wirbellöcher bilden den Wirbelkanal. Zwei benachbarte Wirbelbögen sind beidseits an der

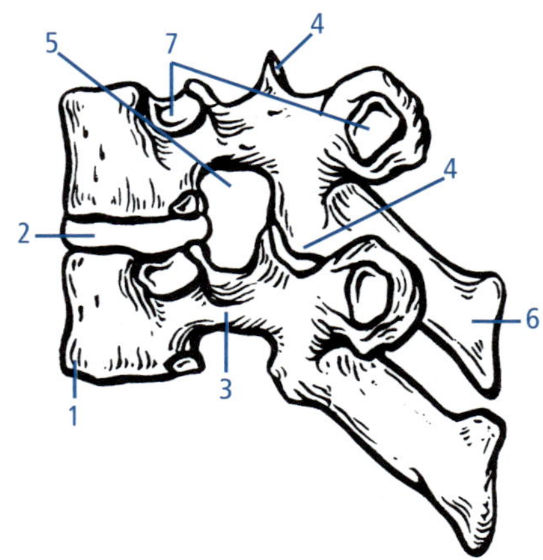

Abbildung 26: Bau eines Wirbels am Beispiel eines Brustwirbels (Seitenansicht). 1 = Wirbelkörper, 2 = Bandscheibe, 3 = Wirbelbogen, 4 = Gelenkfortsatz, 5 = Zwischenwirbelloch, 6 = Dornfortsatz, 7 = Verbindungsstellen zu den Rippen.

Bildung der Zwischenwirbellöcher beteiligt. Durch diese Zwischenwirbellöcher treten je ein Rückenmarksnerv sowie die das Rückenmark versorgenden Gefäße ein und aus.

Vom Wirbelbogen gehen Knochenfortsätze ab: zwei Querfortsätze und ein Dornfortsatz. Die Querfortsätze sind leicht seitlich gerichtet und heißen bei den Halswirbeln *Processus costotransversarii,* bei den Brustwirbeln *Processus transversi,* bei den Lendenwirbeln *Processus costales* und *accessorii.* An der Hals- und Lendenwirbelsäule bestehen Teile der Querfortsätze aus zurückgebildeten Rippen. In Ausnahmefallen können diese als Halsrippen oder Lendenrippen bestehen bleiben und Beschwerden verursachen. Der Dornfortsatz (*Processus spinosus*) ist nach hinten gerichtet. Die Dornfortsätze verlaufen in der Mittellinie des Rückens, liegen dicht unter der Haut und lassen sich bei vorgeneigtem Rumpf als gratförmige Vorsprünge abtasten; deshalb die Bezeichnung «Rückgrat». Vom Wirbelbogen gehen auch zwei Fortsatzpaare nach oben und unten ab je zwei obere und zwei untere Gelenkfortsätze (*Processus articulares*). Die oberen zwei Gelenkfortsätze eines Wirbels bilden mit den unteren Gelenkfortsätzen des nächst höheren Wirbels die kleinen Wirbelgelenke.

Die Stellung der Gelenkflächen dieser kleinen Wirbelgelenke beeinflusst die Beweglichkeit der einzelnen Wirbelsäulenabschnitte. Sie ist von Natur aus gegeben und lässt sich durch Training nicht verändern.

Die Form der Wirbelsäule

Die Wirbelsäule als Ganzes weist eine für den Menschen typische doppelte S-Form auf: Sowohl die Halswirbelsäule als auch die Lendenwirbelsäule zeigen eine Krümmung nach vorne. Diese wird *Lordose* genannt (vgl. Abb. 25). Die Brustwirbelsäule macht eine Krümmung nach hinten. Diese wird *Kyphose* genannt. Am Übergang von der Lendenwirbelsäule zum Kreuzbein besteht eine Abknickung. Sie heißt *Promontorium* und springt ins Becken vor. Ihretwegen sind die untere Fläche des 5. Lendenwirbels und die obere Fläche des l. Kreuzbeinwirbels nach vorne geneigt. Die Winkelstellung zwischen Lendenwirbelsäule und Kreuzbein ist individuell unterschiedlich. Der Winkel des Promontoriums, der sich aus den beiden vorderen Tangenten des 5. Lenden- und 1. Kreuzbeinwirbels ergibt, beträgt bei Männern etwa 132°, bei Frauen 135° (**Abb. 27**). Der Kreuzbeinbasis-

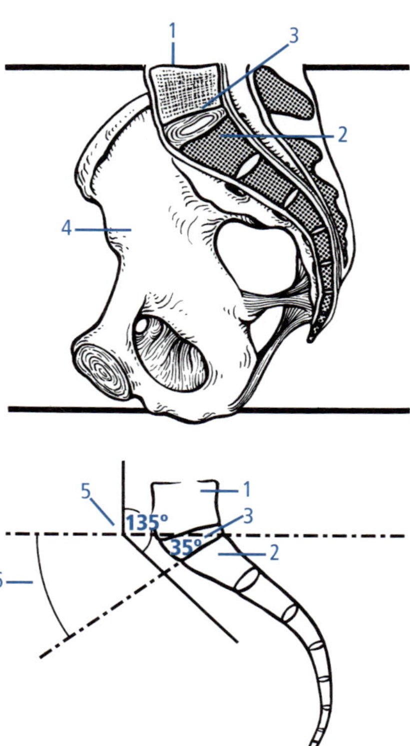

Abbildung 27: Übergang von der Lendenwirbelsäule zum Kreuzbein (Lumbosakralgrenze). 1 = fünfter Lendenwirbelkörper mit eingetragenen Trajektorien (Spannungslinien), welche entsprechend der Einwirkung der Körperlast angeordnet sind. Die auch in den Kreuzbeinwirbeln vorhandenen Trajektorien wurden dort nicht eingezeichnet. 2 = erster Kreuzbeinwirbel, 3 = nach hinten verschmälerte keilförmige lumbosakrale Bandscheibe, 4 = Hüftbein (*Os coxae*), 5 = Promontoriumswinkel (ergibt sich aus den beiden vorderen Tangenten des 5. Lenden- und 1. Kreuzbeinwirbels. Er beträgt bei Männern etwa 132°, bei Frauen 135°). 6 = Kreuzbeinbasiswinkel (Neigung der Deckplatte des 1. Kreuzbeinwirbels gegenüber der Horizontalen. Er beträgt bei Männern etwa 39°, bei Frauen etwa 32°).

winkel ist die Neigung der Deckplatte des 1. Kreuzbeinwirbels gegenüber der Horizontalen. Er beträgt normalerweise zwischen 30° und 40°. Er bildet die Basis für die Stellung aller Wirbelkörper.

Die Abknickung ist eine von ihrer Struktur her gefährdete Stelle der Wirbelsäule. Wegen der Neigung der Wirbelflächen besteht eine Tendenz zum Abgleiten; zudem finden sich beim Übergang von der Lendenwirbelsäule ins Kreuzbein verschiedene Varianten im Bau der Wirbelsäule, welche die Beweglichkeit vergrößern oder einschränken und zu vorzeitigen Abnützungserscheinungen führen können (siehe «Lendenwirbel», S. 74).

Seitliche Krümmungen bei gleichzeitiger Torsion der Wirbelsäule werden **Skoliose** genannt (**Abb. 28**). In leichtem Maße besteht sie fast bei jedem Menschen. Schwerere seitliche Abweichungen sind krankhafter Natur und bedeuten eine Einschränkung der Beweglichkeit und Fehlbelastungen einzelner Wirbelsäulenabschnitte. Skoliosen können verschiedene Ursachen haben.

1. *Skoliotische Haltung* (z.B. bei unterschiedlicher Beinlänge) tritt als Ausgleich der seit-

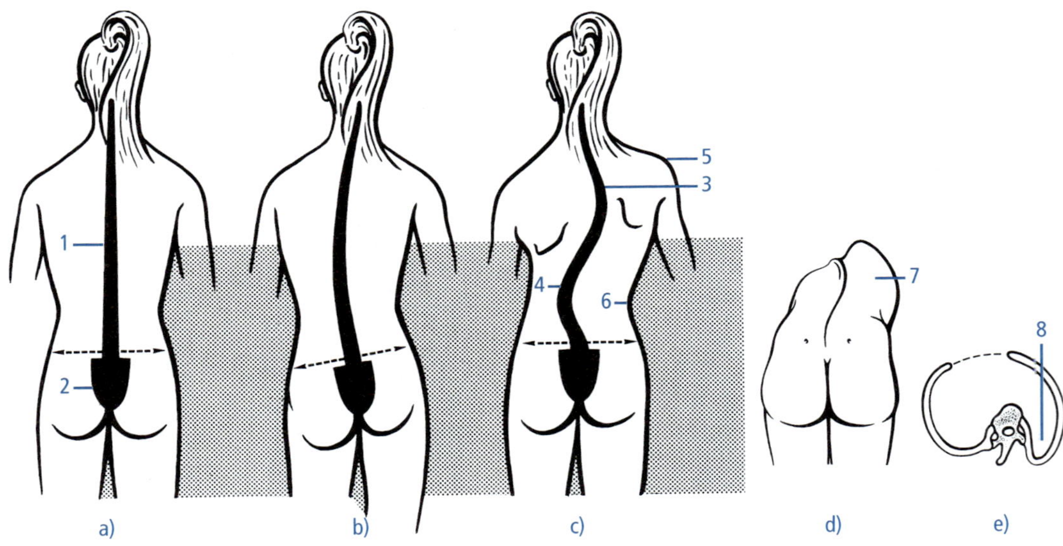

Abbildung 28: Seitliche Abweichungen der Wirbelsäule.
a) «Normale» Wirbelsäule ohne Seitenabweichungen. Die beidseitigen Beckenschaufeln stehen gleichhoch (s. gestrichelte Linie).
b) Linkskonvexe Abweichung der unteren Wirbelsäulenabschnitte verursacht durch eine Beinverkürzung links. Die linke Beckenhälfte steht tiefer.
c) «Echte» Skoliose. Dies ist eine fixierte seitliche Verkrümmung der Wirbelsäule. Das Becken steht wie bei a), d.h. beide Beckenhälften sind gleichhoch. Die Brustwirbelsäule weist einen seitlichen Bogen nach rechts, die Lendenwirbelsäule einen Gegenbogen nach links auf. Die am Bogen beteiligten Brustwirbel drehen sich und bilden auf der konvexen Seite einen Rippenbuckel mit Schulterhochstand.
d) Rippenbuckel bei rechtskonvexer Skoliose der Brustwirbelsäule. Der Rippenbuckel wird bei Vorneigehaltung des Rumpfes mit gekrümmter Wirbelsäule am deutlichsten sichtbar.
e) Deformierung des Brustkastens, insbesondere der Rippen, durch die Skoliose (nach *Debrunner*).
1 = Wirbelsäule, 2 = Kreuzbein, 3 = rechtskonvexer Bogen der Brustwirbelsäule, 4 = Gegenbogen der Lendenwirbelsäule, 5 = Schulterhochstand rechts, 6 = rechtes und linkes Taillendreieck sind verschieden, 7 = Rippenbuckel rechts (d), 8 = Deformierung der Rippen als Folge der Drehung der Brustwirbel (e).

lichen Abweichung auf (**Abb. 28b**). Ist der Unterschied der Beinlängen nicht größer als 2,5 cm, kommt es kaum zu Beschwerden. Im Ballettunterricht lernen diese Jugendlichen, die Wirbelsäule besser ins Gleichgewicht zu bringen. Zum Schutz der Wirbelsäule ist es zweckmäßig, wenn bei Straßen- und Hausschuhen die Ursache, d.h. die unterschiedliche Beinlänge, durch Schuhausgleich behoben wird.

2. *Skoliosen ohne bekannte Ursachen* (idiopathische Skoliosen) stellen ca. 90 % aller Skoliosen. Die Wirbel wachsen asymmetrisch. Solche Skoliosen entstehen während des Wachstums; sie verschlechtern sich vor allem während des zweiten Wachstumsschubs (vgl. «Die Entwicklung vom Kind zum Erwachsenen», S. 63), nach abgeschlossenem Wachstum jedoch nur noch unbedeutend. Betroffen sind vor allem Mädchen. Die Hauptkrümmung liegt am häufigsten in der mittleren Brustwirbelsäule und ist meist rechtskonvex. Durch eine Gegenkrümmung in der Lendenwirbelsäule wird meist ein Gleichgewicht der Wirbelsäule hergestellt (Abb. 28c).

Der weitaus größte Teil der Skoliosen ist leicht, macht keine Beschwerden und benötigt keine Behandlung. Diese Fälle können unbedenklich am Ballettunterricht teilnehmen. Nicht selten sieht man unter Berufstänzern solche leichten Skoliosen. Erst schwere Formen fallen durch folgende Symptome auf: unterschiedliches Taillendreieck, Schulterhochstand, abstehendes Schulterblatt auf der Seite der Konvexität im Brustbereich. Die Wirbel im Bereich der Hauptkrümmung drehen sich, und auf der Konvexseite kommt es zu einer Verbiegung des Brustkastens, dem Rippenbuckel: der Betroffene ist «bucklig». Dies stellt die hauptsächliche Verunstaltung des Körpers bei der Skoliose dar. Sie ist am deutlichsten zu erkennen, wenn der Betroffene sich nach vorne neigt und dabei den Rücken krümmt (Abb. 28d und e).

Konsequenzen für den Ballettunterricht: Jugendliche mit leichteren Skoliosen müssen durchaus nicht generell vom Ballettunterricht ausgeschlossen werden. Sogar eine tänzerische Berufsausbildung ist, wie die Erfahrung zeigt, unter gewissen Voraussetzungen möglich.

Einzelne Skoliosen entwickeln sich im Wachstumsalter sehr stark und können ohne Behandlung zu schweren Verunstaltungen führen. Skoliosen müssen deshalb vom Arzt regelmäßig kontrolliert werden, damit für eine wirksame Behandlung keine Zeit verloren geht. Eine Zusammenarbeit zwischen überwachendem Arzt und Ballettpädagogen ist deshalb unerlässlich.

Der Bauplan der Wirbelsäule

Die Wirbelsäule muss einerseits tragfähig und andererseits beweglich sein. Die Natur hat dieses Problem folgendermaßen gelöst (**Abb. 29**):
Die Wirbelkörper sind die eigentlichen tragenden Elemente. Zwischen den einzelnen Wirbeln liegt eine Bandscheibe, auch Zwischenwirbelscheibe (*Discus intervertebralis*) genannt. Sie besteht nach außen aus einer Hülle von Faserknorpel, im Innern aus einem Gallertkern. Die

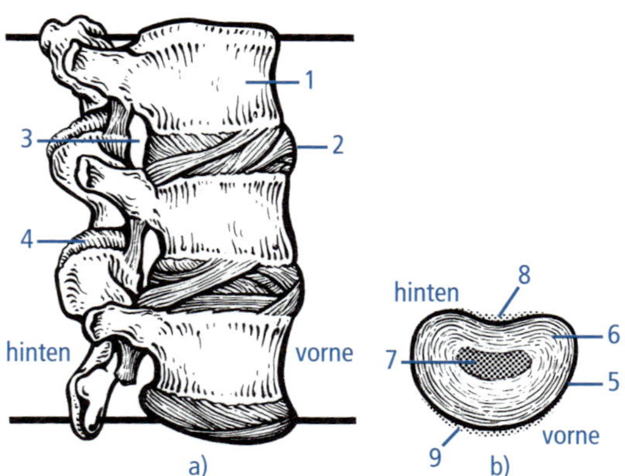

Abbildung 29: Gelenkige und Bänder-Verbindungen zwischen Lendenwirbeln.
a) Seitliches Bild. 1 = Wirbelkörper, 2 = Faserzüge der Bandscheibe (*Annulas fibrosus*), aus Faserknorpel bestehend, 3 = Zwischenwirbelloch, 4 = gelenkige Verbindung.
b) Aufsicht der Bandscheibe. 5 = starke kollagene Bänder, 6 = zirkuläre kollagene Bänder (*Annulus fibrosus*), 7 = gallertartiger, exzentrisch gelegener Kern (*Nucleus pulposus*), 8 = hinteres Längsband, 9 = vorderes Längsband.

Bandscheibe wirkt deshalb wie ein Wasserkissen. Bei den Bewegungen der Wirbelsäule verändert dieses seine Form, indem der Gallertkern sich einem Kugellager vergleichbar beim Vorwärtsneigen nach hinten, beim Rückwärtsneigen nach vorne verlagert. Der Gallertkern liegt bei aufrechter Körperhaltung nicht im Zentrum, sondern im rückwärts gelegenen Teil der Bandscheibe.

Die zwischen den Wirbelkörpern gelegenen Bandscheiben ermöglichen nicht nur die Beweglichkeit der Wirbelsäule, sie wirken zudem abfedernd auf Belastung und Stoß (**Abb. 30**). Auf der Rück- wie Vorderseite werden Wirbelkörper und Bandscheiben durch längsverlaufende, sehr reißfeste kollagene Bänder zusammengehalten. Die Wirbelbögen indes sind durch elastische Bänder miteinander verbunden (*Ligamentum flavum* = gelbes Band). Sie bilden den einzigen Bandapparat des menschlichen Körpers, der eine solche Elastizität aufweist. Beim Zurückneigen des Rumpfes aus der Vorneigehaltung werden dadurch Faltenbildung und daraus resultierender Druck auf das Rückenmark verhütet.

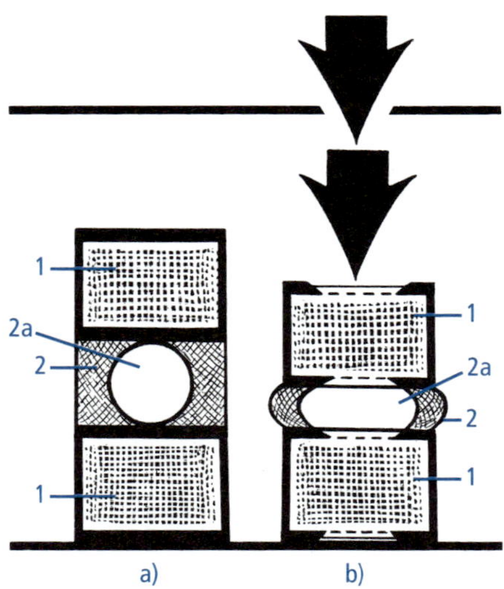

Abbildung 30: Pufferwirkung der Bandscheiben. a) Ohne Belastung, b) mit Belastung. 1 = Wirbelkörper mit Trajektorien, 2 = Bandscheibe, 2a = *Nucleus pulposus.*

Die Beweglichkeit der Wirbelsäule

Die Wirbelsäule kann sich nach vorne wie nach hinten und nach beiden Seiten beugen sowie um die eigene Achse drehen.

Jeder Wirbelsäulenabschnitt hat eine charakteristische Möglichkeit zu diesen Bewegungsformen. Die Bewegungsrichtungen sind in den einzelnen Abschnitten unterschiedlich ausgebildet.

Folgende Faktoren bestimmen die Beweglichkeit:

- die Stellung der Gelenkfortsätze der Wirbel
- die Stellung der Dornfortsätze
- der Brustkasten, der über die Rippen gelenkig mit der Brustwirbelsäule verbunden ist und die Bewegungsmöglichkeiten in diesem Abschnitt beeinträchtigt.

Die Beweglichkeit der Wirbelsäule wirkt sich unterschiedlich auf die Beweglichkeit einzelner Teile des Körpers aus: Die Beweglichkeit der Halswirbelsäule dient vor allem der Beweglichkeit des Kopfes. Die Bewegungen des Rumpfes dagegen erfolgen vorwiegend aus der Brust- und Lendenwirbelsäule. Die Beweglichkeit eines Wirbelsäulenabschnitts setzt sich aus der Summe der zwischen zwei Wirbeln möglichen Bewegungen zusammen.

Bei der **Halswirbelsäule** liegen die Gelenkflächen fast horizontal, die Gelenkkapseln sind schlaff. Die ersten beiden Halswirbel unterscheiden sich in Bau und Funktion grundlegend von den übrigen Wirbeln. Im Gelenk zwischen den Gelenkflächen des Hinterhauptbeins und des ersten Halswirbels (oberes Kopfgelenk) findet vorwiegend das Neigen des Kopfes nach vorn und rückwärts statt. Im Gelenk zwischen den ersten beiden Halswirbeln finden vorwiegend die Drehbewegungen statt (unteres Kopfgelenk). Die Halswirbelsäule hat von allen Wirbelsäulenabschnitten die größte Möglichkeit zur Rückwärtsneigung. In den sieben Halswirbeln findet die Hälfte aller Wirbelsäulenbewegungen nach rückwärts statt! Die Beweglichkeit der Halswirbelsäule ist unabhängig von den Rumpfbewegungen. Dank des besonderen Baus der obersten

Wirbelgelenke und dank der Stellung der Gelenkflächen der übrigen Halswirbel ist die Halswirbelsäule der allseitig beweglichste Teil der Wirbelsäule. Er ist dadurch gleichzeitig der für Störungen anfälligste Teil und bedarf besonderer Stabilisierung durch den Bau der Wirbel, die Bänder und Muskulatur des Halses sowie die Kontrolle der Augen.

Etwas ausführlicher wollen wir in diesem Zusammenhang auf die *Unkovertebralgelenke* eingehen. Die Beweglichkeit der Halswirbelsäule ist nicht nur deshalb so groß, weil die beiden obersten Wirbel als Drehwirbel ausgebildet sind; auch die übrigen Segmente der Halswirbelsäule weisen aufgrund des ganz besonderen Bauplans der Halswirbel eine große Beweglichkeit auf. Wie sieht nun dieser Bauplan im Einzelnen aus (**Abb. 31**)? Die oberen Endflächen der Halswirbel 3–7 sind muldenförmig eingebogen und laufen seitlich in schaufelförmige Erhebungen (*Processus uncinati*) aus. Diese verschmelzen erst um das zehnte Lebensjahr mit dem Wirbelkörper. Den Halswirbelkörpern des Kindes fehlt somit die durch diese Anpassung an große Beanspruchung gegebene Beweglichkeit der Halswirbelsäule noch. Die Bandscheiben in diesem Abschnitt sind schmal und besitzen beim Erwachsenen seitliche Spalten (*Unkovertebralspalten*). Auch diese fehlen noch beim Kind. Es handelt sich hier um Rissbildungen im völlig gesunden Bandscheibengewebe. Sie sind nicht krankhafter Natur, sondern erhöhen die Beweglichkeit der Halswirbelsäule! Die knöchernen seitlichen

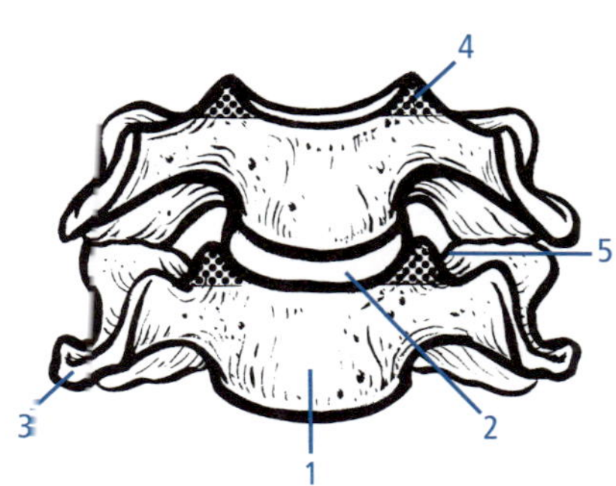

Abbildung 31: Halswirbel von vorne.
1 = Wirbelkörper, 2 = Bandscheibe, 3 = Querfortsätze, 4 = Unkovertebralfortsatz (Teil des Wirbelbogens), 5 = Unkovertebralgelenk.

Höckerbildungen der Halswirbelsäule und die seitlichen Spaltbildungen der Bandscheiben erhalten einen gelenkartigen Ausbau (*Unkovertebralgelenk*).

Die Drehbewegung und vor allem die forcierte Rückwärtsbewegung des Kopfes bewirken Scherkräfte, die zu einer Lockerung des Bandscheibengewebes führen. Es entstehen Schädigungen der Bandscheiben, die mit der Zeit zu horizontalen Rissbildungen durch die ganze Breite der Bandscheiben in den am stärksten beanspruchten Partien der Halswirbelsäule (3.–5. Bandscheibe) führen können. Diese sind nicht zu verwechseln mit den im vorigen Absatz beschriebenen Unkovertebralspalten. Durch die immer wiederkehrenden mechanischen Überbeanspruchungen nimmt die Tragfähigkeit der Bandscheiben ab, und es kommt zu schweren Deformationen der Halswirbelsäule. Solche degenerativen Prozesse an Bandscheiben, Unkovertebralgelenken und Wirbelkörpern der Halswirbelsäule können schon im zweiten und dritten Lebensjahrzehnt auftreten.

Aus dem hier in knapper Form umrissenem Vorgang wollen wir noch einmal folgende für den Tanzpädagogen und Tänzer wichtige Tatsachen zusammenfassen:

- Die kindliche Halswirbelsäule ist noch in der Entwicklung. Sie hat bis zum zehnten Lebensjahr noch keine Unkovertebralgelenke ausgebildet und darf besonders in Bezug auf das Rückwärtsbeugen des Kopfes nur beschränkt Belastungen ausgesetzt werden.
- Schon im zweiten, vor allem aber im dritten Lebensjahrzehnt kommt es im Bereich der Halswirbelsäule zu Verschleißerscheinungen an Bandscheiben, Unkovertebralgelenken und Wirbelkörpern, welche die Beweglichkeit der betroffenen Abschnitte einschränken und oft Beschwerden auslösen. Durch häufige kräftige Rückwärtsbewegungen des Kopfes werden diese degenerativen Vorgänge gefördert. Bei Tänzerinnen treten sie früher auf als bei Tänzern und bei nicht-tanzenden Frauen. Meine diesbezüglichen Erfahrungen decken sich mit den Aussagen anderer Orthopäden, die Tänzer betreuen (z.B. *Badwin, Moskau*).

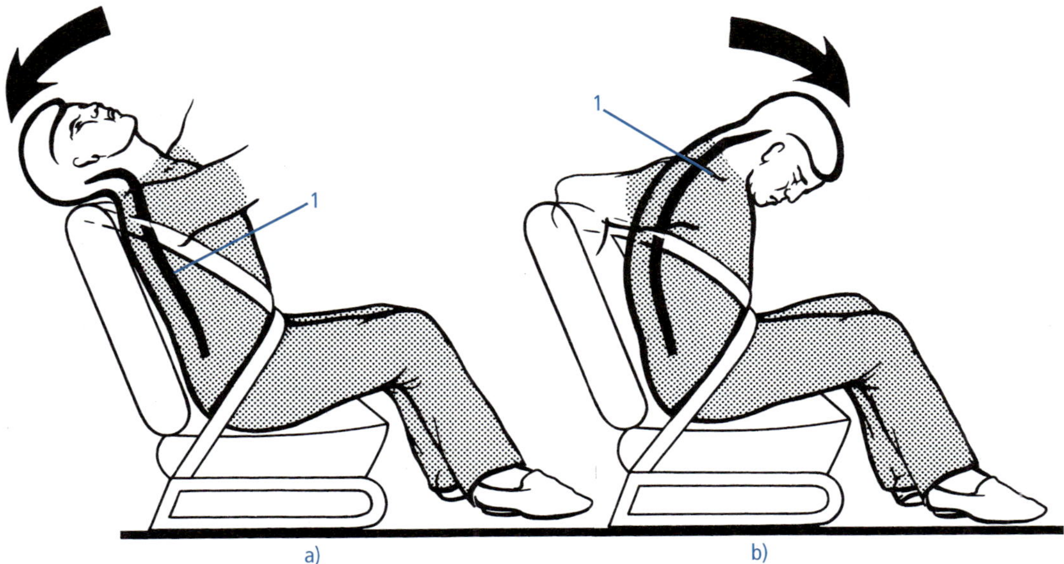

Abbildung 32: Schleudertrauma der Halswirbelsäule (Whiplash-Syndrom). 1 = Wirbelsäule. Der Kopf wird, wie hier bei einer Auffahrkollision im Auto dargestellt, zuerst nach hinten (a) und dann nach vorne (b) geschleudert. Beim Tänzer entsteht der klassische Mechanismus dieser Verletzung, wenn bei Drehbewegungen die schützende Fixation der Halswirbelsäule durch die Nacken- und Halsmuskulatur fehlt. Obwohl die Schleudertraumen der Halswirbelsäule meist nicht mit Knochenverletzungen einhergehen, verursachen sie gelegentlich langwierige und für den Tänzer schwerwiegende berufliche Probleme. Die Beschwerden, welche oft erst nach Tagen auftreten, sind mannigfaltig: Nackenschmerzen, Muskelverspannungen, Konzentrationsstörungen, raschere Ermüdbarkeit, ein genereller Leistungsabfall, Seh-, Gehör- oder Schlafstörungen.

Die Gelenkflächen der **Brustwirbelsäule** sind steiler und in frontaler Ebene gestellt. Die Dornfortsätze haben eine starke Neigung nach hinten-unten und sind dachziegelartig übereinander gelagert. Sie schränken dadurch Rückwärtsbewegungen stark ein. In der normalen Brustwirbelsäule sind vorwiegend seitliche Neigung, Rumpfdrehen sowie Neigen nach vorwärts möglich. Rückwärtsbewegungen können durch Training verbessert werden, aber auch durch wachstumsbedingte Versteifung der Brustwirbelsäule ganz unmöglich werden. Wie erwähnt, beeinträchtigt zudem der mit den Brustwirbeln verbundene Brustkasten die Bewegungsmöglichkeiten dieses Abschnitts (vgl. Abb. 26).

Die Gelenkfortsätze der **Lendenwirbelsäule** sind von hinten nach vorne (in sagittaler Ebene) gerichtet und ineinander verzapft. Rotationsbewegungen sind dadurch weitgehend unmöglich (**Abb. 33**). In der Lendenwirbelsäule finden vor

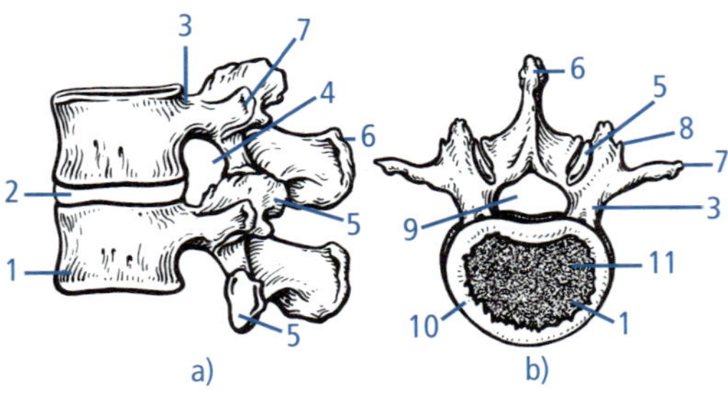

Abbildung 33: Lendenwirbel. a) seitlich, b) von oben. 1 = Wirbelkörper, 2 = Bandscheibe, 3 = Wirbelbogen, 4 = Zwischenwirbelloch, 5 = Gelenkfortsätze, 6 = Dornfortsatz, 7 = zurückgebildete Rippe (*Processus costalis*), 8 = zurückgebildeter Querfortsatz (*Processus accessorius*), 9 = Wirbelloch (die übereinanderliegenden Wirbellöcher bilden den Wirbelkanal), 10 = Randleiste (Wachstumszone des Wirbelkörpers), 11 = Spongiosa.

allem Vorwärts- und Rückwärtsneigungen des Rumpfes statt. Das Ausmaß dieser Bewegungen ist individuell verschieden, es kann durch Training verbessert werden und nimmt im Alter ab. In beschränktem Umfang sind in der Lendenwirbelsäule auch seitliche Bewegungen möglich, nicht aber Drehbewegungen.
Wie steht es nun mit der Beweglichkeit der verschiedenen Abschnitte der Wirbelsäule? Im Folgenden wollen wir dies anhand der einzelnen Bewegungsformen untersuchen.

- Neigung *nach vorne:* Die Hauptbeweglichkeit liegt hier in der Lendenwirbelsäule, und zwar hauptsächlich zwischen dem 3. und 5. Lendenwirbel. Sie ist also nicht gleichmäßig über die ganze Lendenwirbelsäule verteilt. Die Möglichkeit der Brustwirbelsäule zur Neigung nach vorne ist geringer.
  Die *gesamte* Neigung nach vorne beträgt 145°: Halswirbelsäule: 40° Brustwirbelsäule: 45° (verteilt auf 12 Wirbel), Lendenwirbelsäule: 60° (verteilt auf 5 Wirbel).
- Neigung *nach rückwärts:* Da die Halswirbelsäule sehr oft nicht in die Bewegungen des Rumpfes einbezogen wird, erfolgen die Rückwärtsbewegungen des Rumpfes in erster Linie in der Lendenwirbelsäule. Hier liegt auch die Hauptbeweglichkeit, und zwar zwischen dem 3. und 5. Lendenwirbel. Die Möglichkeiten der Brustwirbelsäule zur Neigung nach rückwärts sind im Gegensatz zur Halswirbelsäule gering. Die *gesamte* Neigung nach hinten beträgt 135°: Halswirbelsäule: 75°, Brustwirbelsäule: 25°, Lendenwirbelsäule: 35°.
- Neigung *zur Seite:* Die seitlichen Neigungen finden im Gegensatz zur Vorwärts- und Rückwärtsneigung vor allem auf der Höhe der *oberen* Lendenwirbel statt. Die Beeinträchtigung der Brustwirbelsäule durch den Brustkorb wirkt sich vor allem bei den seitlichen Bewegungen aus, weil sich die Rippen dabei dem Beckenkamm nähern.
  Die *gesamte* Neigung zur Seite beträgt 75°: Halswirbelsäule: 35°, Brustwirbelsäule: 20°, Lendenwirbelsäule: 20°.
- *Drehung:* Die Drehungen des Rumpfes finden vorwiegend im Bereich der 12 Brustwirbel statt. Die Drehung zwischen zwei Brustwirbeln beträgt ca. 3°. Die Drehmöglichkeit der Brustwirbelsäule wird durch den Brustkorb begrenzt, da wie bereits erwähnt fast jede der 12 Rippen mit zwei Brustwirbeln in gelenkiger Verbindung steht. Jede Drehbewegung der Brustwirbelsäule führt zu einer verstärkten Verformung der Rippen auf der Seite, zu welcher hin gedreht wird (Rippenbuckel), während sich die Krümmung der Rippen auf der Gegenseite dabei vermindert. Das Ausmaß der Drehung wird von der Elastizität des Rippenknochens und des Rippenknorpels bestimmt. Trotz der Behinderung durch den Brustkorb sind die Drehbewegungen der Brustwirbelsäule siebenmal größer als diejenigen im Bereich der Lendenwirbelsäule. Dort sind sie gering: Sie betragen nach jeder Seite vom 1. Lendenwirbel bis zum 1. Kreuzbeinwirbel nur 5°, also nur 1° von Wirbel zu Wirbel. Die Gelenkfortsätze der Lendenwirbel sind zylindrisch und erlauben dadurch nur diese geringe Drehbewegung.
  Die *gesamte Drehung* beträgt 90°: Halswirbelsäule: 50°, Brustwirbelsäule: 35°, Lendenwirbelsäule: 5°.

9.2 Muskulatur des Rumpfes

Die Muskulatur des Rumpfes besteht aus der Bauchmuskulatur und der Rückenmuskulatur. Diese beiden Muskelgruppen ermöglichen durch das System ihrer Spannungen und Zugrichtungen die aufrechte Körperhaltung und die Bewegungen des Rumpfes.

Bauchmuskulatur

Bei den Muskeln der *Bauchwand* handelt es sich um platte, großflächige Muskeln, die in verschiedene Richtungen verlaufend die vordere und seitliche Bauchwand bilden. Sie füllen den Raum zwischen Rippenbogen, oberem Rand des Beckens und Wirbelsäule aus. Die in verschiedenen Schichten liegenden Muskeln, die durch flächenhafte Sehnenplatten (*Aponeurosen*) miteinander verbunden sind, gestatten exakte, fein differenzierte Bewegungen des Rumpfes. Als ganzes Muskelsystem pressen sie die Eingeweide gegen die Lendenwirbelsäule. Diese Muskeln haben verschiedene Verlaufsrichtungen: vertikal, schräg, horizontal. Eine solche muskuläre Verspannung gestattet es, Bewegungen des Rumpfes nach vorwärts und zu den Seiten auszuführen sowie den Rumpf zu drehen. Die queren Bauchmuskeln stellen zudem eine direkte Verbindung zur Lendenwirbelsäule her. Im Folgenden werden die einzelnen für die Rumpfbewegungen wichtigsten Bauchmuskeln beschrieben.

Vordere Bauchwand (**Abb. 34**): Hier verläuft der gerade Bauchmuskel (*Musculus rectus abdominis*) zu beiden Seiten der Mittellinie des Bauches senkrecht von der Außenfläche des 5. bis 7. Rippenknorpels und Brustbeins zum Schambein. Die beiden Muskelbäuche des geraden Bauchmuskels haben in der Mittellinie oberhalb des Nabels einen Abstand von ca. 3 cm, der durch straffes Bindegewebe (*Aponeurose, Linea alba*) überbrückt wird. Diese Stelle ist bisweilen eine Durchgangsstelle für einen Bruch. Unterhalb des Nabels stoßen die beiden Muskeln näher zusammen. Bei fixiertem Becken zieht der gerade Bauchmuskel den Rumpf nach vorne (Rumpfbeugen nach vorne aus dem Liegen). Bei einseitiger Aktion des Muskels bewirkt er seitliches Rumpfbeugen. Bei nicht fixiertem Becken hebt er das Becken an und fixiert diese Stellung. Dabei wird die Lendenlordose vermindert. Bei ungenügender Kraft dieses Muskels kippt das Becken nach vorne, es entsteht ein Hohlkreuz, ähnlich wie bei einer Haltungsschwäche.

Seitliche Bauchmuskeln: Diese bilden drei sich mit unterschiedlicher Faserrichtung kreuzende Schichten (Abb. 34). Sie sind durch flächenhafte Sehnenplatten miteinander und teils auch mit der Gegenseite verbunden und ermöglichen durch diese Anordnung exakte Bewegungen des Rumpfes. Allgemein ausgedrückt verbinden sie Brustbein und Rippen mit dem Becken und der Wirbelsäule. Der äußere schräge Bauchmuskel (*Musculus obliquus externus abdominis*) bildet die oberflächliche Muskelplatte der Bauchwand. Seine Fasern laufen allgemein von oben außen nach unten innen. Der innere schräge Bauchmuskel (*Musculus obliquus internus abdominis*) bildet die mittlere Schicht, deren Fasern von oben innen nach unten außen verlaufen. Die Fasern der inneren und äußeren schrägen Bauchmuskeln kreuzen sich in einem rechten Winkel. Vorne in der Mittellinie verbinden sich die Fasern des tiefen schrägen Muskels mit solchen des äußeren schrägen Muskels der Gegenseite. Die schrägen Bauchmuskeln neigen bei beidseitiger Aktion den Rumpf nach vorwärts, bei einseitiger Aktion neigen sie ihn seitlich. Sie haben dank ihres spiraligen Verlaufs eine große Bedeutung für die Rumpfdrehung. Für eine Rumpfdrehung nach rechts kontrahieren sich

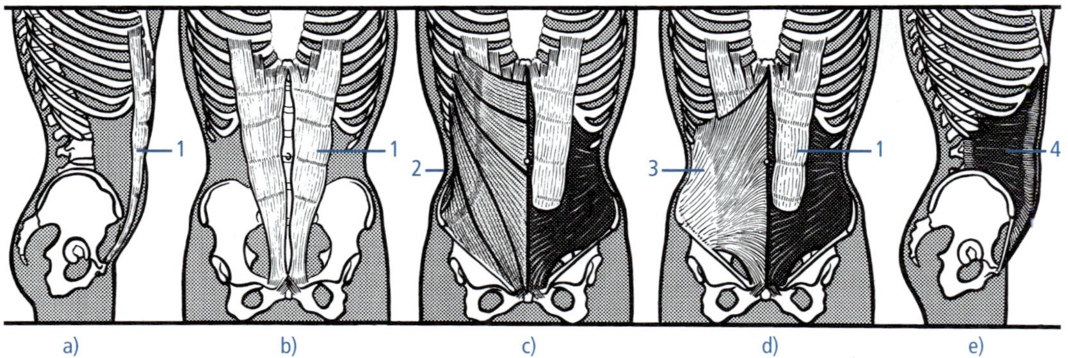

Abbildung 34: Bauchmuskulatur. 1 = Gerader Bauchmuskel (*Musculus rectus abdominis*) von der Seite (a) und von vorne (b), 2 = äußerer schräger Bauchmuskel (*Musculus obliquus externus abdominis*) (c), 3 = innerer schräger Bauchmuskel (*Musculus obliquus internas abdominis*) (d) und gerader Bauchmuskel (1), 4 = querer Bauchmuskel (*Musculus transversus abdominis*) (e).

der linke äußere schräge Bauchmuskel sowie der rechte innere schräge Bauchmuskel (**Abb. 35**). Der quere Bauchmuskel (*Musculus transversus abdominis*) bildet die tiefste Schicht. Seine Fasern verlaufen quer, sie umgeben den Bauch gürtelförmig. Er spielt bei der Bildung der Taille eine wesentliche Rolle und steht hinten mit der Lendenwirbelsäule in enger Verbindung.

Die beschriebenen vorderen und seitlichen Bauchmuskeln sind platt und großflächig. Durch die unterschiedliche Verlaufsrichtung ihrer Fasern sowie durch ihre Verbindung durch flächenhafte Sehnenplatten gestatten sie äußerst exakte, fein differenzierte Bewegungen des Rumpfes.

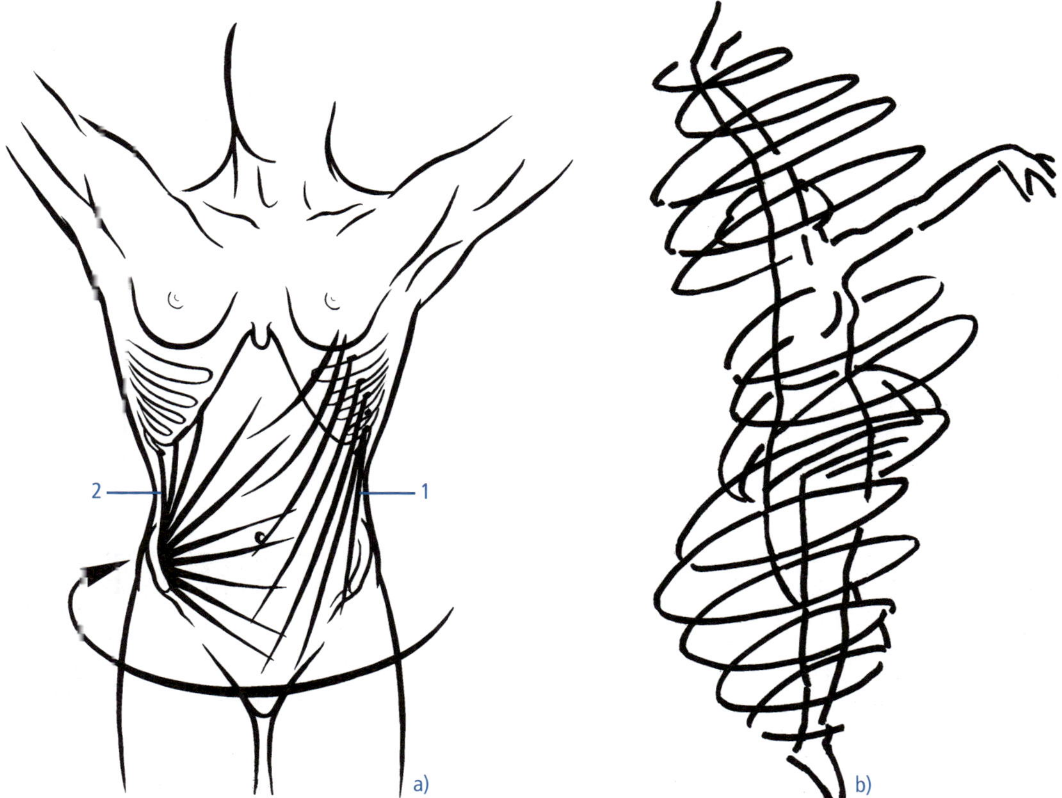

Abbildung 35: Drehung des Rumpfes.
a) Die hauptsächliche Kraft für Drehungen geht von den schrägen Bauchmuskeln aus. Ihr spiraliger Verlauf wirkt sich sowohl auf die Brust- wie auch auf die Lendenwirbelsäule aus. Für eine Drehung nach rechts muss sich der linke äußere schräge Bauchmuskel sowie der rechte innere schräge Bauchmuskel kontrahieren. Die einseitige Kontraktion der autochthonen Rückenmuskulatur hat dagegen einen nur geringen Dreheffekt, 1 = äußerer schräger Bauchmuskel, 2 = innerer schräger Bauchmuskel.
b) **Schlusspose nach einer Pirouette.** Dieses Bild soll das Gefühl der schnellen Drehung wiedergeben. Es ist tanztechnisch sicher nicht völlig korrekt.

Rückenmuskulatur

Die Wirbelsäule wird von hinten durch ein Flechtwerk von Muskeln stabilisiert und bewegt. Es sind zwei Arten von Muskeln zu unterscheiden: die *eingewanderte* Muskulatur (Gliedmaßenmuskulatur) und die ursprünglich am Rücken liegende sogenannte *autochthone* Rückenmuskulatur. Zur eingewanderten Muskulatur gehören der Kappenmuskel, auch Trapez- oder Kapuzinermuskel genannt (*Musculus trapezius* oder *cucullaris*), der breite Rückenmuskel (*Musculus latissimus dorsi*), der große und kleine Rautenmuskel (*Musculi rhomboidei*) u.a. Sie werden von den vorderen Ästen der Rückenmarksnerven versorgt und bilden die oberflächlichen Schichten der Rückenmuskulatur. Sie sind vorwiegend für die Bewegungen des Schulterblatts und des Oberarms von großer Bedeutung. Unter den eingewanderten Muskeln liegt die autochthone Rückenmuskulatur. Sie wird fast ausnahmslos von den hinteren Ästen der Rückenmarksnerven versorgt. Im Gegensatz zu den großflächigen und wenig gegliederten Bauchmuskeln besteht die autochthone Rückenmuskulatur aus einem Netzwerk vieler kleiner Muskeln, die von Wirbel zu Wirbel ziehen oder einige Wirbel überspringen und an den Quer- und Dornfortsätzen der Wirbel wie auch an den Rippen ansetzen. Dieses Flechtwerk bezeichnet man als *Rumpfaufrichter* (*Musculus erector spinae*).

Die am tiefsten und nächsten zur Wirbelsäule liegenden Muskeln sind die kürzesten. Sie ziehen von Wirbel zu Wirbel und setzen an deren Quer- und Dornfortsätzen an. Sie bilden den medialen Trakt oder das *Transversospinalsystem* (**Abb. 36**). Oberflächlicher und seitlicher liegen längere Muskelfasern, die vom Beckenkamm zu den hinteren Flächen der Rippen und den Querfortsätzen der einzelnen Wirbel ziehen. Sie können dabei einzelne Rippen und Querfortsätze überspringen. Sie bilden den lateralen Trakt, das *Longitudinalsystem* und im Halsbereich das *Spinotransversalsystem.* Diese Muskeln arbeiten unabhängig voneinander und vermögen ein Ungleichgewicht auf Höhe eines einzelnen Wirbels sofort auszugleichen und in den anderen Wirbelsegmenten eine Gegenreaktion auszulösen. Es entsteht dadurch eine Vielzahl von Muskelrelais, die von ihrer Verankerung am Kreuzbein bis zur Halswirbelsäule reichen und so das Gleichgewicht des aufrechten Rumpfes bei allen Stellungen und Drehungen garantieren. Es sind Muskeln, die die Brust- und Lendenwirbelsäule rückwärts beugen. Sie überspringen dabei die Lendenwirbelsäule wie die Sehne eines Bogens. Sie richten damit die Lendenlordose, also das Hohlkreuz, nicht auf, sondern verstärken dieselbe.

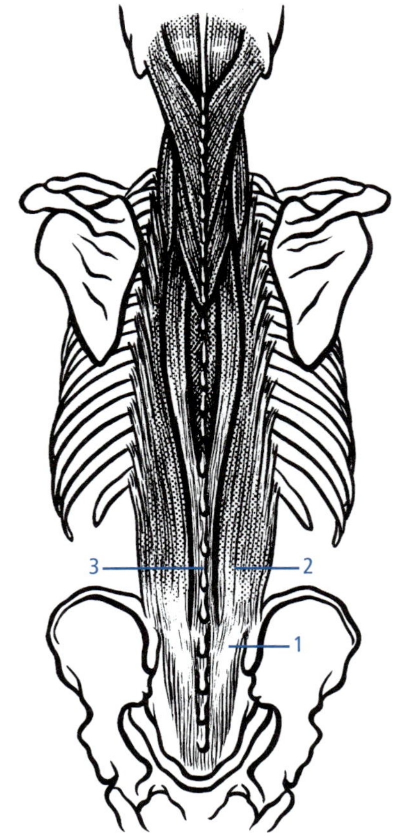

Abbildung 36: Autochthone Rückenmuskulatur (Musculus erector spinae). Die eingewanderte, oberflächlicher gelegene Muskulatur ist entfernt, 1 = *Musculus sacrospinalis*: gemeinsamer Muskel von Darmbein-Rippenmuskel (*Musculus iliocostalis*) und längstem Rückenmuskel (*Musculus longissimus*), 2 = Darmbein-Rippenmuskel (*Musculus iliocostalis*), 3 = längster Rückenmuskel (*Musculus longissismus*).

9.3 Statik der Wirbelsäule

Die doppelte S-Form der menschlichen Wirbelsäule stellt mit ihren Krümmungen eine Anpassung an den aufrechten Gang dar (**Abb. 37**). Durch sie wird das Körpergewicht gleichmäßig vor und hinter die Körperachse verteilt. Im Stehen schneidet die Achse des gleichmäßig verteilten Gewichts die Schädelmitte, geht durch den 6. Halswirbel, 9. Brustwirbel und 3. Kreuzbeinwirbel bis zur Spitze des Steißbeins. Von hier aus kreuzt sie die Verbindungsachse zwischen den Hüftgelenken und geht dann zu den Würfelbeinen der Füße. Dies ist die selten vorkommende Idealhaltung. Es gibt Abweichungen von der typischen Eigenform der Wirbelsäule, welche die Belastbarkeit wie auch die Beweglichkeit wesentlich beeinflussen. Jede Formveränderung eines Teils der Wirbelsäule wirkt sich auf die Statik der übrigen Wirbelsäule aus.

Die Form der Wirbelsäule hängt von der Stellung des Beckens ab.

Das Becken kann in den Hüftgelenken nach vorne und hinten gekippt werden. Dies nennt man die *Beckenwaage* (**Abb. 38**).

Die obere Fläche des Kreuzbeins hat normalerweise eine Neigung von ca. 30°–40° nach vorne

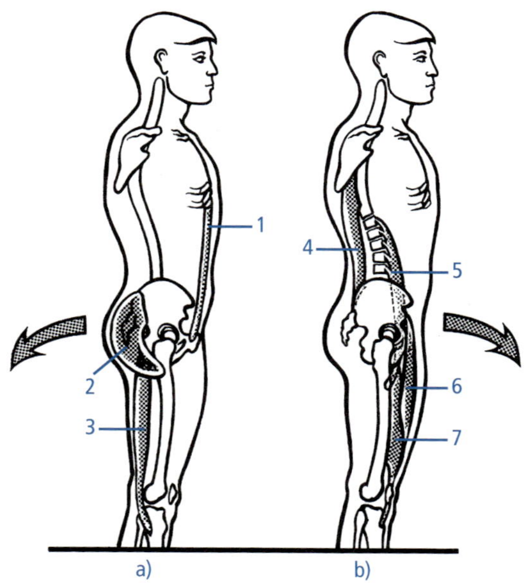

Abbildung 38: Die an der Kippung des Beckens (Beckenwaage) hauptsächlich beteiligten Muskeln. a) Aufrichtung des Beckens: 1 = Gerader Bauchmuskel (*Musculus rectus abdominis*), 2 = großer Gesäßmuskel (*Musculus gluteus maximus*), 3 = *Hamstrings* (ischiokrurale Muskeln). **b) Kippung** des Beckens nach vorne: 4 = *Musculus sacrospinalis* (s. Abbildung 36:), 5 = großer Lendenmuskel (*Musculus psoas major*), 6 = gerader Oberschenkelmuskel (*Musculus rectus femoris*), 7 = mediale oder Adduktorengruppe.

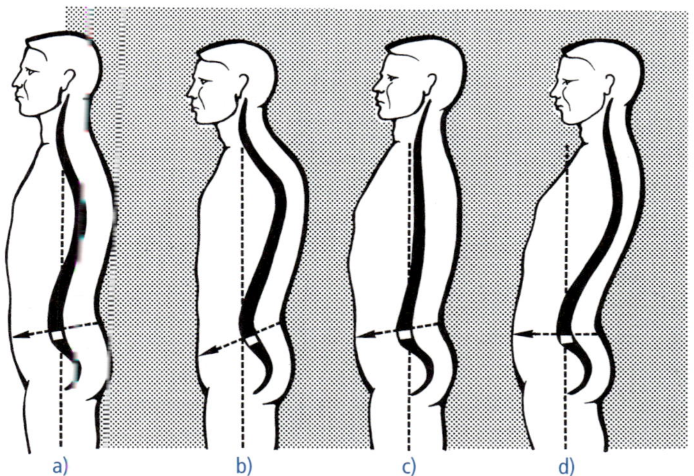

Abbildung 37: Die Statik des aufrechten Gangs. Schwarze Linie = Wirbelsäule, Pfeil = Beckenneigung, senkrechte Linie = Schwerelinie. a) Physiologische Haltung, b) hohlrunder Rücken mit vermehrter Vorwärtskippung des Beckens, c) Flachrücken mit geringerer Beckenkippung, d) total insuffizienter Rücken: Beckenkippung ist aufgehoben, tiefer Scheitel der Brustkyphose, Oberkörper nach hinten überhängend.

(vgl. Abb. 27). Man nennt dies den *Kreuzbeinbasiswinkel* oder *Sakralwinkel*, er ist die Basis für die Stellung aller Wirbelkörper. Ist er steiler gestellt, so ist das Becken gewohnheitsmäßig nach vorne gekippt, wodurch ein Hohlkreuz und damit ein hohlrunder Rücken entsteht (vgl. Abb. 37b). Ein solcher Rücken ist voll leistungsfähig, da das Körpergewicht gleichmäßig verteilt ist. Es entstehen aber Scherkräfte am Übergang von der Lendenwirbelsäule zum Kreuzbein (**lumbosakraler Übergang**), die vorzeitige Abnutzungserscheinungen an Bandscheiben, Wirbelkörpern und kleinen Wirbelgelenken in diesem Bereich begünstigen.

Ist die Beckenkippung gegenüber der Idealhaltung nach hinten vermindert, so wird der Sakralwinkel kleiner (20°), die Lendenwirbelsäule streckt sich, und es entsteht ein Flachrücken (vgl. Abb. 37c). Hier sind die Wirbelsäule und der Rumpf nicht mehr im Gleichgewicht. Die meisten inneren Organe liegen zu weit nach vorne, was zu einer Fehlbeanspruchung des ganzen Körpergleichgewichts führt. Auch hier treten keine Schäden auf, sofern die Fehlbelastung durch die Muskulatur zweckentsprechend ausgeglichen werden kann.

Ist die Beckenkippung aufgehoben, wird der Oberkörper nach rückwärts verlagert. Dadurch entsteht ein fehlerhafter Ausgleich: Die Folge ist ein *insuffizienter* Rundrücken, d.h. eine Fehlform des Rückens, die durch Korrekturen anderer Körperpartien nicht ausgeglichen werden kann (vgl. Abb. 37d). Die Stellung des Beckens bedingt eine ihr passende Grundstellung der Wirbelsäule. Diese aber wird modifiziert durch das Spiel der Muskeln. Stellung des Beckens und Funktionieren der Muskeln bilden zusammen die Stellung der Wirbelsäule. Deshalb sind die Folgen der Abweichung von der Idealform verschieden und unterschiedlich beeinflussbar.

Der hohlrunde Rücken wie auch der Flachrücken können auch durch Muskelschwäche bedingt sein. Man spricht dann von Haltungsfehlern. In diesen Fällen ist die Beweglichkeit der Wirbelsäule allseits frei und eine Korrektur durch gezielte Kräftigung der Muskulatur möglich. Liegen aber Veränderungen an einzelnen Wirbeln oder Bandscheiben vor, z.B. als Folge einer Wachstumsstörung (Scheuermann'sche Krankheit), dann besteht eine Bewegungseinschränkung des betreffenden Wirbelsäulenabschnitts: versteifter Rundrücken, fixierte Streckung des Übergangs der Brust- in die Lendenwirbelsäule oder der Lendenwirbelsäule. Liegt die Versteifung in der oberen Hälfte der Brustwirbelsäule, so bleibt der Rücken voll leistungsfähig, denn es ist ein Ausgleich durch die frei beweglichen unteren Abschnitte der Wirbelsäule möglich. Liegt sie in der unteren Brust- oder gar Lendenwirbelsäule, dann wird die Leistungsfähigkeit der Wirbelsäule eingeschränkt. Die wenigen restlichen Wirbelsegmente der Lendenwirbelsäule reichen nicht mehr für einen Ausgleich aus. Der versteifte Rundrücken hängt nach hinten über. Die Beckenneigung muss sich zwangsläufig aufrichten. Da nur wenige Wirbel der Lendenwirbelsäule zum Ausgleich der Fehlhaltung zur Verfügung stehen, entsteht eine chronische Fehlbelastung von Bandscheiben und Wirbeln der unteren Lendenwirbelsäule sowie des lumbosakralen Übergangs. Die Folge ist vorzeitiger Verschleiß an Bandscheiben und Wirbeln mit den dazugehörenden Kreuzschmerzen und Möglichkeit zu Komplikationen wie Bandscheibenvorwölbung (Diskushernien) und Ischias. Solche versteiften Rundrücken mit rückwärts überhängendem Oberkörper haben eine schlechte Prognose für ein oft frühes Auftreten von Bandscheibenschäden. Beim Erwachsenen ist dieser Verlauf kaum beeinflussbar. Für junge Menschen mit dieser Form der Wirbelsäule kommt eine tänzerische Berufsausbildung nicht in Frage!

Auf die besondere krankhafte Verformung der Wirbelsäule soll im Folgenden genauer eingegangen werden, da sie für den Ballettunterricht (Hobby- wie auch Ausbildungsklassen) wichtig ist: die *Scheuermann'sche Krankheit.* Vor und während der Pubertät kommt es bei einzelnen Jugendlichen zu Formveränderungen des Rückens (meist Rundrücken) mit Versteifungen der betroffenen Wirbelsäulenabschnitte. Ein durch Muskelschwäche verursachter Rundrücken dagegen führt zu keiner Versteifung der Wirbelsäule. Im Gegensatz dazu treten bei den versteifenden Formen strukturelle Veränderungen an Wirbeln und Bandscheiben auf. Das Leiden wurde 1920 erstmals vom dänischen Radiologen *Scheuermann* beschrieben und erhielt daher seinen Namen. Es betrifft alle Bevölkerungsschichten (Bergbauern wie auch Stadtmenschen mit sitzender Lebensweise). Man findet die typischen Veränderungen dieses Leidens schon an Wirbelsäulen von Skeletten, die viele Jahrhunderte alt sind. Die Krankheit selbst verursacht keine Beschwerden. Wesentlich für die Beurteilung der Scheuermann-Veränderungen ist deren Lokalisation: Ein Rundrücken, der durch eine verstärkte Lendenlordose kompensiert wird, kann dauernd schmerzfrei und leistungsfähig bleiben. Ist dagegen untere Brust- oder Lendenwirbelsäule betroffen, oft mit einer knickartigen Kyphosierung des lumbosakralen Abschnitts und versteifter, geradegestreckter Lendenwirbelsäule, dann besteht Anfälligkeit für Beschwerden. Diese Wirbelsäulen versagen in einer tänzerischen Berufsausbildung.

Die typischen Befunde sind (**Abb. 39**):

- keilförmige (vorne niedrigere) Wirbelkörper, wobei mindestens drei benachbarte Wirbel betroffen sein müssen
- Teile von in den Wirbelkörper eindringendem Bandscheibengewebe, die sogenannten Schmorl'schen Knorpelknötchen
- verschmälerte und unregelmäßige, oft wellenförmige Bandscheiben.

Bei einem Drittel der betroffenen Jugendlichen besteht auch eine meist leichte Skoliose. Im Gegensatz zur Haltungsschwäche sind Scheuermann-Patienten oft von kräftiger Statur, wobei aber die Muskulatur des Schultergürtels oft unterentwickelt ist mit nach vorne fallenden Schultern. Auch die im Kapitel «Bewegungen der Beine» (S. 101) näher beschriebenen *Hamstrings* sowie die Hüftbeuger können unterentwickelt sein. Es gibt viele leichte Fälle, bei denen durch vorsichtige Bewegungstherapie eine Versteifung verhütet werden kann. Dafür ist ein gut geleiteter Ballettunterricht sehr geeignet. Kann man den betroffenen Jugendlichen für den Ballettunterricht begeistern, so lassen sich viel bessere Resultate erzielen als bei der angeordneten, meist aber nur kurzfristig und widerwillig besuchten Heilgymnastik. Wesentlich ist der Einbau von Bodenübungen, am besten nach der Methode von *Boris Kniaseff* (1905–1975). In schweren Fällen kann, sofern das Wachstum noch nicht abgeschlossen ist, durch eine Korsettbehandlung eine Besserung erzielt werden. Je nach Schwere des Falls muss das Korsett zumeist für die Dauer eines Jahres oder länger ganztägig oder nur während einiger Stunden am Tag getragen werden. Zur gleichzeitigen Kräftigung der Muskulatur sind auch hier Bewegungsübungen angezeigt.

Welche Folgerungen ergeben sich nun für den Ballettunterricht? Während Ballettschüler, bei denen ein Rundrücken Versteifungstendenz aufweist oder bereits versteift ist, für eine tänzerische Berufsausbildung ungeeignet sind, können sie unter Beachtung der ärztlichen Anweisung dennoch in der Hobbyklasse weitertanzen. Sie sollten zunächst zum Orthopäden geschickt

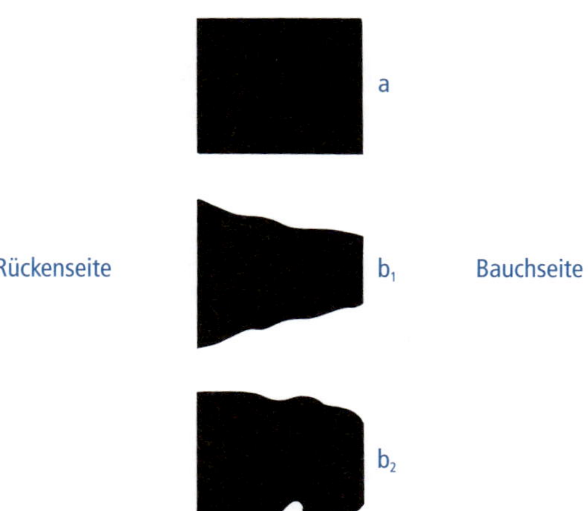

Abbildung 39: Veränderungen an Wirbelkörpern bei Scheuermann'scher Krankheit (schematische Darstellung). a) Normaler Wirbelkörper; b) Veränderungen bei Scheuermann'scher Krankheit. 1 = Keilform eines Wirbelkörpers, 2 = Einbrüche von Bandscheibengewebe in den Wirbelkörper (Schmorl'sche Knorpelknötchen).

werden zur Abklärung und zum Erstellen eines Behandlungsplans. Da eine Besserung der Versteifung nur während des Wachstums erreichbar ist, soll keine Zeit mit untauglichen, wenn auch gut gemeinten Behandlungsversuchen verloren werden. Auch während einer Korsettbehandlung sind kräftigende Bewegungen im Ballettsaal meist geeignet. Ballettschüler, die mit Scheuermann'scher Krankheit unter ärztlicher Kontrolle stehen, gehen – von schweren Fällen abgesehen – der Ballettschule nicht verloren. Hier ist ein dankbares Gebiet für eine fruchtbare Zusammenarbeit von Orthopäden und Ballettpädagogen!

Spondylolyse und Spondylolisthesis

Diese beiden Begriffe sind Zustandsbilder der Wirbelsäule, die für den Betroffenen von großer Bedeutung sein können und zu Verunsicherung führen. Sie sollen deshalb im Rahmen dieses Buches erläutert werden.

Spondylolyse (**Abb. 40**) ist eine Unterbrechung im Wirbelbogen, meist beidseitig. Betroffen ist vorwiegend der 5., seltener der 4. Lendenwirbel. Sie ist häufig ein Zufallsbefund ohne Symptome. Diese Schwächung in der Wirbelverankerung kann zum Abgleiten des Wirbelkörpers vom tiefergelegenen Wirbel nach vorn führen, mitsamt dem cranialen Gelenkfortsatz und dem Querfortsatz. Dabei nimmt der abgleitende Wirbel den über ihm liegenden Teil der Wirbelsäule mit. Wir sprechen dann von *Spondylolisthesis* (Wirbelgleiten).

Ursachen: Entgegen früherer Meinung handelt es sich bei der Spondylolyse nicht um einen angeborenen Defekt. Vielmehr ist es ein nach der Geburt entstehender *Ermüdungsbruch* in der Bogenpartie der durch den aufrechten Gang überbeanspruchten unteren Lendenwirbelsäule. Er kommt bei etwa 6 % der Bevölkerung vor. Der Gleitprozess, die *Spondylolisthesis*, verläuft oft schubweise und ist gewöhnlich um das 20. Lebensjahr beendet. Beim Erwachsenen ist kaum mehr ein weiteres Abgleiten zu erwarten.

Beginn eines Hochleistungstrainings im Kindesalter und Sportarten, welche mit intensiven Rückwärtsbewegungen des Rumpfes verbunden sind, führen zu gehäuftem Auftreten von Spondylolyse wie auch Spondylolisthesis. Betroffen ist der dabei am meisten beanspruchte Wirbelsäulenabschnitt, in welchem die größten Scherkräfte wirken: der 4. und 5. Lendenwirbel. Die größte Gefährdung bringen daher Sportarten wie Rhythmische Sportgymnastik, Geräteturnen, Delfinschwimmen, Wasserspringen, Stabhochsprung und Gewichtheben, ferner Körperübungen der Kontorsionisten.

Beschwerden und ihre Behandlung: Die Spondylolyse wie auch das Wirbelgleiten sind in der Bevölkerung recht verbreitet und verlaufen oft lebenslang symptomlos. Sie werden auch bei Berufstänzern und Leistungssportlern nicht selten als Zufallsbefund entdeckt, ohne dass die Betroffenen jemals Schmerzen empfanden. In diesen Fällen ist es fehl am Platz, die Betroffenen zu beunruhigen und zu verunsichern. Man soll sie getrost weiterarbeiten lassen.

Völlig anders ist die Situation, wenn bereits beim Kind oder Jugendlichen Beschwerden auftreten. Zu diesem Zeitpunkt ist der Gleitprozess noch

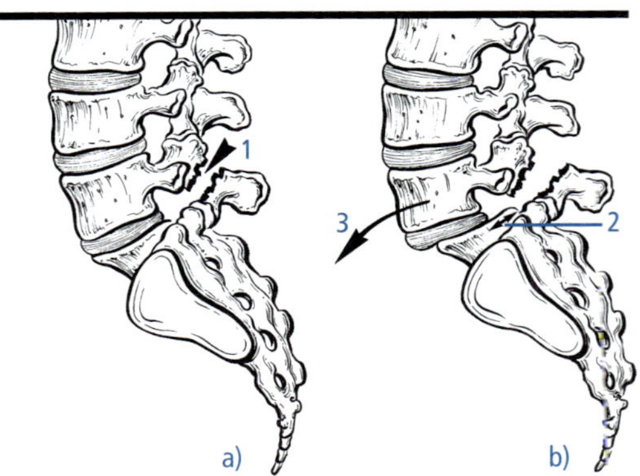

Abbildung 40: a) Spondylolyse, Wirbelbogendefekt (in der Interartikularportion, 1) ohne Gleiten, meist am 4. oder 5. Lendenwirbel.
b) Spondylolisthesis, Abgleiten eines Wirbelkörpers (3) vom tiefergelegenen, bei vorliegender Spondylolyse. Der hintere Bogenanteil mit dem Dornfortsatz bleibt zurück (2). Beide Befunde können symptomlos sein.

nicht zum Stillstand gekommen. Es können anfallsweise Kreuzschmerzen auftreten, plötzliches Schmerzeinschiessen in den Lendenwirbelsäulenbereich besonders beim Vor- oder Rückwärtsbeugen des Rumpfes oder beim Lastenheben. Ebenso kann es zum Ausstrahlen der Beschwerden in die Oberschenkel kommen. Da in diesem jugendlichen Alter die Gefahr eines weiteren Abgleitens besteht, ist regelmäßige ärztliche Überwachung notwendig. Wenn Schmerzen und Gleitprozess anhalten, kann eine operative Stabilisierung notwendig werden.

Patienten, welche bereits im jugendlichem Alter diese Symptome aufweisen, kommen für eine tänzerische Berufsausbildung oder Hochleistungssport nicht in Frage. Ein allgemeines Sportverbot dagegen ist nicht gerechtfertigt.

Treten diese Beschwerden jedoch bei erwachsenen Berufstänzern oder Hochleistungssportlern auf – bei denen das Wirbelgleiten ja zum Stillstand gekommen ist – so kann das Leiden zwar nicht ausgeheilt, durch entsprechende Maßnahmen jedoch positiv beeinflusst werden. Hier hat sich zusätzlich zu ihrem gewohnten Trainingsprogramm ein krankengymnastisches Übungsprogramm zur Stärkung der stabilisierenden Rumpfmuskulatur bewährt. Dieses Programm sollte speziell abzielen auf die queren und inneren schrägen Bauchmuskeln (*M. transversus abdominis, M. obliquus internus*), das Zwerchfell (*Diaphragma*) und die autochthone Rückenmuskulatur. Bei stark therapieresistenten Beschwerden muss allerdings eine Operation zur Versteifung des gleitenden Wirbelsäulenabschnitts erwogen werden. In diesen Fällen verbietet sich die Fortführung der sportlichen Karriere sowohl im Leistungssport wie auch im Tanz.

Es soll an dieser Stelle darauf hingewiesen werden, dass auch bei Vorhandensein einer Spondylolyse und Spondylolisthesis Weltklasseleistungen beschwerdefrei möglich sind. Meine persönlichen Erfahrungen und andere Studien haben ergeben, dass auch aktive Bühnentänzer trotz dieser Befunde voll leistungsfähig sein können.

Statik und Atmung

Abgesehen von der grundlegenden Bedeutung des Atems für den Tanz wie für jede andere Kunstausübung, ja Lebensführung, kommt der Atmung im Zusammenhang mit der Stabilität der Wirbelsäule neben seiner geistigen Stützfunktion eine ganz direkte körperlich stützende Funktion zu.

Der Rumpf wird wie beschrieben vorne durch die Bauchmuskulatur, hinten durch die Wirbelsäule und die Rückenmuskulatur in seiner aufrechten Haltung gestützt. Dazwischen liegen Brust- und Bauchraum; sie können zu einer zusätzlichen Stütze werden. Durch das Einatmen füllen sich die Hohlräume der Lunge. In Brust- und Bauchraum entsteht ein Überdruck. Wird der Atem angehalten, so vermag die dadurch entstehende Luftsäule den Rumpf zusätzlich wirksam zu stützen und die unteren Wirbelsäulenabschnitte vor Überlastung zu schützen. Das Heben einer Last sollte deshalb immer möglichst mit aufgerichtetem Oberkörper und angehaltenem Atem geschehen. Allerdings ist diese Hilfe jeweils nur für kurze Momente möglich, doch kann sie im Tanz etwa beim Heben der Partnerin wirkungsvoll eingesetzt werden. Der Atmung sollte im Tanz sowohl für den künstlerischen Ausdruck als auch für die Statik der Wirbelsäule gebührende Aufmerksamkeit geschenkt werden.

Stellung und Stabilisierung des Beckens

Das Becken besteht aus drei knöchernen Bestandteilen: den zwei Hüftbeinen und einem Kreuzbein. Die Verbindungen dieser drei Knochen sind straff und gestatten nur kleine Bewegungen. Das Becken dient als Ansatzpunkt für die Muskeln des Beins und für die Muskeln des Rumpfes. Zudem ist die den Rumpf tragende Wirbelsäule im Becken verankert.

Das Becken ist somit das Zentrum für die Bewegungen von Rumpf und Beinen.

Stellung und Stabilität des Beckens entscheiden deshalb über die Qualität jeglicher Art von Rumpf- und Beinbewegungen. Durch die Muskulatur, die Becken und Bein verbindet, muss die notwendige Stabilität erreicht werden, die es dem Tänzer gestattet, in jeder Stellung und Bewegung das Gleichgewicht des Körpers zu bewahren.

In der ausgewogenen Grundstellung ist das Becken nach vorne geneigt, wie dargestellt (vgl. Abb. 27) beträgt der Kreuzbeinbasiswinkel 30–40°. Das Becken muss aber für Neigungen nach vorne und hinten beweglich sein und in den verschiedenen Positionen sicher stabilisiert werden können. Diese Stabilisierung ist deshalb so wichtig und auch so schwierig, weil eben sowohl die Muskeln der Beine als auch die des Rumpfes am Becken ansetzen. Dies bedeutet grundsätzlich gesagt, dass das Becken immer gleichzeitig in einer Richtung stabilisieren (Standbein) und in der anderen Richtung freie Beweglichkeit (Arbeits- oder Spielbein) ermöglichen muss. Für die Bewegung des Rumpfes muss der Anteil der Beinmuskulatur im Becken stabilisieren, der Anteil der Rumpfmuskulatur aber muss freie Bewegung ermöglichen. Aus diesem Grunde kommt der Platzierung des Beckens, dem sorgfältigen Training seiner sicheren Stellung und Stabilisierung eine große, wenn nicht *die* zentrale Bedeutung in der Ausbildung und Berufsausübung des Tänzers zu.

Das Muskelkorsett

Das Muskelkorsett besteht aus der im Vorigen beschriebenen Bauchmuskulatur sowie den kurzen Rückenstreckern. Für den Tänzer hat das Muskelkorsett zur Stabilisierung des Rumpfes wie auch für den Schutz der Lendenwirbelsäule vor Schädigung eine ganz besondere Bedeutung. Die damit zusammenhängenden Fragen sollen deshalb hier gesondert zusammengefasst werden. Die kurzen Rückenstrecker beugen die Wirbelsäule rückwärts. Für sich alleine arbeitend, führt ihre Tätigkeit zu einem Hohlkreuz, da – wie wir bei der Beweglichkeit der einzelnen Wirbelsäulenabschnitte ausgeführt haben – die untere Lendenwirbelsäule den weitaus beweglichsten Teil für die Rückwärtsbewegungen des Rumpfes darstellt. Die forcierten Rückwärtsbewegungen im Kreuz führen zu einer Überbeweglichkeit (*Hypermobilität*) der untersten Lendenwirbel mit Lockerung der Wirbelsäulenbänder, irreparablen Bandscheibenzerstörungen und krankhaften Veränderungen an den kleinen Wirbelgelenken und -körpern. Dies erklärt, weshalb z.B. bei Dirigenten, die solche forcierten Rückwärtsbewegungen ohne Kontrolle des Muskelkorsetts des Rumpfes ausführen, häufig Rückenbeschwerden auftreten (**Abb. 41**).

Eine Überbeweglichkeit des Rückens finden wir bei Kautschuk-Kontorsionisten (sogenannten Schlangenmenschen), die ihr Hohlkreuz beim Zurückbeugen des Rumpfes bis ins Extreme verstärken. Im Gegensatz zu den Kontorsionisten bezieht der klassische Tänzer die Brustwirbel-

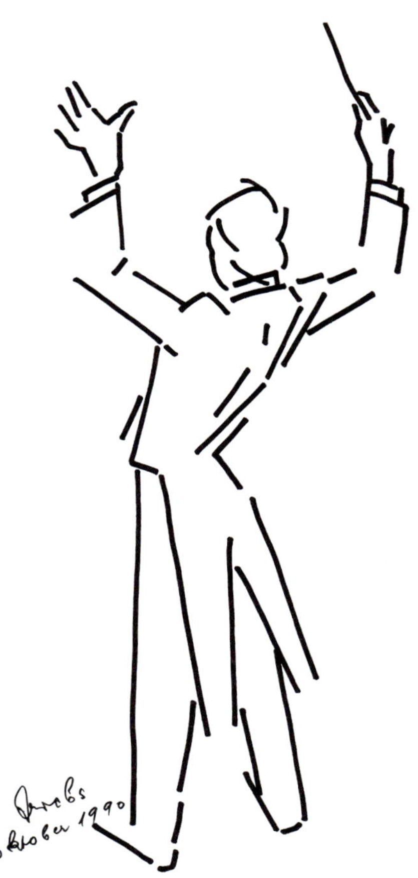

Abbildung 41: Forcierte Rückwärtsbewegung beim Dirigieren.

säule in die Rückwärtsbewegungen des Rumpfes ein. Der weite Bogen des Tänzerrückens unterscheidet sich vom Ästhetischen wie auch von der körperlichen Beanspruchung vom knickartigen Hohlkreuz des Kontorsionisten. Beim Tänzer erfolgt die Verhütung des Hohlkreuzes bei Rückwärtsbewegungen dadurch, dass die dabei anfänglich gedehnten Bauchmuskeln sich kontrahieren und die Eingeweide von vorne gegen die Lendenwirbelsäule pressen (**Abb. 42**).

Dadurch entsteht eine sich den kleinen Rückenmuskeln entgegenstellende Kraft und die für den klassischen Tänzer typische sanfte, gleichmäßige Krümmung des Rückens vom Kreuzbein bis in die obere Hälfte der Brustwirbelsäule. Da die Rückwärtsbewegung mit Einatmen verbunden ist, sind die Atemmuskulatur und das Zwerchfell ebenfalls an dieser muskulären Fixation beteiligt. Die Verschleißerscheinungen der unteren Lendenwirbelsäule, die schon so manche Tänzerlaufbahn zu einem vorzeitigen Ende gebracht haben, können dadurch weitgehend verhütet werden.

Vor Beginn jeder Rumpfbewegung müssen Brust und Lendenwirbelsäule zur Geraden gestreckt werden. Dies setzt voraus, dass die Wirbelsäule frei beweglich ist. Insbesondere darf keine Versteifung eines Rundrückens und auf keinen Fall eine solche des Übergangs von der Brust- in die Lendenwirbelsäule vorliegen. Das Becken wird in die Horizontale aufgerichtet. Nur so ist eine Geradestreckung der Lendenwirbelsäule möglich. Tiefe Rückenmuskulatur und Bauchmuskulatur müssen so gekräftigt sein, dass diese in der Lage sind, die Wirbelsäule zu stabilisieren. Da diese Muskulatur ihren einen Ansatzpunkt am Becken hat, kann sie einen festen Block zwischen Rumpf und Becken bilden, das Becken gleichsam am Rumpf «aufhängen». Die beiden Muskelblöcke müssen durch ihre Aktion die Wirbelsäule im gewünschten Gleichgewicht halten.

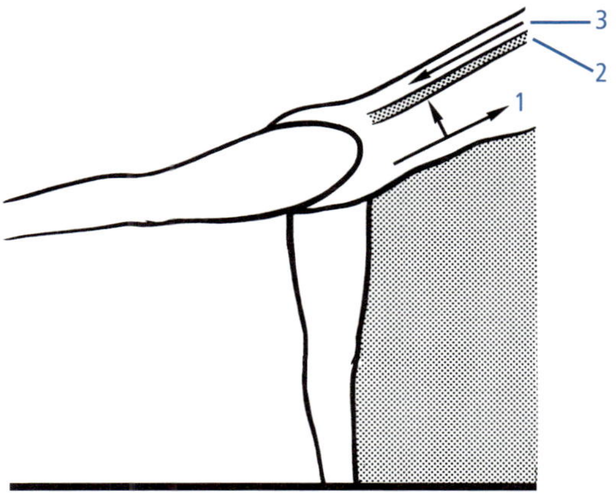

Abbildung 42: Wirkung des Muskelkorsetts beim Tanz (Arabesque en l'air). 1 = Die breitflächigen Bauchmuskeln pressen die Eingeweide gegen die Wirbelsäule; 2 = Wirbelsäule; 3 = die kurzen tiefen (autochthonen) Rückenmuskeln strecken die Wirbelsäule. Durch dieses Zusammenspiel von Bauch- und Rückenmuskulatur wird das die Bandscheiben der Lendenwirbelsäule schädigende Hohlkreuz vermieden.

9.4 Rumpfbewegungen des Tänzers

In diesem Abschnitt werden die für den Tänzer wichtigsten Punkte noch einmal zusammengefasst und tanzbezogen dargestellt. Prinzipiell ist für alle Tanzbewegungen Voraussetzung, dass der Rumpf stabilisiert und ins Gleichgewicht gebracht wird. Da die den Rumpf tragende Wirbelsäule im Becken verankert ist, ist die Stabilisierung des Beckens als Basis von grundlegender Bedeutung.

Noch aus einem anderen Grund ist das Becken der zentrale, ja entscheidende Punkt der Stabilisierung: Sowohl die den Rumpf stabilisierende Muskulatur hat ihre Ansatzpunkte am Becken als auch die das Bein bewegende Muskulatur. Das Becken muss absolut stabil mit dem Rumpf verbunden sein, ohne Unterstützung der Beinmuskulatur, so dass die Hüften in ihrer Beweglichkeit vollständig frei sind für die Beinbewegungen. Das Becken muss für Gleichgewicht und Stabilität des Rumpfes aufgerichtet, d.h. horizontal gestellt werden. Diese Stellung kann von den das Bein bewegenden Muskeln (z.B. dem großen Gesäßmuskel) nur im Stand aufrechterhalten werden, da dadurch die Beweglichkeit der Hüfte beeinträchtigt wird. Sie sind von großer Bedeutung für das Standbein, nicht aber für das Spielbein, das in seiner Hüftgelenkbeweglichkeit völlig frei sein muss.

Die Fixation der Wirbelsäule erfolgt durch zwei gegensinnig wirkende Muskelgruppen (vgl. Abb. 42):

- die *Bauchmuskulatur*, welche in großflächigen Muskelplatten vom Schambein zu den Rippen zieht und zudem den Bauch von vorne nach hinten wie einen Gürtel umgibt;
- die tiefe *Rückenmuskulatur*, welche auf der Rückseite des Rumpfes vom Kreuzbein bis zur Halswirbelsäule zieht. Sie besteht aus vielen unabhängig voneinander arbeitenden und von Wirbel zu Wirbel ziehenden Muskeln. Dadurch vermögen sie selbst das kleinste Ungleichgewicht auf Höhe eines einzelnen Wirbels sofort auszugleichen.

Durch die in gegensätzlichem Sinn arbeitende Bauch- und Rückenmuskulatur werden die Lendenlordose (Hohlkreuz) und die Brustkyphose (Rundrücken) zur Geraden aufgerichtet und in dieser Stellung fixiert. Das in die Horizontale aufgerichtete Becken bringt die untersten Partien der Wirbelsäule, also deren Basis, in die Gerade.

Cambré en avant: Beugung nach vorne

Im klassischen Tanz erfolgt die Beugung nach vorne mit geradegestreckter Brust- und Lendenwirbelsäule (**Abb. 43**). Auch die Beziehung zwischen Lendenwirbelsäule und Becken ändert sich nicht. Die Rumpfbewegung *en avant* erfolgt um 90° und darüber in den *Hüftgelenken.* Die Halswirbelsäule als beweglichster Teil der Wirbelsäule kann beim Tanz in die allgemeine Rumpfbewegung einbezogen werden oder ihren eigenen Gesetzen folgen. Je weiter sich der Rumpf nach vorne beugt, um so weiter gelangt der Körperschwerpunkt nach vorne. Ein Überkippen des Körpers wird durch die verstärkte Tätigkeit der *Hamstrings* verhütet (**Abb. 44**).

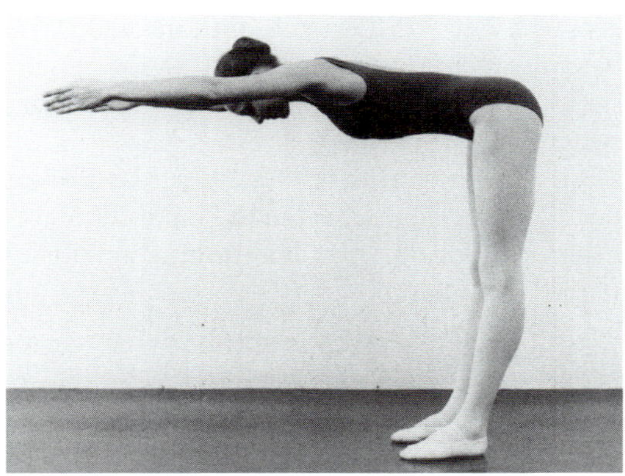

Abbildung 43: Rumpfbeugung bei gestreckter Brust- und Lendenwirbelsäule.

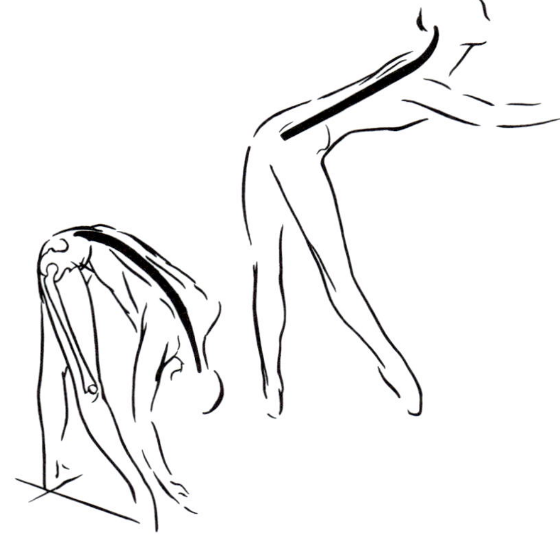

Abbildung 44: Penché en avant. Bis über die Horizontale bleiben Brust- und Lendenwirbelsäule geradegestreckt. Die Beugung nach vorn erfolgt in den Hüftgelenken.

Ausgangsstellung beim *cambré en avant* ist die geradegestreckte Wirbelsäule mit horizontal gestelltem Becken. Es findet keine Beugung der Wirbelsäule in sich oder gegenüber dem Becken statt.

Die Drehachse der Bewegung bilden die Hüftgelenke. Der Winkel zwischen Oberschenkel und Becken verkleinert sich beim Vorwärtsneigen, wobei der Schwerpunkt des Oberkörpers sich nach vorne verlagert. Das Gleichgewicht zwischen Rumpf und Beinen wird durch den großen Gesäßmuskel und die *Hamstrings* auf der Rückseite von Gesäß und Oberschenkel gewahrt. Sind diese Muskeln zu schwach, lassen sie das Gesäß ruckartig nach vorne fallen, was zum Verlust des Gleichgewichts führt. Der wichtigste Muskel in dieser Position ist der große Gesäßmuskel, der zugleich eine große Hilfe für die Einhaltung des *en dehors* ist.

Die Fixation des geradegestreckten Rückens erfolgt durch die Rücken- und Bauchmuskulatur. Je mehr sich der Oberkörper nach vorne neigt, um so kräftiger müssen vorerst die Muskeln der Lendenwirbelsäule, später diejenigen der Brustwirbelsäule einer Beugung der Wirbelsäule nach vorne entgegenwirken.

Cambré en arrière: Beugung nach hinten

Für die Rückwärtsbeugung des Rumpfes (*cambré en arrière*) kontrahieren sich die kleinen Rückenmuskeln vom Kreuzbein bis zur oberen Halswirbelsäule (**Abb. 45** und **46**). Die durch die

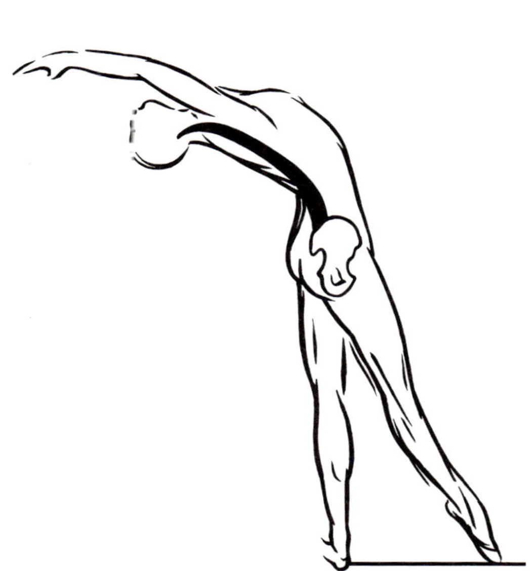

Abbildung 45: Cambré en arrière.

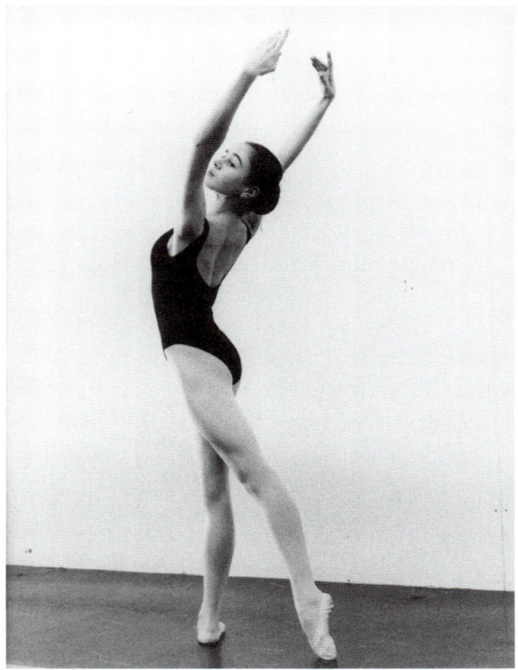

Abbildung 46: Vorbereitung zum Cambré en arrière. Die untere Hälfte der Brustwirbelsäule ist in die Rückwärtsbewegung des Rumpfes einbezogen.

Rückwärtsbewegung der ganzen Wirbelsäule gedehnte Bauchmuskulatur kontrahiert sich in Verlängerung, übt einen Druck auf Eingeweide und Lendenwirbelsäule aus und verhindert so – wie beim Muskelkorsett bereits dargestellt – ein Hohlkreuz mit geradegestreckter Brustwirbelsäule. Damit entsteht der für den klassischen Tanz sanfte Bogen, die gleichmäßige Krümmung der Lendenwirbelsäule und unteren Hälfte der Brustwirbelsäule.

Beim *cambré en arrière* wird das Becken soweit als möglich rückwärts gekippt, wobei die Achse für diese Beckenbewegung wieder die Hüftgelenke sind. Die Bewegung wird auf der Vorderseite der Hüftgelenke durch das Y-förmige Band (*Ligamentum iliofemorale*) begrenzt. Die Überstreckbarkeit des Hüftgelenks ist mit 30° klein. Jede Vergrößerung dieser Bewegung, sei sie angeboren (wie bei den Asiaten) oder durch Training erworben, schafft eine bessere Ausgangslage für die auszuführende Bewegung. Der Muskel, welcher in erster Linie das Becken rückwärts kippt, ist der große Gesäßmuskel.

Welche Gegebenheiten können nun die Ausführung eines korrekten *cambré en arrière* verhindern? Im Folgenden sollen fünf mögliche Ursachen aufgeführt werden:

1. Die *Muskulatur des Oberschenkels* gestattet keine solide Arbeit der Beckenwaage. Dadurch ist keine Stabilisierung des Beckens bei dessen Rückwärtskippung möglich.
2. Das *Hüftgelenk* kann nicht genügend überstreckt werden. Dies findet man nicht selten bei Kindern und Jugendlichen. Durch vorsichtiges Üben (speziell durch Bodenübungen) lassen sich die Weichteile auf der Vorderseite der Hüfte meist in schonender Weise dehnen, so dass der Fehler behoben werden kann.
3. Die *Brustwirbelsäule* oder – was noch schwerwiegender ist – *der Übergang von der Brust- in die Lendenwirbelsäule* sind in Kyphosierung versteift, so dass für die Rückwärtsbewegungen des Rumpfes nur wenige Segmente der Lendenwirbelsäule bleiben. Wegen der Versteifung der unteren Brustwirbelsäule kann das Muskelkorsett nicht zur Auswirkung kommen, und das Hohlkreuz bleibt bestehen. Bei Tänzern gleich welcher Stilrichtung muss die Wirbelsäule so beweglich sein, dass bei den Rückwärtsbewegungen des Rumpfes auch die untere Hälfte der Brustwirbelsäule in die Bewegung einbezogen wird.
4. Die *Lendenwirbelsäule* ist verkürzt. Statt wie üblich 5 sind nur 4 freie Lendenwirbel vorhanden. Nicht selten ist der 5. Lendenwirbel einseitig oder beidseitig mit dem Kreuzbein knöchern verwachsen. Dadurch fällt dieser für die Bewegungen der Lendenwirbelsäule aus. Eine solche Wirbelsäule ist an sich für eine tänzerische Berufsausbildung nicht untauglich; Voraussetzung ist dann jedoch eine uneingeschränkte Beweglichkeit der Brustwirbelsäule, da die kurze Lendenwirbelsäule nur eingeschränkte Kompensationsmöglichkeiten hat.
5. Beim Kind und untrainierten Jugendlichen ist das *Muskelkorsett* noch nicht entwickelt (vgl. **Abb. 42**). Die Rückwärtsbewegung des Rumpfes ist beim etwa achtjährigen Kind trotz der in diesem Alter sonst hohen Flexibilität noch ungenügend. Der Grund liegt darin, dass insbesondere die Bauchmuskulatur noch unterentwickelt ist. Beim Versuch der Rückwärtsneigung des Rumpfes wird deshalb der Bauch kugelförmig nach vorne gestreckt, die Lendenwirbelsäule erhält nicht den schützenden Gegendruck von vorne, das Gleichgewicht geht verloren. Alle Rückwärtsbewegungen des Rumpfes müssen deshalb im Ballettunterricht solange vorsichtig und in beschränktem Umfange durchgeführt werden, bis das Muskelkorsett entwickelt ist (**Abb. 47, 48** und **49**).

Arabesque

Die Haltung von Rumpf und Becken ist die gleiche, wie sie für das *cambré* beschrieben wurde. Auch hier bleibt der Winkel zwischen Becken und Oberschenkel unverändert. Die Aufrichtung des Oberkörpers wird bei der *arabesque* besonders wichtig. Bei der forcierten Rückwärtsbewegung des Beins und Aufrichtung des Oberkörpers durch die Rückenmuskulatur kommt der Bauchmuskulatur wiederum die wichtige Rolle zu, die Lendenwirbelsäule durch Gegendruck

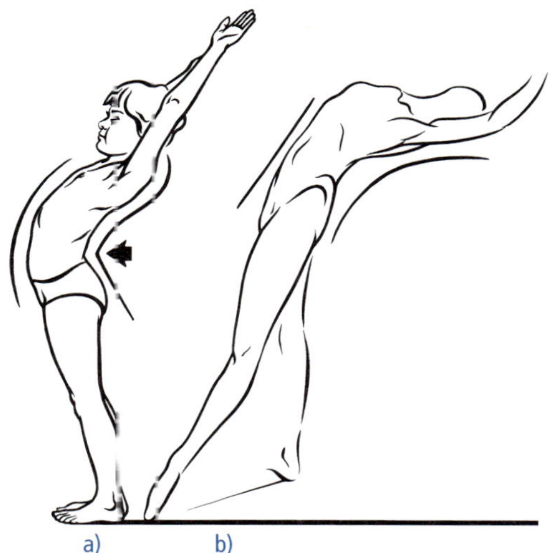

Abbildung 47: Rückwärtsbewegung des Rumpfes ohne und mit entwickeltem Muskelkorsett. a) Trotz hoher kindlicher Flexibilität sind die Rückwärtsbewegungen des Rumpfes bei ungenügendem Muskelkorsett schlecht. Es entsteht ein knickartiges Hohlkreuz, der Bauch wölbt sich kugelig nach vorne. b) Beim *cambré en arrière* der Tänzerin entsteht dank des Muskelkorsetts ein sanfter Bogen, in den die Lendenwirbelsäule und die untere Hälfte der Brustwirbelsäule einbezogen ist.

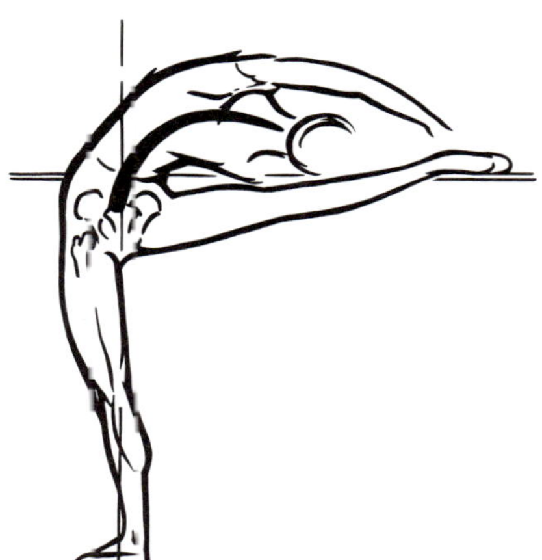

Abbildung 48: Cambré de coté sur la jambe. Das Becken nimmt an der Bewegung nicht teil. Die größte seitliche Bewegung findet in der unteren Brust- und oberen Lendenwirbelsäule statt. Deshalb beeinträchtigt ein versteifter Rundrücken meist auch die seitlichen Rumpfbewegungen.

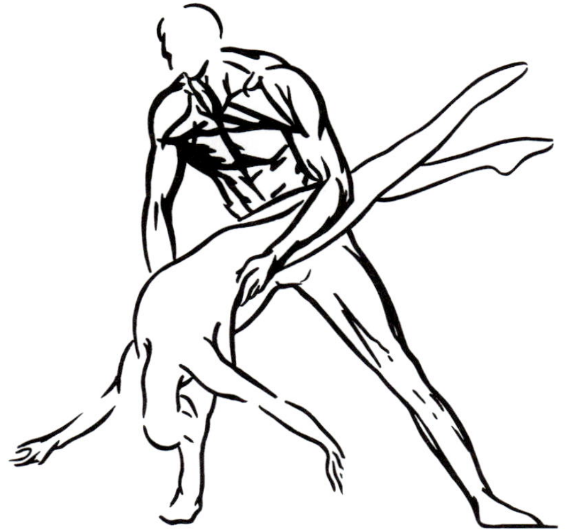

Abbildung 49: Pas de deux. Die Hände des Partners verhindern eine übermäßige Lordosierung der Lendenwirbelsäule.

vor einer Überlordosierung (Hohlkreuzbildung) zu schützen (vgl. Abb. 42). Dies ist nur möglich bei langsamer Rückführung des Beins, fester Stabilisierung des Standbeins und guter Aufrichtung des Oberkörpers durch die Rückenmuskulatur. Von der Stabilisierung der Hüfte des Standbeins hängt das Gleichgewicht sowie die freie Beweglichkeit des Spielbeins ab. Das Spielbein wird durch rückwärts gelegene Muskeln *en arrière* geführt, ohne dass vorerst das immer noch horizontal gestellte Becken seine Lage verändert. Dies wird – gutes Training vorausgesetzt – maximal 40° sein. Ist die Rückwärtsbewegung des Beins im Hüftgelenk erschöpft, so kippt das Becken nach vorne. Der Winkel von 40° indes bleibt unverändert. Die Kippung des Beckens soll aber so gering wie möglich bleiben und eine Hohlkreuzbildung auch bei maximaler Rückwärtsführung des Beins und Aufrichtung des Körpers vermieden werden. Außer der bereits erwähnten kraftvollen Gegenwirkung der Bauchmuskulatur wird dies durch eine langsame Rückführung des Beins sowie Streckung des Rumpfes mit Einbeziehung der Brustwirbelsäule erreicht.

Bei den verschiedenen Formen der *arabesque* ändert sich nichts an der Stellung von Rumpf, Becken und Bein. Die Bewegung findet ausschließlich in den Hüftgelenken statt. Auch in der *arabesque penché* steht die Lendenwirbelsäule in Verlängerung des erhobenen Beins, und der ganze Bewegungsablauf von der *arabesque par terre* bis zur *arabesque penché* hängt in seiner korrekten Ausführung von der kräftigen, die Hohlkreuzbildung verhindernden Wirkung der Bauchmuskulatur ab.

Grand jeté en avant

Hier kann das vordere Bein bei horizontal gestelltem Becken um 90° gebeugt werden. Das hintere Bein kann höchstens um 40° gestreckt werden. Daher ist es unerlässlich, dass das Becken nach oben und hinten kippt. Nur so kann das hintere Bein höher kommen. Um das Gleichgewicht nicht zu verlieren, muss sich der Oberkörper zurückwerfen. Das vordere Bein erreicht die notwendige Höhe durch Ausnutzung des muskeltoten Raums im Schwung (vgl. «Bewegungsmöglichkeiten im Hüftgelenk», S. 98 ff.).

Gemeinsamkeiten bei den Bewegungen von Rumpf und Beinen

Die im vorigen beschriebenen Zusammenhänge sollen noch einmal kurz zusammengefasst werden:

1. Das Becken muss durch das Muskelspiel der «Beckenwaage» aufgerichtet und in dieser Stellung fixiert werden können. Durch die Becken und Bein verbindende Muskulatur muss auch die notwendige Stabilität erreicht werden, die es dem Tänzer ermöglicht, das Gleichgewicht des Körpers in jeder Stellung und Bewegung zu wahren.
2. Das Arbeitsbein muss völlig unabhängig vom Standbein sein, denn die Muskeln, welche auf der Seite des Standbeins Becken und Bein stabilisieren, sind auf der Seite des Spielbeins die Muskeln, welche das Bein bewegen.
3. Die Wirbelsäule des Tänzers muss so beweglich sein, dass Brustkyphose und Lendenlordose zur Geraden aufgerichtet werden können. Dabei ist eine Geradestreckung der Lendenlordose (Aufhebung des Hohlkreuzes) nur möglich, wenn das Becken zur Horizontalen aufgerichtet wird.
4. Die Vorwärtsbewegungen des Rumpfes erfolgen mit geradegestreckter Wirbelsäule, die Bewegungen finden in den Hüftgelenken statt.
5. Die Fixation der Wirbelsäule in gerader Stellung erfolgt durch die tiefe Rückenmuskulatur sowie durch die Bauchmuskulatur.
6. Rückwärtsbewegungen des Rumpfes oder eine Hebung des rückwärtigen Beins über 40° hinaus erfolgt durch Kippung des Beckens, wobei es nicht zu einem Hohlkreuz kommen darf. Es soll vielmehr ein gleichmäßiger, lordosierender Bogen entstehen, der vom Kreuzbein bis zur Mitte der Brustwirbelsäule reicht. Die korrekte Ausführung der Rückwärtsbewegungen von Bein und Rumpf ist somit auch abhängig von der Kraft der Bauchmuskulatur, welche den notwendigen Druck auf die Lendenwirbelsäule ausübt und so eine Hohlkreuzbildung verhütet.

10. Bewegungen der Arme

10.1 Dynamische Anatomie der Armbewegungen

Zum Verständnis der Armbewegungen im Tanz (*port de bras*) ist eine ausführliche Darstellung der anatomischen Gegebenheiten und Zusammenhänge notwendig. Für weitergehende Fragen, z. B. zur Muskulatur, sei jedoch auf ein allgemeines Lehrbuch der Anatomie verwiesen.
Der aufrechte Gang hat die oberen Extremitäten des Menschen entscheidend geprägt. Die Arme sind beweglich, die Hände vermögen feine und rasche Arbeit zu verrichten. Dadurch haben sich große Veränderungen in Bau und Funktion des Hüft- und Schulterrings ergeben. Die Beine tragen das Körpergewicht. Der Beckengürtel ist deshalb ein weitgehend starrer Ring mit den großen, knöchernen und damit stabilen Gelenkpfannen für die beiden Oberschenkelköpfe (**Abb. 50**).

Die Arme sind zum Greifen da wie auch für unzählige weitere davon abgeleitete Bewegungen. Der Schultergürtel besteht aus mehreren Knochen, die in sich und dem Rumpf gegenüber beweglich sind (**Abb. 51**). Der Arm ist durch das Schultergelenk mit dem Schultergürtel verbunden. Die gesamte Beweglichkeit des Arms ist weit größer als vom Schultergelenk allein her gegeben. Betrachten wir zunächst das Schultergelenk und den Schultergürtel.

Das Schultergelenk

Das Schultergelenk ist die Verbindung zwischen dem Kopf des Oberarmknochens und der Gelenkfläche des Schulterblatts. Von der Funktion her ist das Schultergelenk ein Kugelgelenk wie das Hüftgelenk. Doch ist an der Schulter selbst bei Einbeziehung des die Gelenkfläche vergrößernden Faserrings die Gelenkfläche der

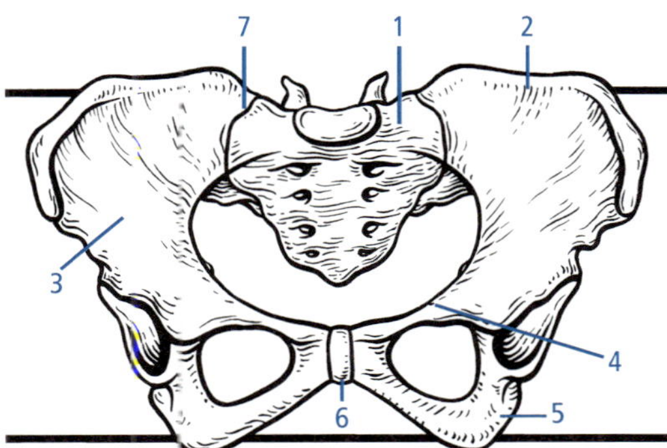

Abbildung 50: Knöchernes Becken (weiblich) von vorne. 1 = Kreuzbein, 2 = Hüftbein, bestehend aus Darmbein (3), Schambein (4), Sitzbein (5) 6 = Symphyse (Schambeinfuge), 7 = Kreuzbein-Darmbeingelenk (straffes Gelenk).

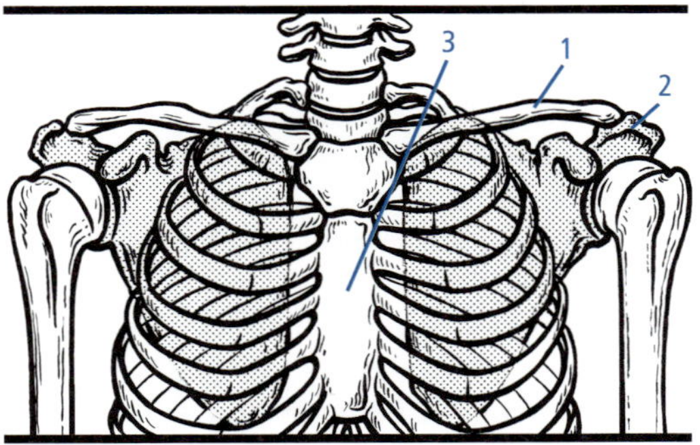

Abbildung 51: Schultergürtel. 1 = Schlüsselbein (*Clavicula*), 2 = Schulterblatt (*Scapula*), 3 = Brustbein (*Sternum*).

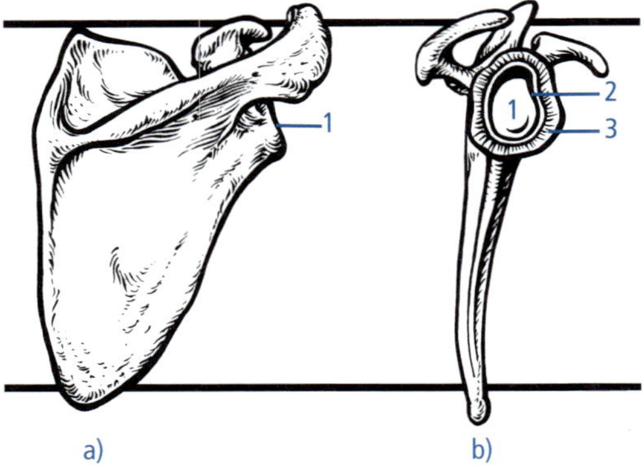

Abbildung 52: Rechtes Schulterblatt.
a) Von dorsal, b) von der Außenseite. 1 = sehr kleine Gelenkpfanne, von ca. 4 cm2 hyalinem Knorpel bedeckt, 2 = Faserknorpelring zur Vergrößerung der Gelenkpfanne, 3 = Gelenkkapsel.

Gelenkpfanne viel kleiner als diejenige des Gelenkkopfes (**Abb. 52**).

Das bedeutet, dass die aufeinanderliegenden Gelenkflächen klein sind und so der atmosphärische Druck, der die Gelenkflächen aufeinander drückt, geringer ist als das Gewicht des Arms. Der atmosphärische Druck und das einzige vorhandene Band (*Ligamentum coracohumerale*) reichen nicht aus, um das Gelenk zusammenzuhalten. Das Zusammenhalten von Oberarmkopf und Schulterblatt wird vielmehr durch einen Muskelmantel gewährleistet, der naturgemäß leichter Schädigungen unterworfen ist als die tiefe Pfanne des Hüftgelenks (*Rotatoren-Manschetten* sowie Sehnen des *Musculus biceps brachii, Musculus triceps brachii* und *Musculus coracobrachialis*).

Im Bau des Schultergelenks, insbesondere der Gelenkkapsel, bestehen große individuelle Unterschiede. Das Schultergelenk ist ein muskulär geschütztes, geführtes und gesichertes Gelenk. Afferente Nervenfasern zur Schmerzwahrnehmung liegen zu einem Großteil in der Muskulatur, weniger in der Gelenkkapsel. Diese Nervenendigungen kommen nur bei Schmerz zum Einsatz. Der Kopf des Oberarmknochens bildet nur ein Drittel einer Kugel. Er bewegt sich nicht in einer gesicherten knöchernen Pfanne wie der des Oberschenkelknochens, sondern auf der kleinen Gelenkfläche des Schulterblatts. Dadurch ist das Schultergelenk viel beweglicher als das Hüftgelenk, aber auch weitaus gefährdeter. Es gibt praktisch keine Verrenkungen des Hüftgelenks, wogegen solche des Schultergelenks häufig sind.

Beweglichkeit im Schultergelenk: Wenn das Schultergelenk allein bewegt werden soll, so müssen Schulterblatt und Wirbelsäule fixiert sein. Ohne Ausnützung der Beweglichkeit von Schultergürtel und Brustwirbelsäule sind folgende Bewegungen im Schultergelenk möglich:

- Armhebung nach vorne (*Anteversion*, in sagittaler Ebene): 70°
- Armhebung rückwärts (*Retroversion*): 50°
- Armhebung zur Seite (*Abduktion*): 90°
- Anziehen des Arms zur Körpermitte (*Adduktion*): 5–10° über die Körpermitte hinaus.

Die Adduktion geschieht in erster Linie durch den großen Brustmuskel (*Musculus pectoralis major*) und den breiten Rückenmuskel (*Musculus latissimus dorsi*), der auch «Gelehrten-», «Fracktaschen-» oder «Toilettenmuskel» und in der Klinik «Hustenmuskel» genannt wird. Die Rotation wird in einem gesonderten Abschnitt behandelt.

Bei allen über den angegebenen Umfang hinausgehenden Armbewegungen ist zuerst der Schultergürtel und in der Endphase zum Teil auch die Brustwirbelsäule beteiligt. Man nennt diesen Teil der Armbewegung *Elevation* (Hebung des Arms über die vom Schultergelenk allein gegebene Möglichkeit hinaus).

Die Hebung des Arms aus der Anteversion über 70° (nach vorne) sowie aus der Abduktion (nach der Seite) über 90° erfolgt zuerst durch eine Drehung der Achse des Schulterblatts mit Hilfe des vorderen Sägemuskels (*Musculus serratus anterior*). Daraufhin können die entsprechenden Muskelschlingen den Arm über 90° heben (**Abb. 53**).

Der Schultergürtel

Der Schultergürtel wird von den beiden Schulterblättern, den beiden Schlüsselbeinen und dem Brustbein gebildet (vgl. Abb. 51). Die Schulterblätter sind gegenüber dem Brustkorb verschieb-

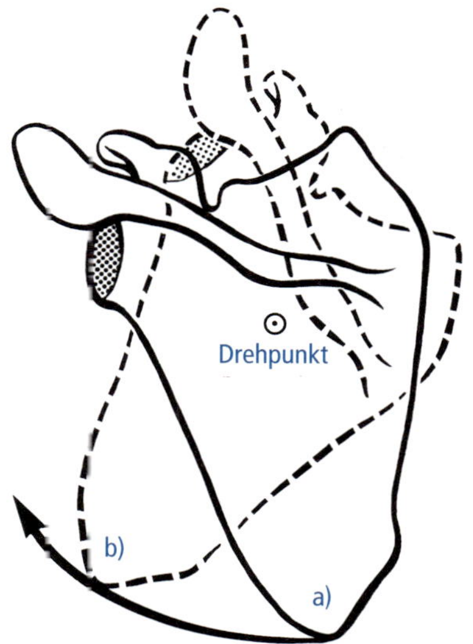

Abbildung 53: Stellung des linken Schulterblatts. a) Bei gesenktem Arm (durchzogene Linie); b) bei über 90° erhobenem Arm (gestrichelte Linie). Die Drehung des Schulterblatts erfolgt durch die Wirkung des vorderen Sägemuskels (s. Pfeil).

bar. Dadurch werden die Bewegungsmöglichkeiten des Arms fast verdoppelt.

Beweglichkeit im Schultergürtel:

- *nach vorne:* Wird der Arm über die im Schultergelenk möglichen 70° hinaus gehoben, kippt das Schulterblatt von hinten nach vorne und oben und verlagert sich, das Schultergelenk mitführend, nach außen. Der Arm kann so bis 120° gehoben werden.
- *nach rückwärts:* Wird der Arm über die im Schultergelenk möglichen 50° gehoben, hebt sich die Schulter nach vorne, das Schulterblatt kippt nach hinten und nähert sich der Wirbelsäule. Bei der Hebung um 50° entsteht ein knöcherner Anschlag am Schulterblatt. Deshalb erhebt sich bei Weiterführung der Bewegung die ganze Schulter mit.
- *zur Seite:* Wird der Arm über die im Schultergelenk möglichen 90° gehoben, kippt das Schulterblatt nach außen und oben. Gleichzeitig hebt sich das bis dahin waagerecht stehende Schlüsselbein nach oben. Dadurch kann der Arm bis 150° gehoben werden. Diese Begrenzung resultiert aus dem Anschlag des Oberarmknochens an die Gelenkfläche des Schulterblatts.

Die Brustwirbelsäule

Die Wirbelgelenke der Brustwirbelsäule gestatten seitliche Bewegungen dieses Abschnitts der Wirbelsäule. Diese Bewegungsmöglichkeit ist nicht zu vergleichen mit derjenigen der Hals- und Lendenwirbelsäule. Sie ist eingeschränkt durch die Rippen.

Beweglichkeit der Brustwirbelsäule:

- *nach vorne:* Bei Hebung des Arms über 120° entsteht eine seitliche Beugung der Brustwirbelsäule. Geschieht die Hebung beidseitig, kommt es zu einem Hohlkreuz.
- *zur Seite:* Bei Hebung des Arms über 150° entsteht eine seitliche Beugung der Brustwirbelsäule und des Kopfes.

Hebungen des Arms

Folgende Bewegungen sind möglich:

- *nach vorne:* bis 70° Schultergelenk allein, bis 120° Schultergelenk und Schultergürtel, über 120° Schultergelenk, Schultergürtel und Brustwirbelsäule
- *nach hinten:* bis 50° Schultergelenk allein, über 50° Schultergelenk und Schultergürtel
- *zur Seite:* bis 90° Schultergelenk allein, bis 150° Schultergelenk und Schultergürtel, über 150° Schultergelenk und Schultergürtel und Brustwirbelsäule und Kopf.

Es ist ein Prinzip des ganz reinen klassischen Tanzes, die Bewegungen des Arms nur so weit zu führen, dass die Körperachsen nicht gestört werden, die Brustwirbelsäule also nicht bewegt wird. Der vordere Arm der *arabesque* beispielsweise hat eine Elevation von 100°–120°, also mit einer Beteiligung des Schulterblatts, aber ohne eine Abweichung der Brustwirbelsäule.

Bei der seitlichen Hebung besteht beim ganz reinen klassischen Tanz sogar eine Tendenz, nur einen kleinen Teil der Möglichkeiten des Schultergürtels auszunützen, damit sich das Schulter-

blatt und das Schlüsselbein möglichst wenig verschieben. Die reine klassische Armhebung *à la seconde* geht also bei der Frau nicht über 75°, beim Mann nicht über 85° hinaus.
Inwieweit man als Tänzer solch strenge Regeln akzeptieren will, ist eine Frage des Stilempfindens. Es sei hier jedoch angemerkt, dass diese Regeln nicht sinnlosem und ödem Formdenken entsprungen sind: Sie haben ihre Wurzeln vielmehr in anatomischen Gegebenheiten. Sie sind entstanden aus einem Verständnis für ein nicht gewaltsames Wechselspiel von Spannung und Entspannung und für eine nicht forcierende Ausnutzung der Gelenke. Zudem sind sie aus einer Haltung entstanden, die als Maßstab für die Schönheit des Tanzes nicht das Erproben der noch möglichen Extreme nimmt, sondern diejenigen Bewegungen, die anatomische Gegebenheiten respektieren und damit frei von innen heraus fließen.

Rotation des Arms

Nun wollen wir die Rotation des Oberarms um seine Längsachse untersuchen. In der «normalen» Grundstellung, in welcher der Arm ungezwungen seitlich am Körper herabhängt und die innen- und außengerichteten Muskel im Gleichgewicht sind, ist der Arm um 30° nach innen rotiert, die Handfläche nach innen-hinten gerichtet. Diese «Grundhaltung» ist dadurch bedingt, dass die den Arm einwärtsrotierende Muskulatur kräftiger ist als die auswärtsrotierenden Kräfte. Um das Ausmaß der Innen- und Außenrotation des Arms im Schultergelenk messen zu können, muss der Vorderarm sagittal stehen. Nur so sind die Drehbewegungen des Vorderarms ausgeschaltet, und aus dieser willkürlich angenommenen Grundstellung wird dann die Messung vorgenommen.
Die *Außenrotation* beträgt 80°. Trotz der Schwäche der Außenrotatoren sind diese sehr wichtig, da nur sie die Hand von der Vorderseite des Rumpfes nach außen bringen können. Die an der Außenrotation beteiligten Muskeln sind:

- Untergrätenmuskel (*Musculus infraspinatus*)
- hinterer Anteil des Deltamuskels (*Musculus deltoideus*)
- kleiner runder Muskel (*Musculus teres minor*).

Die *Innenrotation* ist um ca. 100° möglich. Dabei muss der Vorderarm hinter den Rumpf geführt werden. Die an der Innenrotation beteiligten Muskeln sind:

- Unterschulterblattmuskel (*Musculus subscapularis*)
- großer Brustmuskel (*Musculus pectoralis major*)
- Bizeps (langer Kopf des *Musculus biceps brachii*)
- großer runder Muskel (*Musculus teres major*)
- vorderer Anteil des Deltamuskels (*Musculus deltoideus*)
- breiter Rückenmuskel (*Musculus latissimus dorsi*).

Diese Rotationsbewegungen des Arms im Schultergelenk sind in allen Armstellungen möglich. Sie werden durch zusätzliche Lageveränderungen des Schulterblatts nach außen noch um 40° erweitert.

Die Muskulatur des Schulterblatts: Muskelschlingen

Die an den Bewegungen des Schulterblatts beteiligten Muskeln haben mehr oder weniger schräge Verlaufsrichtung. Exakte Bewegungen sind nur durch das Zusammenspiel und gegen den Widerstand der jeweils in entgegengesetzter Richtung wirkenden Muskeln möglich.
Heften sich zwei entgegengesetzt wirkende *Muskeln* an fast gleicher Stelle an einen Knochen an, so kann derselbe wie in einer Schlinge geführt werden. Man spricht dann von einer Muskelschlinge. Den Skelettabschnitt zwischen den beiden Muskeln nennt man *knöcherne Inskription.* Bei der Führung des Schulterblatts und damit der Schulterbewegungen spielen solche Muskelschlingen eine große Rolle. Aus diesem Grund soll dieses Muskelspiel hier genauer beschrieben werden.
Durch koordinierte Kontraktion der Agonisten und Erschlaffung der Antagonisten innerhalb einer Muskelschlinge werden die Schulterbewegungen im sogenannten *Schulterblatt-Thorax-Gelenk* geführt (Schulterblatt-Brustwand-

Gelenk = Muskelgelenk des Schulterblatts). Dabei gleitet die Muskulatur der Unterfläche des Schulterblatts (*Musculus subscapularis* und *Musculus serratus anterior*) auf der den Thorax bedeckenden Muskulatur.

Das Schulterblatt hat etwa 75 cm² Fläche, was einem Luftdruck von ca. 80 atm entspricht. Dieser Luftdruck sowie der breite Rückenmuskel, der vordere Sägemuskel und die Rautenmuskeln (*Musculi rhomboidei*) pressen das Schulterblatt an die Brustwand. Dadurch kann dieses nur in geringem Ausmaß vom Brustkorb abheben. Sind die entgegengesetzt wirkenden Muskelkräfte innerhalb einer Schlinge gleichgroß, dann wird das Schulterblatt in einer bestimmten Stellung fixiert. Ist das Muskelgleichgewicht einer Schlinge gestört, z. B. durch Lähmung eines Teils der Muskelschlinge, so kommt es zu einer Fehlstellung des Schulterblatts. Sowohl die «Ruhelage» des Schulterblatts als auch dessen Bewegungen hängen von der Form der Brustwand ab, auf der das Schulterblatt gleitet. Schulterblatt und Schlüsselbein bewegen sich immer gleichzeitig.

An der Führung des Schulterblatts nehmen folgende drei Muskelschlingen teil:

- die longitudale oder vertikale Muskelschlinge (Levator-trapezius-Schlinge), die vom Schulterblattheber (*Musculus levator scapulae*) und dem aufsteigenden Teil des Kappenmuskels (*Musculus trapezius*) gebildet wird;
- die transversale oder horizontale Muskelschlinge (Trapezius-serratus-Schlinge), die vom horizontalen Abschnitt des Kappenmuskels und dem mittleren Abschnitt des vorderen Sägemuskels gebildet wird;
- die schrägen Muskelschlingen (Serratus-rhomboideus-Schlinge und Trapezius-pectoralis-Schlinge). Erstere wird von den Rautenmuskeln und dem unteren Teil des vorderen Sägemuskels gebildet, die zweite vom absteigenden Teil des Kappenmuskels und vom kleinen Brustmuskel.

Zur Untersuchung der Schulterblattbewegung kann das Schultereckschlüsselbeingelenk (*Akromioklavikular-Gelenk*) sowie der Schulterblattwinkel (*Angulus inferior scapulae*) benutzt werden.

Folgende Bewegungen des Schulterblatts sind unter Beteiligung von Muskelschlingen möglich:

- Das Akromioklavikular-Gelenk kann gehoben und gesenkt werden. Dies geschieht durch die Levator-trapezius-Schlinge und die Trapezius-pectoralis-Schlinge, nach vorne seitlich (*ventrolateral*) sowie zur Mitte rückwärts (*mediodorsal*) durch die Trapezius-serratus-Schlinge.
- Der Schulterblattwinkel kann durch die Serratus-rhomboideus-Schlinge nach vorne und nach hinten schwenken. Durch diese Schlinge wird auch das Schulterblatt an die Brustwand angedruckt. Bei Lähmung des vorderen Sägemuskels steht der mediale Schulterblattrand näher an der Wirbelsäule und etwas von der Brustwand ab; dies bildet den sogenannten Engelsflügel (*Scapula alata*).

Muskeln der Armbewegungen

Die Muskelschlingen, die das Schulterblatt in verschiedene Richtungen bewegen, spielen auch bei den Armbewegungen im Schultergelenk eine große Rolle. Das reine *Heben des Arms nach vorne* im Schultergelenk geschieht durch den vorderen Teil des Deltamuskels, den großen Brustmuskel, den Bizeps, den *Musculus coracobrachialis* (Rabenschnabelfortsatz-Oberarmmuskel) und die Mitbewegung des Schulterblatts durch die Trapezius-serratus-Schlinge. Die reine *Seithebung des Arms* im Schultergelenk geschieht durch den Deltamuskel, den Obergrätenmuskel (*Musculus supraspinatus*), den langen Bizepskopf (*Musculus biceps brachii*) sowie durch Schulterblattdrehung durch die Trapezius-serratus-Schlinge. Die *Rückhebung des Arms* im Schultergelenk geschieht durch den hinteren Teil des Deltamuskels, den langen Trizepskopf, den großen runden Muskel (*Musculus teres major*) und den breiten Rückenmuskel (*Musculus latissimus dorsi*) sowie durch Schulterblattbewegung durch den Kappenmuskel und Rautenmuskel.

Bevor ein *Heben des Arms über 90°* (Elevation) durchgeführt werden kann, muss der Arm durch den Deltamuskel, den langen Bizepskopf und den Obergrätenmuskel in Abduktion oder Anteversion gebracht werden. Die Elevation des Arms wird nur durch den vorderen Sägemuskel ermöglicht. Dieser zieht den unteren Schulterblattwinkel nach vorne-außen. Dadurch wird das Schulterblatt so gedreht, dass die Gelenkfläche nach außen-oben gerichtet ist. Erst dann ist die Elevation möglich.

Das Ellbogengelenk

Das Ellbogengelenk ist ein zusammengesetztes Gelenk. Es verbindet den Oberarmknochen (*Humerus*) mit den beiden Knochen des Vorderarms, Elle und Speiche (*Ulna* und *Radius*). Das Ellbogengelenk hat eine gemeinsame Kapsel und Gelenkhöhle für drei Gelenke:

- zwischen Oberarmknochen und Radiuskopf
- zwischen Oberarmknochen und Elle
- zwischen Elle und Speiche.

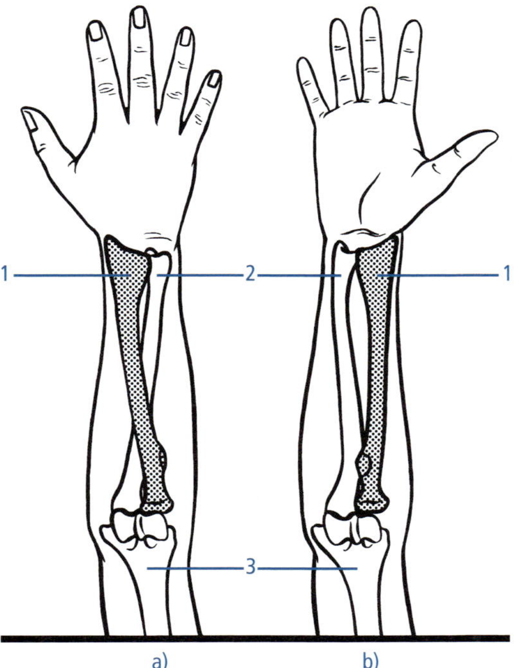

Abbildung 54: Pronation und Supination des rechten Unterarms. a) In Pronationsstellung überkreuzt die Speiche die Elle, b) In Supinationsstellung stehen Speiche und Elle parallel, 1 = Speiche, 2 = Elle, 3 = Oberarmknochen.

Zwischen Speiche und Oberarmknochen besteht anatomisch ein Kugelgelenk, doch die seitlichen Bänder (*Ligamentum collaterale, laterale* und *mediale*) schränken die Beweglichkeit dermaßen ein, dass ein Scharniergelenk entsteht. Zwischen Oberarmknochen und Elle besteht durch den Knochenbau ein Scharniergelenk, zwischen Elle und Speiche ein Zapfengelenk, das in Streck- und Beugestellung Drehbewegungen (*Supination* und *Pronation*) gestattet. Am handgelenknahen Ende von Elle und Speiche befindet sich ein Radgelenk, das die Drehbewegung der Speiche um den Kopf der Elle ermöglicht. Im Ellbogengelenk sind zwei Hauptbewegungen möglich: Beugung und Streckung des Vorderarms gegenüber dem Oberarm und Drehbewegungen des Vorderarms.

Beugung und Streckung geschehen hier zwischen Oberarmknochen und Hakenfortsatz der Elle, welcher den Oberarm wie eine Knochenzange umschließt. In diesem Gelenk sind nur Scharnierbewegungen möglich, also eben Beugung und Streckung.

Bei **Drehbewegungen** des Vorderarms dreht sich das Speichenköpfchen in einem Einschnitt der Elle um sich selbst (Abb. 54). Handgelenkwärts macht die Speiche im Radgelenk (zwischen Elle und Speiche) eine bogenförmige Bewegung um den Kopf der Elle. Dabei überkreuzen sich die Vorderarmknochen, und Handdrehbewegungen sind die Folge. Die Drehbewegungen des Vorderarms heißen **Supination** (Handfläche nach oben wie beim «Suppe-Essen») und **Pronation** (Handfläche nach unten wie beim «Brotnehmen»). Sie sind bei gestrecktem Ellbogen in größerem Umfange möglich als bei gebeugtem Ellbogen, weil hier noch die Drehbewegung im Schultergelenk hinzukommt. Die Drehmöglichkeit beträgt bei gebeugtem Ellbogen etwa 130°, bei gestrecktem etwa 230°. Die Kraft der Pronationsbewegung ist bei gestrecktem Ellbogen größer als bei gebeugtem. Bei gestrecktem Ellbogen kann der ganze Arm im Schultergelenk gedreht werden. Die Pronation der Hand kann damit auch aus dem Schultergelenk bewirkt werden; bei dieser Pronation kommt es nur zu einer geringen Drehbewegung, also nur zu einer leichten Überkreuzung der beiden Vorderarmknochen.

Auch die Kraft der Supination ist dank der Mitwirkung des langen Bizepskopfes in Beugestellung größer.

Ellbogen und Hand im klassischen Ballett

In allen klassischen Armpositionen des Balletts sind die Ellbogen leicht gebeugt, Vorderarm und Hände in Supination. Die beiden Vorderarmknochen stehen also parallel und kreuzen sich nicht. In der Position der gesenkten Arme (*bras bas* oder *préparation*) weisen die Handflächen nach oben. Diese Stellung zum Vorderarm ändert sich in keiner der reinen klassischen Positionen. In der Position der über den Kopf erhobenen Arme (5. Position) weisen die Handflächen deshalb nach unten. Eine Ausnahme machen die Handflächen bei der *arabesque:* Die Hände gehen in Pronation.

10.2 Medizinische Probleme im Schulter- und Ellbogengelenk

Das Schultergelenk ist das Gelenk des menschlichen Körpers, das am meisten zu Versteifungen neigt. Die schlaffe Gelenkkapsel bildet eine Falte (*Recessus axillaris*), auf welcher der *Nervus axillaris* liegt und die bei Ruhigstellung zu Verklebung und Schrumpfung neigt. Solche Schulterversteifungen können beim älteren Menschen schon nach wenigen Tagen der Ruhigstellung auftreten. Aber auch beim jüngeren Menschen kann es dazu kommen, und falls eine Ruhigstellung notwendig ist, so ist einer Schulterversteifung durch entsprechende Lagerung und Bewegungsübung vorzubeugen. Das Missverhältnis zwischen den beiden Gelenkflächen sowie die Führung des Gelenks durch die Muskulatur machen das Schultergelenk wie bereits erwähnt anfällig für Verrenkungen (*Luxationen*). Junge Menschen, die schon eine Schulterverrenkung durchgemacht haben, müssen von einer tänzerischen Berufsausbildung Abstand nehmen. Auch nach einer gelungenen Operation sind solche Schultern der Belastung des Berufslebens nicht mehr gewachsen.

Erwähnt seien hier noch die sogenannten «willkürlichen» Schulterluxationen. Dabei können keine krankhaften Veränderungen am Gelenkapparat, am Knochen oder an den Muskeln gefunden werden. Die Betroffenen können ihren Willen auf einige Muskelgruppen konzentrieren und gleichzeitig die Antagonisten entspannen. Dadurch können Schulterluxationen ausgelöst und selbst wieder eingerenkt werden. Das Leiden ist meist nicht schwerwiegend, wenn die Betroffenen angehalten werden, solche willkürlichen Luxationen zu unterlassen. Nach meiner Erfahrung sind solche Fälle bei Ballettschülerinnen häufiger als bei der Normalbevölkerung. Solche Schultergelenke können im tänzerischen Berufsleben versagen.

Viele Schulterschmerzen sind auf Veränderungen der Halswirbelsäule zurückzuführen. Schulter und Arm werden von Nervenwurzeln des unteren Halsrückenmarks (*Plexus brachialis*) versorgt. Wie wir bei der Halswirbelsäule ausgeführt haben, treten in diesem Bereich schon in relativ jugendlichem Alter degenerative Veränderungen auf, die zu Reizung von Nervenwurzeln und damit zu Schmerzen in Schulter und Arm führen können. Vor allem bei Spätbeginnern in der Tanzausbildung treten solche sogenannten *radikulären* Schulter- und Armschmerzen nicht selten auf und sind jeweils nur schwer oder gar nicht zu beheben.

Knochenbrüche im Bereich des Ellbogens können auch bei bester Behandlung zu dauernden Bewegungsbehinderungen (unvollständige Streckung, Einschränkung der Rotationsbewegungen) führen. Vor allem die Unmöglichkeit einer vollständigen Streckung des Ellbogens bedeutet eine schwere Behinderung für den Tänzer.

11. Bewegungen der Beine

11.1 Dynamische Anatomie des Hüftgelenks

Das Hüftgelenk besteht aus zwei Teilen: aus der sich seitlich am Becken befindenden Hüftgelenkpfanne und dem Kopf des Oberschenkelknochens (*Femur*). Es ist ein sogenanntes Nußgelenk (*Enarthrosis*), eine Art von Kugelgelenk, in dem die Gelenkpfanne den Gelenkkopf zu mehr als der Hälfte umschließt. Die Gelenkfläche der Pfanne wird zusätzlich durch einen Knorpel (Faserknorpelring) nach außen hin erweitert. Durch diese Konstruktion erhält das Gelenk eine große Stabilität.

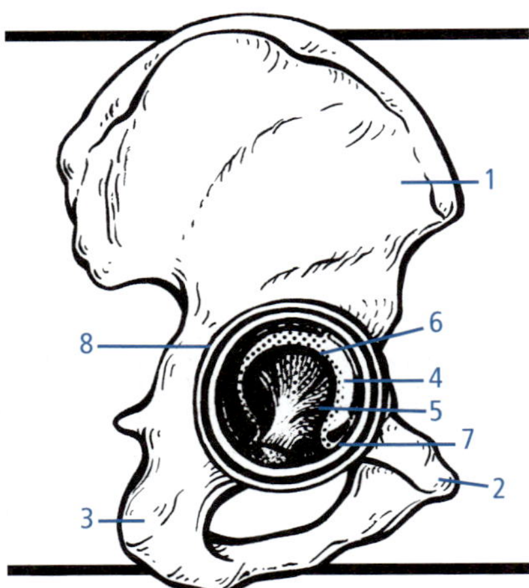

Abbildung 55: Gelenkpfanne des rechten Hüftgelenks. 1 = Darmbein, 2 = Schambein, 3 = Sitzbein, 4 = Gelenkpfanne (*Acetabulum*), 5 = Höhle der Gelenkpfanne mit gefäßführendem runden Band, 6 = halbmondförmiger Gelenkknorpel (hyaliner Knorpel), 7 = Faserknorpelring (zur Vergrößerung der Gelenkpfanne), 8 = Ansatzstelle der Gelenkkapsel (außerhalb des Faserrings).

Die Gelenkflächen werden zudem durch den atmosphärischen Druck aufeinandergehalten, da dieser größer ist als das Totalgewicht des Beines. Das Gewicht eines Beines beträgt beim erwachsenen Menschen bis zu 10 kg, die Kontaktfläche des Hüftgelenks ist ca. 16 cm^2 groß. Da auf 1 cm^2 ein Luftdruck von ca. 1 kg einwirkt, beträgt der auf das Hüftgelenk einwirkende atmosphärische Druck also ca. 16 kg.[2] Die Gelenkflächen des Hüftgelenks werden dadurch so sehr aufeinandergepresst, dass für den Gelenkschluss weder Muskelkraft noch Zug von Bändern benötigt wird. Die ganze zur Verfügung stehende Muskelkraft kann ausschließlich für die Bewegung selbst eingesetzt werden. Bewegungen sind in alle Richtungen möglich, doch sind sie zugunsten der Stabilität eingeschränkt, und zwar in den verschiedenen Richtungen unterschiedlich stark.

Bewegungsmöglichkeiten im Hüftgelenk: Allgemeines

Wir wollen zunächst auf die allgemeinen Grundsätze der Hüftgelenksbeweglichkeit eingehen, um dann den Umfang der reinen Hüftbewegungen, also der Beugung, Streckung, Ab- und Adduktion, Außen- und Innenrotation, genauer zu untersuchen.

- Reine Bewegungen im Hüftgelenk sind in bedeutend geringerem Maße möglich als gemeinhin angenommen wird.
- Ist die Bewegungsmöglichkeit im Hüftgelenk erschöpft, treten Bewegungen des Beckens und

2 Diese Angaben entsprechen nicht den SI-Einheiten (Système International d'Unité), doch ist die hier gewählte Form bildhafter. In der Medizin werden die physikalischen Begriffe nicht so streng gehandhabt.

der Wirbelsäule hinzu. Dadurch wird die Beweglichkeit des Beines erhöht, jedoch nur scheinbar im Hüftgelenk.

- Das Bein kann niemals über die durch den Knochenbau vorgegebenen Möglichkeiten hinaus bewegt werden.
- Durch Training kann die natürliche Beweglichkeit des Hüftgelenks verbessert werden. Dies ist aber nur da möglich, wo die Begrenzung durch Bänder und andere Weichteile bedingt ist, niemals aber über die nicht veränderbaren Gegebenheiten des Knochenbaus hinaus.
- Die im Folgenden aufgeführten Grade der Beweglichkeit beziehen sich immer auf die Bewegungsachsen: vorn, Seite, hinten, bei parallelen Füßen. Die Beweglichkeit des Hüftgelenks *zwischen* diesen Hauptachsen erreicht andere Werte; sie ist z. B. in der Zwischenposition zwischen vorn und seitlich deutlich größer.
- Fast alle das Bein bewegenden Muskeln haben ihren Ursprung am Becken oder an der Lendenwirbelsäule. Stellung und Fixation von Becken und Lendenwirbelsäule sind deshalb von ausschlaggebender Bedeutung für das Ausmaß der Bewegung des Spielbeins und für die Sicherheit des Standbeins.

Nun kommen wir zu den *reinen* Bewegungen im Hüftgelenk (**Abb. 56**). Die in diesem Zusammenhang gemachten Angaben über den Umfang dieser Bewegungen beziehen sich auf Werte beim untrainierten Menschen, mit parallel gestellten Füßen (6. Position).

Beugung

Die aktive Beugung nach vorne (nur mit der eigenen Muskulatur, ohne Hilfe von außen ausgeführt) ist bei gestrecktem Knie um 80°, bei gebeugtem Knie um ca. 120° möglich. Diese vermehrte Beugung bei gebeugtem Knie ergibt sich dadurch, dass durch die Kniebeugung die Streckmuskulatur der Hüfte (die im Folgenden näher beschriebenen *Hamstrings*, zu deutsch Schinken-

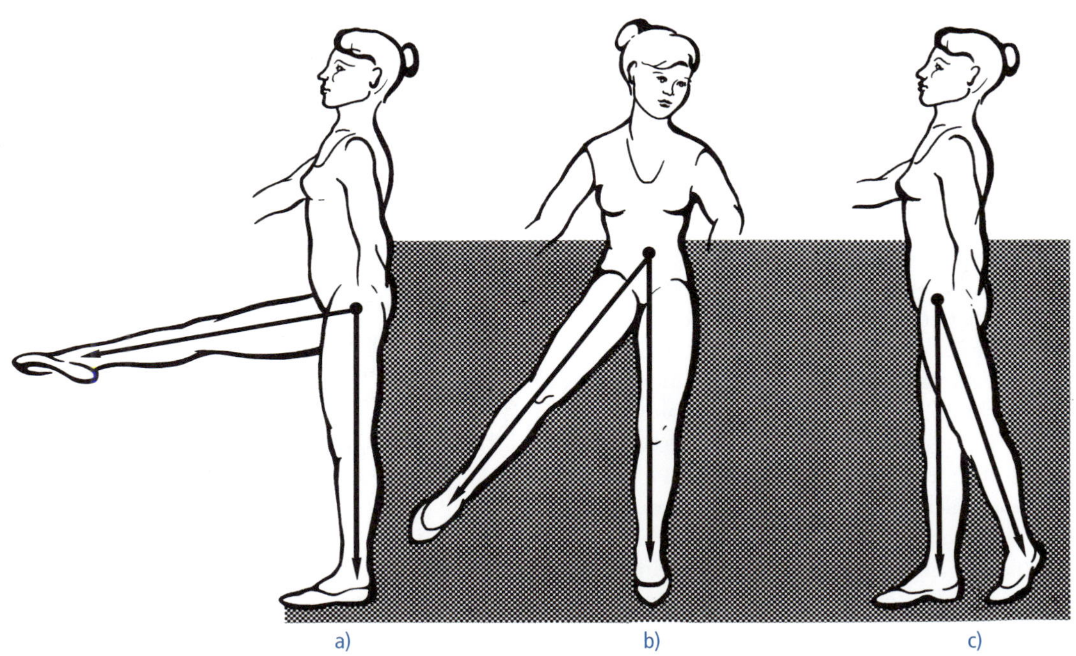

Abbildung 56: Die aktive Beweglichkeit im Hüftgelenk mit gestrecktem Knie (ohne Mitbeteiligung des Beckens). a) Nach vorne um 80°, b) Abspreizung (*à la seconde*) um 45°, c) = Streckung nach rückwärts um 20°.

strecker) entspannt wird und die Streckmuskulatur des Knies, der gerade Oberschenkelmuskel (*Musculus rectus femoris*) verlängert wird. Die *passive* Beugung (mit Hilfe von außen) ist größer als die *aktive* Beugung. Auch hier ist wiederum die Beugung bei gebeugtem Knie größer als bei gestrecktem, nämlich bis zu 150°.

Ein paar Worte zum Begriff des *muskeltoten Raumes:* Bänder und Knochenbau des Hüftgelenks erlauben es, das Bein höher zu heben als es die aktive Muskelkraft zu heben vermag, und zwar um rund 30°. Mit einer schwunghaften Bewegung oder mit Hilfe der Arme kann die volle Bewegungsmöglichkeit ausgenützt, also das Bein höher angehoben werden. Der Bewegungsraum oberhalb der Reichweite der Muskelkraft bis zur endgültigen Reichweite des Gelenks nennt man den muskeltoten Raum. Die verschiedenen Lehrsysteme gehen mit der Bewegungsmöglichkeit im muskeltoten Raum unterschiedlich um.

Zahlreiche Muskeln sind an der Bewegung der Hüfte beteiligt. Auch in diesem Zusammenhang wollen wir wieder nur die für den Tänzer wichtigsten Muskeln besprechen. Etliche dieser Muskeln sind zweigelenkig, d.h. sie bewegen zwei Gelenke, hier das Hüft- und Kniegelenk. Zu ihnen gehören der gerade Oberschenkelmuskel, der Schneidermuskel (*Musculus sartorius*) und der Spanner der Oberschenkelbinde (*Musculus tensor fasciae latae* mit *Tractus iliotibialis* = Maissiat'sches Band). Der gerade Oberschenkelmuskel kann das Bein nur knapp bis zur Horizontalen heben, nämlich nicht höher als seine Ansatzstelle am Becken. Seine Wirkung ist bei gebeugtem Knie kräftiger als bei gestrecktem, da seine Fasern durch die Kniebeugung gedehnt werden. Dies erklärt die Erfahrung des Tänzers, dass das Bein mit gebeugtem Knie leichter nach vorne gehoben werden kann als mit gestrecktem.

Über die Horizontale hinaus, und zwar um rund 30° höher, hebt der Lenden-Darmbeinmuskel (*Musculus iliopsoas*) das Bein. Er vermag dies, weil seine Ursprungsstellen bis zum 12. Brustwirbel hinaufreichen. Der muskeltote Raum liegt über der Reichweite dieses Muskels.

Ein für den Tänzer besonders wichtiges Muskel-Band-System des Beins stellt die bereits erwähnte Oberschenkelbinde mit ihren beiden Muskelzügen, dem *Musculus tensor fasciae latae* und Teilen des großen Gesäßmuskels (*Musculus gluteus maximus*) dar. In der Knieregion kommt diesem System eine ganz besondere Bedeutung bei der Stabilisierung des Beins zu.

Streckung

Bei gebeugtem Knie kann die Hüfte mit aktiver Streckung um 10°, bei gestrecktem Knie um 20° gestreckt, also nach hinten geführt werden. Ein weiteres Heben des Beins nach hinten geschieht durch Verstärkung der Lendenlordose, wodurch das Becken im Hüftgelenk des Standbeins nach vorn gekippt wird.

Die passive Streckung erfolgt, indem das Bein kräftig nach hinten geschwungen oder von fremder Hand gezogen wird; sie beträgt 30°. Die Streckung im Hüftgelenk ist somit wesentlich kleiner als die Beugung. Diese Begrenzung ist nicht durch einen Knochenanschlag bestimmt, sondern durch Bänder auf der Vorderseite des Hüftgelenks; besonders zu erwähnen ist hier das Y-förmige Band (*Ligamentum iliofemorale*). Es ist das stärkste Band des menschlichen Körpers.

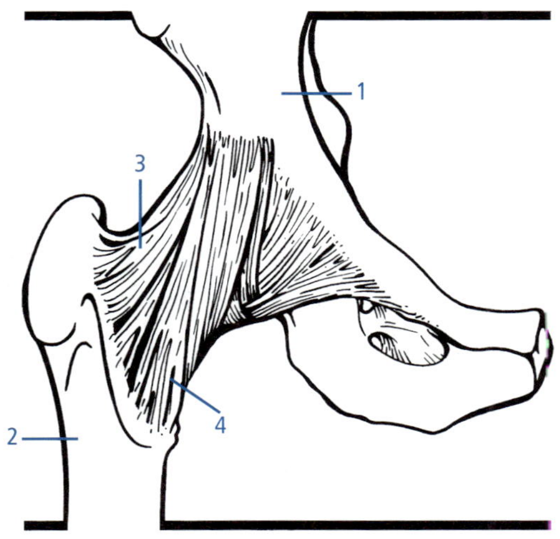

Abbildung 57: Bandapparat des rechten Hüftgelenks von vorne. 1 = Hüftbein, 2 = oberes Ende des Oberschenkelknochens, 3 = Y-förmiges Band (*Ligamentum iliofemorale*): horizontaler Teil, 4 = senkrechter Teil.

Durch jahrelanges intensives und sorgfältiges Dehnen dieser Bänder kann die *Hüftstreckung* etwas verbessert werden. Bei Menschen, die aus dem Fernen Osten stammen, ist in der körperlichen Veranlagung eine größere Streckbarkeit des Hüftgelenks als bei uns in Europa die Regel. Nicht selten weisen Jugendliche einen Streckausfall im Hüftgelenk auf, der eine korrekte Tanzhaltung unmöglich macht. Die Weichteile auf der Vorderseite des Hüftgelenks können jedoch durch Übungen gedehnt und die Haltung so korrigiert werden (**Abb. 58**). Der für die Hüftstreckung wichtigste Muskel ist der große Gesäßmuskel. Er ist einer der kräftigsten Muskeln des Körpers. Zudem hat er eine kraftvolle außenrotierende Wirkung und übt eine wesentliche statische Funktion aus, indem er das Vornüberkippen des Oberkörpers verhindert.

Eine weitere wichtige Streckfunktion übt die Gruppe der Sitzbein-Oberschenkelmuskulatur (*ischiokrurale Muskulatur*) aus. In Tanzkreisen sind diese Muskeln unter dem bereits erwähnten Namen *Hamstrings* wohlbekannt. Diese Gruppe besteht aus drei Muskeln (Innenseite *Musculus semimembranosus* und *Musculus semitendinosus*; Außenseite *Musculus biceps femoris*), die auf der Rückseite des Oberschenkels liegen und zum Unterschenkel führen. Es sind somit zweigelenkige Muskeln. Sie helfen bei der Hüftstreckung und beugen den Unterschenkel im Knie. Bei gestrecktem Knie ist ihre Streckwirkung auf das Hüftgelenk wirksamer als bei gebeugtem Knie.

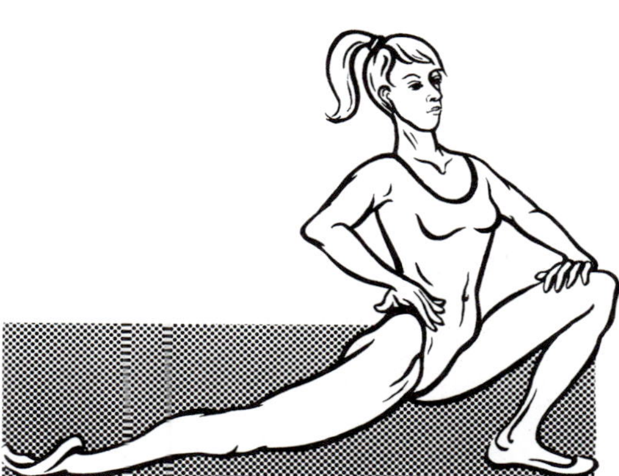

Abbildung 58: Dehnung des Y-förmigen Bands und des vorderen Anteils der Gelenkkapsel des rechten Hüftgelenks. Übung zur Behebung eines Streckausfalls der Hüfte, welcher bei Jugendlichen nicht selten vorhanden ist. Durch die gebeugte linke Hüfte wird das Becken fixiert. Die Übung muss mehrmals täglich jeweils eine Minute lang durchgeführt werden (nach *Marshall*).

Abduktion

Darunter versteht man die Abspreizung des Beines im Hüftgelenk *à la seconde.* Die maximale Abduktion im Hüftgelenk allein beträgt 45°. Wenn auch durch Dehnung der Bänder im täglichen, gezielten Training eine gewisse Verbesserung der Bewegungen *à la seconde* möglich ist, so wird es sich nie um eine entscheidende Veränderung der Beweglichkeit im Hüftgelenk handeln. Beim Querspagat beispielsweise wird eine extreme Abduktion beider Hüftgelenke vorgetäuscht. Hierbei kippt nämlich das Becken nach vorne, es entsteht ein Hohlkreuz und das Hüftgelenk befindet sich dadurch in einer Beugestellung. Bei einer Abduktion des Beines über 50° hinaus geht das Becken mit, und der Ausgleich findet in der Wirbelsäule, vor allem in der Brustwirbelsäule statt.

Begrenzt wird die Abduktion theoretisch durch einen knöchernen Anschlag des Oberschenkelhalses gegen den Rand der Hüftgelenkpfanne. Praktisch aber tritt schon vorher eine Bremsung durch die Adduktoren und die Bänder auf der Vorderseite des Hüftgelenks ein. Durch Training kann diese Bremsung durch die Weichteile verringert werden. Die Abduktion erfolgt in erster Linie durch den mittleren und kleinen Gesäßmuskel (*Musculus gluteus medius* und *gluteus minimus*), die unter dem großen Gesäßmuskel liegen.

Adduktion

Hierunter versteht man das Heranführen des Beins bis zur Mittellinie und darüber hinaus. Das Ausmaß der Adduktion beträgt 30°, wobei es sich um keine reine Adduktion handelt, da das Spielbein ja vor oder hinter dem Standbein durchgeführt werden muss. Die Adduktionsbewegung wird in erster Linie durch Spannung des Bandapparats auf der Vorderseite des Hüftgelenks begrenzt.

Die Adduktion erfolgt durch die Gruppe der fünf Adduktoren-Muskeln (*Musculus adductor longus, Musculus adductor brevis, Musculus adductor magnus, Musculus gracilis, Musculus pectineus*), welche sich zwischen den Kniestreckern auf der Vorderseite des Oberschenkels und den auf dessen Rückseite liegenden *Hamstrings* befinden. Es handelt sich hier um sehr kräftige, teils mächtige Muskeln. Sie helfen auch bei der Stabilisierung des Standbeins mit, und einige unterstützen die Außenrotation des Beins. Sie sind zudem Beuger und Strecker des Hüftgelenks, je nachdem, ob sie sich vor oder hinter der Drehachse befinden. Die Bedeutung der Adduktoren für den Tanz wird bei der Ausbildung oft unterschätzt und vernachlässigt. Besonders bei Männern, deren tänzerische Ausbildung spät beginnt oder die ein kleines *en dehors* aufweisen, gelingt die notwendige Entwicklung der Adduktorenmuskulatur nur schlecht (*dégagé en avant!*).

Außenrotation

Die Außenrotation kann 20–70° betragen. Der Unterschied zwischen Minimal- und Maximalwert ist bei der Außenrotation des Beins deshalb so groß, weil diese hauptsächlich vom Knochenbau des Körpers abhängig ist, nämlich von der individuell verschiedenen Stellung des Oberschenkelhalses (vgl. dazu «Die Entwicklung vom Kind zum Erwachsenen», S. 63, sowie «Das *en dehors*», S. 111 ff.). Die Außenrotation des gestreckten Beins ist im Rahmen der Möglichkeiten des Knochenbaus durch die Spannung der Bänder auf der Vorderseite des Hüftgelenks begrenzt, in erster Linie durch den horizontal verlaufenden Teil des Y-förmigen Bandes.

Der große Gesäßmuskel ist in allen Stellungen Hauptaußenrotator des Beins.

Er liefert ein Drittel der außenrotatorisch wirkenden Kraft. Daneben wirkt noch eine Reihe weiterer, auch an anderen Hüftbewegungen beteiligten Muskeln außenrotierend: der äußere und innere Hüftlochmuskel (*Musculus obturatorius externus* und *internus*), der viereckige Oberschenkelmuskel (*Musculus quadratus femoris*) und der birnenförmige Muskel (*Musculus piriformis*). Der letztere zieht gleichzeitig das Bein *à la seconde.*

In sitzender Stellung ist die Außenrotation größer, da bei gebeugter Hüfte die vorderen Bänder entspannt sind. Im Schneidersitz sind die Oberschenkel beispielsweise um mehr als 90° gebeugt und zudem abduziert, wodurch eine weitere Entspannung der vorderen Bänder eintritt und die Außenrotation noch vergrößert wird. Deshalb ist die Frosch-Stellung zur Beurteilung der Möglichkeiten des Körpers zum *en dehors* ungeeignet! Da die Außenrotation in erster Linie durch Bänder begrenzt wird, kann durch jahrelanges Ballett-Training eine Verbesserung der Außenrotation erreicht werden – selbstverständlich nur im Rahmen dessen, was die Stellung des Oberschenkelhalses und -kopfes zulässt. Häufig durchlaufen Tanzschüler während der Ausbildung ein Stadium, in dem das *en dehors* vorübergehend nicht ganz seitengleich ist.

Innenrotation

Die Innenrotation beträgt 20–50°. Bei gebeugtem Hüftgelenk verringert sich die Innenrotation des Beins. Sie wird teils durch Bänder auf der Rückseite des Hüftgelenks begrenzt. Die Innenrotation ist groß, wenn die Außenrotation klein ist, und umgekehrt. Es gibt keine reinen Innenrotatoren des Beins. Verschiedene Muskeln beteiligen sich neben ihren anderen Funktionen an der Innenrotation. Durch Beugestellung im Hüftgelenk wird die Wirkung der an der Innenrotation beteiligten Muskeln verstärkt.

11.2 Dynamische Anatomie des Kniegelenks

Das Kniegelenk ist das größte, aber auch das komplizierteste Gelenk des menschlichen Körpers. Es ist insbesondere beim Tänzer extremen Beanspruchungen ausgesetzt, die bei ungenügender, falscher Technik gesundheitsschädigend wirken. Es ist eine Funktionseinheit aus Knochen, Knorpeln und Bändern. Die zugehörigen

Muskeln sollen bei den einzelnen Bewegungsformen behandelt werden (**Abb. 59**). Zwei verschiedenen Gelenkmechanismen sind zu unterscheiden:

1. **das Gelenk zwischen Oberschenkelknochen (Femur) und Schienbein (Tibia).** Das Hüftgelenk besteht aus einem Gelenkkopf, der in eine formentsprechende Pfanne passt. Das ergibt eine große Gelenkfläche. Das untere Ende des Oberschenkels und das obere Schienbeinende dagegen weisen zwei ganz unterschiedliche Formen auf. Damit besteht hier keine weite, tragende Gelenkfläche. Die beiden Gelenkscharniere berühren sich nur in zwei schmalen Flächen mit variablen Abständen. In Streckstellung liegen die beiden Tragflächen näher beisammen; in Beugestellung entfernen sie sich voneinander. Bei der Beugung des Knies rollt und gleitet der Oberschenkelknochen gegenüber dem Schienbein nach dorsal, um nicht über die Gelenkfläche des Schienbeins hinauszurollen (Roll-Gleit-Prinzip). Zur Vergrößerung der Gelenkfläche und zur Schonung des auf Druck so empfindlichen Gelenkknorpels sind zwischen die ungleichen Gelenkflächen zwei keilförmige Knorpelringe, die faserknorpeligen *Menisci* eingelagert (**Abb. 60**). Diese vergrößern die Tragflächen zwischen den beiden Knochen. Dadurch sind sie wesentlich an der Verteilung des Gewichts und der Stöße auf eine größere Gelenkfläche beteiligt. Sie sind zwar an der Knochenleiste zwischen den beiden Schienbeingelenkflächen und an der Gelenkkapsel befestigt, doch sind sie beweglich und passen sich den Bewegungen des Kniegelenks an. Sie sind eine «transportable Gelenkfläche». Der innere Meniskus ist mit dem inneren Seitenband verwachsen. Er ist dadurch weniger beweglich und anfälliger für Verletzungen.

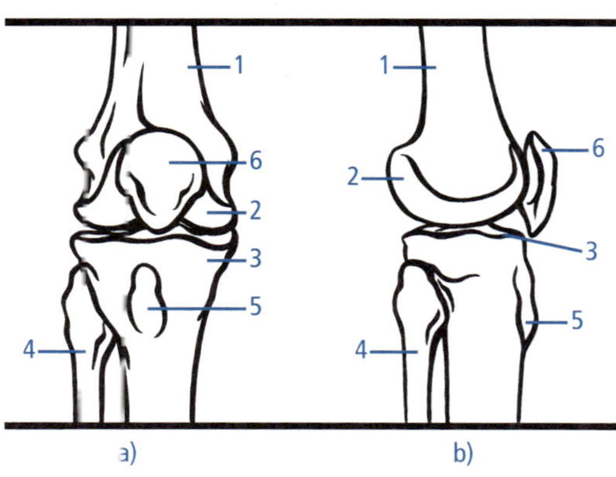

Abbildung 59: Knöcherne Anteile des rechten Kniegelenks. a) Von vorne, b) von der Seite. 1 = Oberschenkelknochen, 2 = unteres Ende des Oberschenkelknochens (Femurkondylen), 3 = oberes Ende des Schienbeins, 4 = Wadenbein (*Fibula*), 5 = Ansatzstelle des Kniescheibenbands (*Ligamentum patellae*), 6 = Kniescheibe.

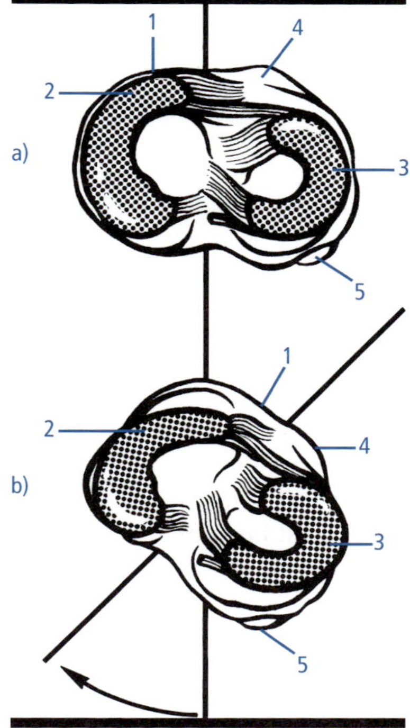

Abbildung 60: Stellungen der Menisken des rechten Knies. a) In Neutralstellung, b) in Außenrotation des Unterschenkels (in Beugestellung des Knies). 1 = Ventralseite, 2 = innerer Meniskus (halbmondförmig), 3 = äußerer Meniskus (eher kreisförmig), 4 = Schienbeinhöcker (*Tuberositas tibiae*), 5 = Wadenbeinkopf.

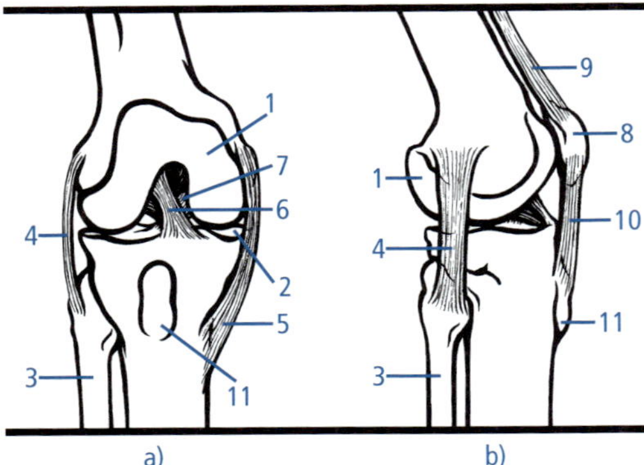

Abbildung 61: Bandapparat des rechten Kniegelenks (ohne Menisken). a) Von vorne, ohne Kniescheibe, b) seitlich, mit Kniescheibe.
1 = Femurkondylen, 2 = oberes Ende des Schienbeins, 3 = Wadenbein, 4 = äußeres Seitenband (*Ligamentum collaterale laterale*), 5 = inneres Seitenband (*Ligamentum collaterale mediale*), 6 = vorderes Kreuzband (*Ligamentum cruciatum anterius*), 7 = hinteres Kreuzband (*Ligamentum cruciatum posterius*), 8 = Kniescheibe, 9 = Sehne des geraden Oberschenkelmuskels (*Musculus rectus femoris*), 10 = Kniescheibenband (*Ligamentum patellae*), 11 = Ansatzstelle des Kniescheibenbands am Schienbein (Schienbeinhöcker = *Tuberositas tibiae*).

2. **das Gelenk zwischen Oberschenkelknochen und Kniescheibe (Patella).** Die Rückfläche der Kniescheibe gleitet in einer Rille auf dem Oberschenkelknochen. Dies verhütet ein seitliches Abgleiten der Strecksehne des Kniegelenks. Die auf dieses Gelenk einwirkenden Kräfte sind sehr groß. Bei Überanstrengung neigt dieses Gelenk deshalb zu Abnützungserscheinungen des mehrere Millimeter dicken Knorpelüberzugs und damit zu Beschwerden, welche die tänzerische Leistung stark beeinträchtigen können.

Die Bänder des Kniegelenks sind wegen der Inkongruenz der Gelenkkörper für die Mechanik des Gelenks von größter Bedeutung. Zu ihnen gehören (**Abb. 61**):

- inneres Seitenband (*Ligamentum collaterale mediale*)
- äußeres Seitenband (*Ligamentum collaterale laterale*)
- vorderes Kreuzband (*Ligamentum cruciatum anterius*)
- hinteres Kreuzband (*Ligamentum cruciatum posterius*).

Die Seitenbänder verstärken die Gelenkkapsel auf der inneren und äußeren Seite des Knies. Sie sind in Streckstellung des Knies gespannt und verhüten dadurch seitliche Bewegungen des gestreckten Standbeins. In Beugestellung des Knies werden die Seitenbänder entspannt und ermöglichen so Drehbewegungen des Knies, aber auch leichte passive Seitenbewegungen des Unterschenkels gegenüber dem Oberschenkel. Die Kreuzbänder liegen im Innern des Kniegelenks, sind aber durch die innere Gelenkkapsel von der Gelenkhöhle getrennt. Sie bilden die wichtigste Bandverbindung des Knies und sichern seine Stabilität in Beugestellung dann, wenn die Seitenbänder entspannt sind. Sie begrenzen die Rotationsbewegungen des Unterschenkels und verhindern, dass bei der Kniebeugung der Oberschenkel über die Gelenkfläche des Schienbeins nach hinten hinausrollt. Ebenso verhindern sie eine Überstreckung des Knies.

Beweglichkeit des Kniegelenks und seine Muskulatur: Allgemeines

Das Kniegelenk gestattet Streck- und Beugebewegungen. Drehbewegungen des Unterschenkels sind nur in Beugestellung möglich. Eine Streckung ist von 180–190° möglich, wobei durch Training und Disposition eine ausgeprägtere Überstreckung möglich ist. Die Beugung ist aktiv um 130°, passiv um 155° möglich. Die Innenrotation des Unterschenkels bei rechtwinklig gebeugtem Knie beträgt 10°, die Außenrotation 40–50°. Während der letzten 20° der Streckbewegung des Knies tritt eine automatische, nicht dem Willen unterworfene Außenrotation des Unterschenkels von 10° auf, die sogenannte *Schlussrotation.* Das Knie wird hierbei endgültig in Streckstellung stabilisiert. Bei dem durch den Fuß fixierten Unterschenkel führt in dieser Schlussrotation der Oberschenkel eine entsprechende Innenrotation in der Endphase der Streckung durch.

Streckung

Der Hauptstrecker des Kniegelenks, der das Knie auch in Streckstellung hält, ist der vierköpfige Oberschenkelmuskel (*Musculus quadriceps femoris*) (**Abb. 62**). Drei seiner Muskelpartien entspringen am Oberschenkelknochen (*Musculus vastus medialis, Musculus vastus lateralis* und *Musculus vastus intermedius*) und bewegen nur das Kniegelenk. Der vierte, der gerade Oberschenkelmuskel, entspringt am Becken; er ist also ein zweigelenkiger Muskel. Wir haben ihn schon als Hüftbeuger kennengelernt. Die vier Muskeln vereinigen sich oberhalb der Kniescheibe zu einer Sehne, in welcher die Kniescheibe als Sesambein eingelagert ist. Mit dem Kniescheibenband (*Ligamentum patellae*) führt diese zu einem Höcker auf der Vorderseite des Schienbeinkopfes (*Tuberositas tibiae*). Der innere und äußere Oberschenkelmuskel (*Musculus vastus medialis* und *lateralis*) münden von der inneren und äußeren Seite oberhalb des Knies in die Sehne ein. Sie müssen im Gleichgewicht arbeiten, sonst wird die Kniescheibe aus ihrem Gleitlager gezogen. Überwiegt z.B. der äußere Muskelbauch, kann dies zu einer Verrenkung der Kniescheibe nach außen führen. Der *Musculus quadriceps femoris* verhütet ein Einknicken des Knies. Je mehr die Achse des Körpers nach hinten verlagert wird, um so mehr wird die statische Funktion des Muskels beansprucht. Wird das Kniegelenk nur wenig überstreckt, so wird das Knie blockiert und aufrechtes Stehen ohne Hilfe des *Musculus quadriceps femoris* möglich. Die Kräfte, die ein Überstrecken des Knies verhüten, sind die hintere Gelenkkapsel, die Seiten- und Kreuzbänder sowie die Beugemuskulatur des Knies.

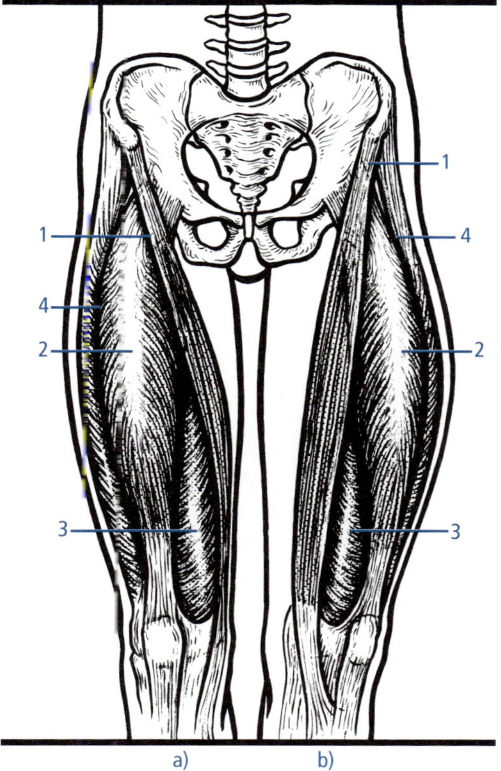

Abbildung 62: Oberschenkelmuskulatur von ventral ohne Adduktoren.
a) Rechtes Bein in der 6. Position, b) linkes Bein im *en dehors*. 1 = Schneidermuskel (*Musculus sartorius*), 2 = gerader Oberschenkelmuskel (*Musculus rectus femoris*), 3 = *Musculus vastus medialis*, 4 = *Musculus vastus lateralis*.

Beugung

Die Muskulatur, welche das Knie beugt, liegt auf der Rückseite des Beins. Es handelt sich um die beim Hüftgelenk bereits erwähnten *Musculi ischiocrurales* oder *Hamstrings*. Die drei Muskeln haben ihren Ursprung am Becken und führen auf der Innen- und Außenseite des Knies zum Unterschenkel. Es sind also zweigelenkige, Hüft- und Kniegelenk überspringende Muskeln.Durch Beugung des Hüftgelenks werden die drei Muskeln gedehnt, dadurch ist ihre Beugewirkung im Knie erhöht. In Beugestellung des Knies wirken die auf der Innenseite des Gelenks verlaufenden Muskeln dieser Gruppe als Innenrotatoren des Unterschenkels, die auf der Außenseite verlaufenden als Außenrotatoren. Sie kontrollieren damit die Stellung des Unterschenkels im *demi-plié*.

Der Zwillingsmuskel (*Musculus gastrocnemius*), Teil des Wadenmuskels, beginnt auf der Rückseite des Beins an den Oberschenkelknorren (*Femurkondylen*). Er geht in die am Fersenbein ansetzende Achillessehne über. Durch seine Kontraktion wird bei feststehendem Fuß das

Knie gebeugt. Der Schneidermuskel führt vom Becken zur Innenseite des Schienbeinkopfes. Er ist zweigelenkig, Beuger und Außenrotator des Hüftgelenks sowie Beuger und Innenrotator des Kniegelenks.

Innen- und Außenrotation

Hier handelt es sich um die Rotation des Unterschenkels gegenüber dem Oberschenkel. Sie wird von den bereits genannten Muskeln, den Innen- und Außenrotatoren bewirkt: Muskeln, die an der Innenseite des Unterschenkels ansetzen, bewirken Innenrotation; Muskeln, die an der Außenseite ansetzen, Außenrotation. Außer ihnen ist noch eine Reihe anderer Muskeln an Rotationsbewegungen beteiligt, auf die an dieser Stelle nicht weiter eingegangen zu werden braucht.

11.3 Das Knie: wesentliche Punkte für den Tänzer

Wie aus dem Gesagten deutlich wird, ist das Knie ein sorgsam ineinandergreifendes System. Es ermöglicht überhaupt erst die wunderbar anmutigen Bewegungen und kraftvollen Sprünge des klassischen Tanzes. Bei richtiger Technik wird der Tänzer seinen Beruf ausüben können, ohne Schaden an diesem so bedeutsamen Gelenk nehmen zu müssen! Die folgenden Ausführungen wollen ihm dabei eine Hilfe sein.

Der Kniestreckapparat

Wesentlich ist, dass der Tänzer das Knie in Streckstellung vollständig durchstreckt und durch die Schlussrotation des Unterschenkels einrastet. Dadurch wird der Kniestreckapparat entlastet, denn das Knie ist in dieser Stellung ohne Muskelkraft stabilisiert.

Eine leichte Überstreckung des Knies, ein leichtes Säbelbein (*Genu recurvatum*), ist deshalb vor allem beim Tanz auf der Spitze erwünscht, weil dies den Sperrmechanismus des Knies noch unterstützt.
Eine übermäßige Überstreckung von mehr als 20° ist für den Kniemechanismus dagegen schädlich und muss durch Kräftigung der Kniebeuger korrigiert werden, um das unerlässlich notwendige Muskelgleichgewicht wiederherzustellen. In Kniestreckstellung sind die Seitenbänder gespannt. Die Anforderungen des Tanzes belasten diese Bänder mehr, als sie für sich alleine aushalten könnten. Durch Muskelkraft muss deshalb ihre Leistung unterstützt werden (vgl. zur Dynamisierung «Gelenkbänder», S. 41).

Das Knie im Demi-plié

Im *demi-plié* beugen sich Hüft- und Kniegelenk bei glechzeitiger Streckung im Sprunggelenk. Das zentrale Geschehen aber findet im Kniegelenk statt. Die Innen- und Außenrotatoren des Unterschenkels müssen dabei den Unterschenkel in genauer Mittellage halten, d.h. der Unterschenkel bleibt in der Achse des Oberschenkels, die Kniescheibe steht über den Zehen.
Durch die Beugung des Knies werden die Seitenbänder entspannt, und die beiden Kreuzbänder übernehmen die Gelenkführung. In Beugestellung des Knies kann der Unterschenkel gegenüber dem Oberschenkel rotiert werden: Dies

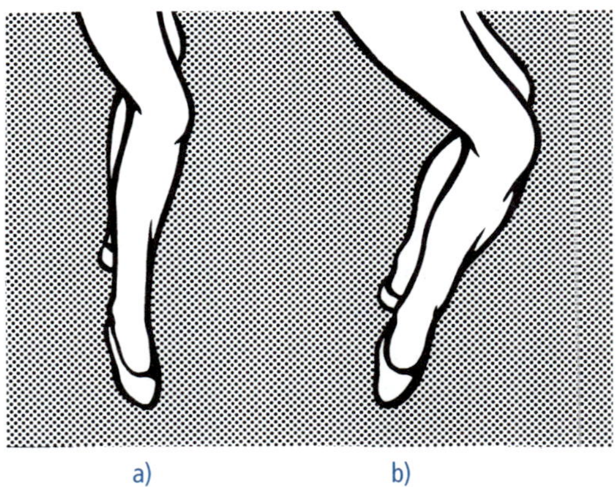

a) b)

Abbildung 63: Beinstellung im Demi-plié.
a) Korrekte Stellung bei gutem *en dehors*: Bei genügender Auswärtsdrehung des Beins aus der Hüfte steht die Kniescheibe im *demi-plié* über den Zehen. b) Fehlerhafte Bein- und Fußstellung im *demi-plié* bei ungenügendem *en dehors* und zu starker Auswärtsdrehung der Füße: Die Kniegelenke sinken nach vorne, die Auswärtsdrehung von Unterschenkel und Fuß erfolgt teilweise im Knie, der Fuß sinkt in Knickfußstellung um.

darf im *demi-plié* jedoch nicht passieren, es muss sorgfältig vermieden werden! Bei korrektem *demi-plié* wird das Bein ausschließlich aus der Hüfte auswärts gedreht, nicht jedoch im Kniegelenk. Insbesondere darf ein aus der Hüfte ungenügendes *en dehors* nicht durch diese Rotationsmöglichkeit des Unterschenkels ausgeglichen werden. Die Auswärtsdrehung des Beins muss ausschließlich aus der Hüfte erfolgen! Der Versuch, mit einer Rotation des Unterschenkels im *demi-plié* das Fehlende zu ersetzen, ist ein grundlegender Fehler. Das Kniegelenk wird dabei dauernd gefährdet: Sowohl das innere Seitenband wie das vordere Kreuzband und die beiden Menisci werden überlastet, die Innenrotatoren überanstrengt. Dieser Fehler ist Ursache der meisten Knieschmerzen beim Ballettschüler. Wird diesem Warnsignal keine Beachtung geschenkt und wird mit unkorrigiertem Fehler weitertrainiert, kann dies zu schwerwiegenden Schädigungen führen, z. B. zu einer Verletzung des inneren Meniskus oder des vorderen Kreuzbandes, was dann zu einer Instabilität des Knies führt.

Tanzschüler mit zu kleiner En-dehors-Möglichkeit in der Hüfte dürfen daher – in ihrem eigenen Interesse – nicht zu einer tänzerischen Berufsausbildung zugelassen werden. Heute werden dreijährige Ausbildungskurse angeboten, zu denen sich oft über 20-jährige Anfänger anmelden. Da diese Form der Ausbildung allgemeinen Tanz und nicht speziell den klassischen Tanz zum Ziel hat, ist es unsinnig, diesen Leuten ein ihrem Alter und ihrem Hüftgelenk nicht entsprechendes *en dehors* abzuverlangen. Die Erfahrung hat gezeigt, dass dieses Vorgehen zu nachhaltigen Knieschmerzen führen kann.

Schäden und Verletzungen des Kniegelenks

Nicht nur in der Ausbildung kann es unter den eben beschriebenen Umständen zu Kniebeschwerden kommen, auch im Verlauf der tänzerischen Karriere machen diese Schmerzen häufig eine Unterbrechung des Tanzens notwendig. Die ärztlichen Hilfsmaßnahmen sind leider begrenzt. Ein Schaden an Gelenkbändern kann wohl operiert werden, doch wird nach einem solchen Eingriff die volle Arbeitsfähigkeit des Berufstänzers oft nicht wiederherstellbar sein, denn auch bei bester Operationstechnik und Nachbehandlung kann eine für einen Tänzer folgenschwere Bewegungseinschränkung zurückbleiben.

Drei weitere Punkte sollen hier Erwähnung finden:

- Störungen im Gleitlager der Kniescheibe
- Überstreckbarkeit des Knies und
- übermäßige Auswärtsdrehung des gebeugten Knies.

Sind die Gleitbewegungen der Kniescheibe beim Beugen und Strecken des Knies gestört, so kommt es zu vorzeitigen Abnützungserscheinungen am Knorpelüberzug der Kniescheibe. Die Rückfläche wird rau, beim Bewegen wird ein Reiben des Gelenks fühlbar, unter Umständen sogar hörbar, das Beugen und Strecken wird schmerzhaft. Bei stärkerer Belastung des Knies treten immer wieder schmerzhafte Entzündungserscheinungen, oft mit Gelenkerguss verbunden, auf. Dieses Krankheitsbild nennt man *Chondropathia patellae.* Bei ungünstigen Gleitverhältnissen der Kniescheibe können diese Schädigungen der Gelenkfläche der Kniescheibe bereits im dritten Lebensjahrzehnt auftreten. Ein frühes Auftreten der Krankheit kann hauptsächlich zwei Ursachen haben: Erstens kann eine nicht seltene angeborene Anomalie der Rückfläche der Kniescheibe zur Überlastung einzelner Knorpelpartien führen; zweitens kann die Gleitbewegung durch eine Störung des Muskelgleichgewichts behindert werden. Bei Überwiegen der Wirkung der äußeren Teile des *Musculus quadriceps femoris* wird die Führung der Kniescheibe durch die Streckmuskulatur gestört, so dass die Kniescheibe (*Patella*) nach lateral herausspringen kann. Dies kann sogar zu einer Luxation der Kniescheibe fuhren, die zwar wieder von allein zurückspringen kann, selbst dann aber doch häufig eine dauernde Schädigung der Rückfläche der Kniescheibe hinterlässt.

Während derartige Knieschmerzen im Wachstumsalter häufig sind, sind sie dann zumeist nur eine Folge der vorübergehenden Störung des

Muskelgleichgewichts und vergehen von selbst. Anhaltende und nach Abschluss des Wachstums auftretende Beschwerden jedoch erfordern unbedingt eine orthopädische Abklärung. Liegt ihnen eine Anomalie der Kniescheibe zugrunde oder haben bereits eine oder gar mehrere Luxationen der Kniescheibe stattgefunden, so ist eine Operation unumgänglich. Die Rezidivquote einer unbehandelten Erstluxation liegt bei 50–60%. Da der Knorpel bei jeder Luxation gequetscht wird, droht an der Gleitfläche der Kniescheibe schließlich eine Arthrose, die nur sehr schwer zu behandeln ist und eine tänzerische Berufsausbildung in Frage stellt.

Eine Überstreckbarkeit des Knies (Säbelbein) ist in leichter Form für den Tänzer von Vorteil. Sie darf jedoch höchstens 15–20° betragen. Ist eine Überstreckung in stärkerem Maße möglich, dann wird sie zu einer Gefährdung des Gelenks. Eine angeborene Gelenkschlaffheit begünstigt die Tendenz zur schädlichen Überstreckung. Ihr muss – und kann – mit einem entsprechenden Training entgegengewirkt werden, in welchem ein Gleichgewicht der Beuge- und Streckmuskeln angestrebt wird. Die Folgen eines überdehnten oder gar gerissenen vorderen Kreuzbands führen zu einem Zerfall der Roll-Gleit-Bewegungen des Knies. Dadurch ist auch der Meniskus gefährdet und kann Schaden nehmen. Er kann wohl operiert werden, aber es kann in der Folge nach einigen Jahren zu einer Arthrose kommen, die häufig das Ende der Laufbahn bedeutet. Auch ein gerissenes vorderes Kreuzband am Knie kann durch eine Operation wiederhergestellt werden, doch besteht die Gefahr, dass einschränkende Folgen zurückbleiben: Möglicherweise kann das Knie nicht mehr vollständig gestreckt, geschweige denn leicht überstreckt werden. Dies fällt beim Tänzer um so mehr ins Gewicht, wenn beide Knie nachher nicht mehr im gleichen Maße gestreckt werden können. Das Kniegelenk wird gefährdet, wenn es in der Beugung zusätzlich noch nach außen gedreht wird. Diese forcierte Auswärtsdrehung überlastet das vordere Kreuzband und das innere Seitenband und überdehnt einen der *Hamstrings* (*Musculus semimembranosus*). Häufig wird auch der mit dem inneren Längsband eng verbundene innere Meniskus verletzt. Es kann in der Folge zu schmerzhafter Beuge- und Streckhemmung kommen.

Die forcierte Auswärtsdrehung erfolgt fast immer dann, wenn der Tänzer ein in der Hüfte ungenügendes *en dehors* mit einer «Vergewaltigung» des Kniegelenks kaschieren und korrigieren will. Die Folgen dieser üblen Praktik sind unfehlbar Überlastung und oft Schädigung des Kniegelenks. Wichtig ist also für den Tänzer, die Gegebenheiten seines Körpers genau zu kennen, sie zu beachten und vor allem mit einer einwandfreien Technik zu arbeiten – die Regeln des klassischen Tanzes berücksichtigen ja die körperlichen Gegebenheiten! Befolgt der Tänzer dies, so hat er sein Möglichstes getan, um sich vor Verletzungen zu schützen.

11.4 Das En dehors

En dehors bedeutet Auswärtsdrehung des gestreckten Beins aus der Hüfte. Es ist indes nicht nur eine Angelegenheit des Hüftgelenks und schon gar nicht der Füße, sondern setzt vielmehr die koordinierte Kontrolle der Muskulatur des ganzen Beines, des Beckens, des Rückens und des Bauchs voraus. Das Knie muss seine Stellung zwischen Hüfte und Fuß auch in der Beugung unverändert beibehalten. Die normale Möglichkeit des Knies zur Außenrotation darf für das *en dehors* nicht mit einbezogen werden. Die Füße bewegen sich aufwärts und abwärts in der Achse des oberen Sprunggelenks. Sie dürfen weder «einwärtsrollen» noch sich vom Sprunggelenk an einwärts drehen („sicheln»). Es ist besser, auf eine volle Auswärtsdrehung der Füße als auf eine reine, korrekte Linie zwischen Hüfte, Knie und Fuß zu verzichten. Die Kniescheibe muss immer über den Zehen stehen (s. Abb. 63).

Die Auswärtsdrehung des Beins aus der Hüfte führt nicht zu einer so markanten Vergrößerung der Beinbeweglichkeit insbesondere *à la seconde* wie vielfach angenommen wird. Bei den diesbezüglichen Untersuchungen scheint mir zu wenig berücksichtigt zu sein, dass bei Beugung im Hüftgelenk (also auch beim Hohlkreuz!) die Abduktion größer wird – unabhängig von der

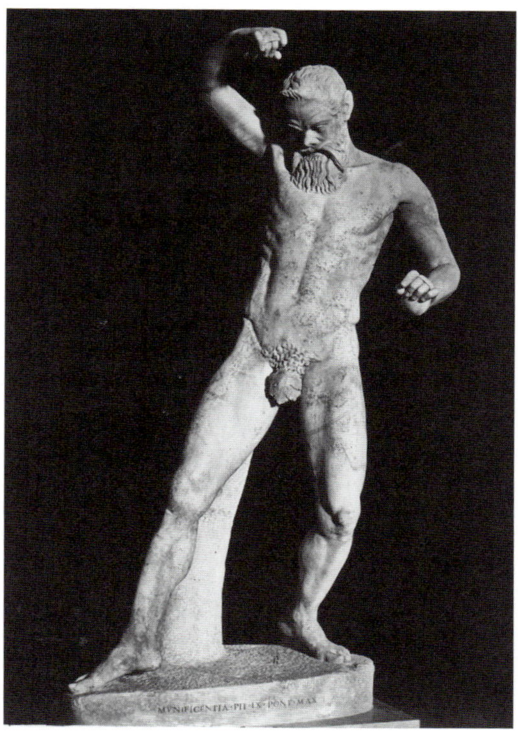

Abbildung 64: Der tanzende Faun.
Statue des *Marsyas*, nach Myron: Die zurückweichende und zugleich vorsichtig vorwärtstastende Körperhaltung des tanzenden Satyrs weist ein gutes *en dehors* auf. Die Kniescheibe steht über den Zehen (römische Kopie des späten 1. Jhs. v.Chr. Vatikanische Museen, Lateran No. 1065 (1179), 379, 379A.

En-dehors-Stellung des Beins. Das *en dehors* führt aber durch Entspannung einzelner Bänder zu einer Freiheit der Bewegungsführung des Beins. Auch verhilft es zu einer größeren Standfestigkeit und verbessert den Wirkungsgrad der das Bein auswärts drehenden Muskulatur. Das *en dehors* ist eine unbedingte Voraussetzung, um die für den klassischen Tanz charakteristische Form und Linie zu erreichen. Die ganze Technik des klassischen Tanzes beruht auf dieser Grundhaltung. Die korrekte Platzierung des Körpers ist nur im *en dehors* möglich, und nur so kann das Körpergleichgewicht aufrechterhalten und verhütet werden, dass das Gewicht zu stark nach hinten, d.h. auf die Fersen verlagert wird.
Das *en dehors* wird heute in seiner Bedeutung für den Tanz sehr verkannt. Ihm werden einerseits Einengung der künstlerischen Freiheit sowie gesundheitliche Schädigungen nachgesagt, andererseits dichtet man ihm positive Wirkungen für das Tanzen an, die gar nicht den Tatsachen entsprechen (z.B. eine erhebliche Verbesserung der Beinextension *à la seconde*). Daher erscheint es mir sinnvoll, zunächst eine kleine Einführung in das *en dehors* aus tanzhistorischer Sicht zu geben, um dann auf die damit im Zusammenhang stehenden medizinischen und anatomischen Fragen einzugehen.

Tanzhistorisches

Marsyias, der tanzende Faun, begegnet uns als römische Kopie einer griechischen Plastik aus dem 1. Jahrhundert v. Chr. im ersten Saal der Vatikanischen Museen. Er zeigt eine Beinstellung, die in allen Einzelheiten den Anforderungen eines korrekten *en dehors* der heutigen Zeit entspricht. Eine berühmte Bronzefigur zeigt den indischen Gott *Shiva*, den Gott des Tanzes, der im kosmischen Tanze Altes zerstörend und Neues schaffend die Schöpfung symbolisiert. Diese Plastik ist ein Beispiel aus dem asiatischen Kulturkreis, die eine maximale Außenrotation des Beins beim Tanz darstellt (**Abb. 65**).
Moriskentänze waren im Mittelalter beliebte und verbreitete Grotesktänze mit spanisch-maurischem Einfluss. *Erasmus Grasser* (um 1450–1518), Bildhauer der Spätgotik, schuf für das Münchner Rathaus den berühmten Figuren-Zyklus von sechszehn Moriskentänzern; sie alle weisen ein ausgeprägtes *en dehors* auf (heute im Münchner Stadtmuseum).
Nimmt man eine Abbildung eines dieser Moriskentänzer und «beraubt» ihn mittels Fotomontage seines *en dehors*, so fehlt ihm der lebendige Ausdruck des Tanzes: er steht (**Abb. 66**).
Im Jahre 1661 gründete der königliche Minister *Mazarin* auf Anregung von *Ludwig XIV. die Académie Royale de Danse.* Sie hatte die Aufgabe, für den Tanz feste Regeln aufzustellen. Schon unter dem ersten Direktor der Académie, *Pierre Beauchamp* (1636–1705), waren die heute noch

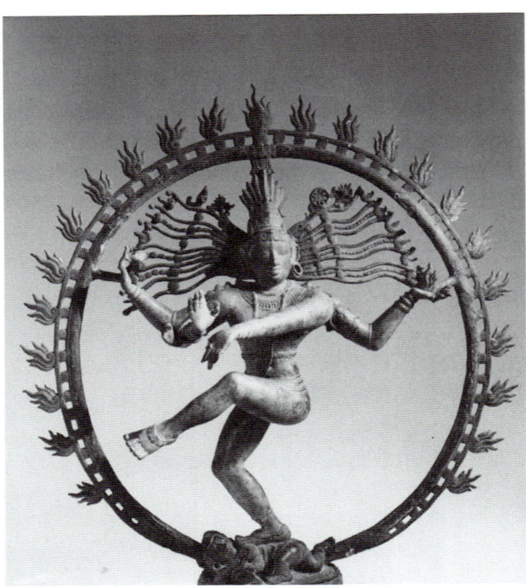

Abbildung 65: Tanzender Shiva. Bronze, Südindien 11. Jh. Die Statue stellt den tanzenden indischen Gott Shiva dar, eine Gottheit, die in sich das männliche und weibliche Prinzip des Kosmos vereint. Zeugend und zerstörend zugleich, symbolisiert er in seinem kosmischen Tanz den immerwährenden Rhythmus des Werdens und Vergehens. Auch diese Statue weist ein vollkommenes *en dehors* auf (Museum Rietberg, Zürich).

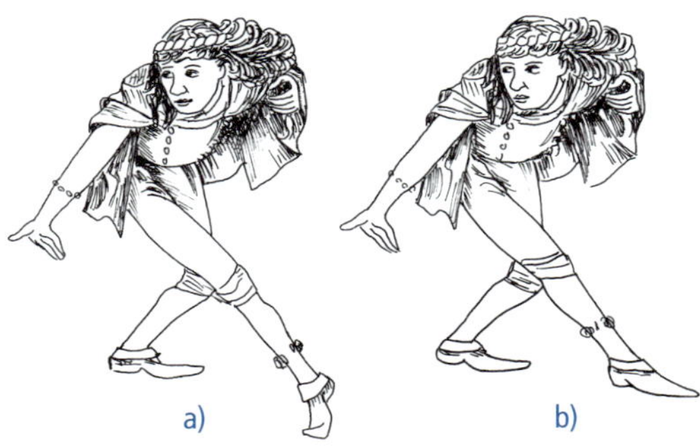

Abbildung 66: Moriskentänzer. Diese Plastik von *Erasmus Grasser* (1480, Münchner Stadtmuseum) zeigt die Wirkung des *en dehors* auf den Ausdruck der Bewegung.
a) Umrisszeichnung nach dem Original: Die tänzerische Bewegung wird durch das *en dehors* bestimmt.
b) Zeichnung derselben Figur, aber mit parallel gesetzten Füßen: Die Körperhaltung verliert ihren spezifischen Ausdruck, sie wirkt statisch.

gültigen fünf klassischen Positionen fest umschrieben. *Beauchamp* hatte diese sicher nicht «erfunden» – er hat vielmehr etwas bereits Bestehendes genau umschrieben und kodifiziert. *Jean-Georges Noverre* (1727–1810) schrieb in seinen *Lettres sur la danse*[3] (Briefe über das Tanzen), die 1759 erstmals erschienen, so manches noch heute Gültiges über den Tanz. Er beginnt seinen 12. Brief mit den Worten: «Um gut zu tanzen, mein Herr, ist nichts so nothwendig, als mit den Schenkels auswärts zu gehn, und dem Menschen ist nichts natürlicher, als die entgegen gesetzte Lage. Wir werden damit gebohren.» An anderer Stelle desselben Briefes wendet er sich vehement gegen den «Hüftenmeister» (*tournehanche*), eine Maschine, mit der die Hüftgelenke forciert auswärts gedreht werden.[4]

Mary Wigman (1886–1973) war Schülerin von *Emile Jaques-Dalcroze* (1865–1950) und eine der Begründerinnen des deutschen Ausdruckstanzes. In einem Gespräch mit mir äußerte sie im Jahre 1971 in Zürich, dass für sie eine klassische Vorbildung bei ihren Tänzerinnen und Tänzern Voraussetzung sei. *Martha Graham* (1893–1991), eine der führenden Gestalten des Modern Dance, kannte und verwendete das *en dehors* als wesentlichen Bestandteil ihrer Technik. *Matt Mattox* (geb. 1921) ist berühmt für seine stark von En-dehors-Formen geprägte tänzerische Arbeit. Der berühmte Jazztänzer und -pädagoge war zu Beginn seiner Laufbahn klassischer Tänzer und betrachtet – wie viele seiner modernen Kollegen – eine klassische Basis mit beherrschtem *en dehors* als unabdingbare Grundlage seiner Technik. Diese kurzen Hinweise auf das Erscheinen des *en dehors* im Laufe der Tanzgeschichte sind hier angeführt, um zwei irrigen Ansichten entgegenzutreten: zum einen, dass das *en dehors* eine «künstliche Erfindung» des klassischen Tanzes sei und zum anderen, dass eine professionelle tänzerische Ausbildung auch ohne ein *en dehors* möglich sei.

---

3 Noverre, Briefe über die Tanzkunst und die Ballette, S. 236. 1769 aus dem Französischen übersetzt von J. Hinrich Cramer. Erschienen in: Documenta Choreologica, Heimeran Verlag 1977.

4 a. a. O., S. 240, vgl. auch vorliegendes Buch, S. 38.

Anatomische Voraussetzungen

Bei gestrecktem Knie nehmen Fuß und Unterschenkel beim durchschnittlichen Menschen natürlicherweise eine um 20–30° auswärts gedrehte Stellung ein. Um die volle Auswärtsdrehung eines Beins um 90° zu erreichen, muss also das Hüftgelenk in Streckstellung des Beins um 60–70° auswärts gedreht werden können.

Entscheidend für die Auswärtsdrehung des Hüftgelenks sind die Achsen und Winkel des hüftgelenknahen Endes des Oberschenkelknochens, des Schenkelhalses. Dabei spielen verschiedene Achsen des Skeletts eine Rolle. Für die Auswärtsdrehung des Beins aus der Hüfte, das *en dehors* also, ist jedoch einer dieser Winkel von ausschlaggebender Bedeutung: der Winkel, um den der Schenkelhals gegenüber der Knieachse nach vorne gerichtet ist. Man nennt ihn den *Antetorsionswinkel*, kurz AT-Winkel oder Antetorsion.

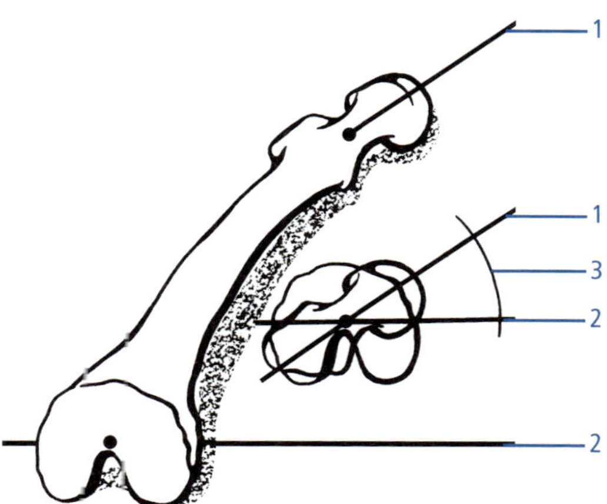

Abbildung 67: Schematische Darstellung des Antetorsionswinkels am rechten Oberschenkelknochen. Die schräge Achse des Oberschenkelhalses bildet mit der queren Achse durch das untere Ende des Oberschenkelknochens (Femurkondylen) einen Winkel. Dies ist der Antetorsionswinkel. Er ist individuell verschieden. 1 = schräge Achse des Oberschenkelhalses, 2 = quere Achse durch die Femurkondylen, 3 = Antetorsionswinkel.

Je stärker der Schenkelhals nach vorne gerichtet ist, desto größer ist demnach der Antetorsionswinkel und um so geringer ist die Möglichkeit zur Auswärtsdrehung aus der Hüfte, das *en dehors.* Oder anders ausgedrückt: Ist der AT-Winkel groß, ist das *en dehors* klein. Der Tänzer braucht für sein *en dehors* somit einen kleinen AT-Winkel. Der AT-Winkel, gemessen beim Schweizerischen Bevölkerungsdurchschnitt, beträgt bei einem jugendlichen Erwachsenen im Mittel 20°, was eine Außenrotation aus der Hüfte von ca. 40° gestattet. Dies ist ein errechneter Mittelwert; die Streubreite des *individuellen* AT-Winkels nach oben oder unten ist jedoch bedeutend. Alle Abweichungen sind noch als «normal» zu betrachten, solange sich beim Gebrauch des Gelenks keine Beschwerden oder Schäden einstellen.

Hüften, die eine tänzerische Auswärtsdrehung erlauben, liegen innerhalb des Bereichs des «normalen» Körperbaus, sie kommen jedoch selten vor. Für eine tänzerische Ausbildung eignen sich nur Menschen, welche neben der entsprechenden Begabung nach Abschluss des Wachstums einen deutlich unterhalb des Mittelwerts liegenden AT-Winkel aufweisen. Die damit verbundenen größeren Bewegungsmöglichkeiten, vom Tänzer richtig eingesetzt, sind insofern auch «normal» und werden keine Schädigungen nach sich ziehen. Eine solche anatomische Gegebenheit ist anlagebedingt und lässt sich weder durch Training noch durch andere Maßnahmen beeinflussen. Im Abschnitt «Folgerungen für die Ballettausbildung» (S. 42) soll darauf noch im Einzelnen eingegangen werden. Der klassischen Schulung wurde und wird häufig vorgeworfen, sie zwinge den menschlichen Körper in unnatürliche, anormale Haltungen. Das ist eine Aussage, die so generell gemacht falsch ist, und zwar aus dem Grunde, weil die angeborenen und strukturell gegebenen Möglichkeiten der Körperhaltung individuell sehr verschieden sind. Die einzelnen anatomischen Größen und Winkel sind nicht absolute, für alle Menschen gleichermaßen gültige feste Werte. Sie weisen vielmehr von Mensch zu Mensch bedeutende Unterschiede auf; ein «Normalwert» existiert also nicht!

Für kein Gelenk, für keinen Wirbel, für keine Achse kann ein solcher «Normalwert» angegeben werden. Für den einzelnen Menschen ist alles «normal», was bei der Ausübung der Funktion keine Schäden ergibt. Die Grenzen des Normalen werden da überschritten, wo sich ein Gelenk im Gebrauch abnutzt, wo es in der Funktion versagt oder schmerzhaft wird. Variationen finden wir bei jedem Einzelnen, und es ist wichtig, dass der Arzt zu Beginn einer tänzerischen Ausbildung den angehenden Tänzer rechtzeitig auf die individuellen Möglichkeiten seines Körpers aufmerksam macht und ihm sagt, ob sich sein Körper für den Beruf eignet oder nicht.

Ein erfahrener Arzt kann die zu erwartende normale Entwicklung des jugendlichen Körpers mit annähernder Zuverlässigkeit vorhersagen, so dass die fundierte ärztliche Beurteilung zum Ausbildungsbeginn nicht nur den aktuellen Stand der körperlichen Entwicklung, sondern auch deren weiteren Verlauf berücksichtigt. Wichtig ist ferner, dass jeder tänzerisch tätige Mensch die Eigenschaften seines Körpers kennt - dessen Vorzüge, welche ihn zu besonderen Leistungen befähigen, wie auch dessen Schwächen, die er erkennen und bewältigen lernen muss.

Entwicklung des Antetorsionswinkels während des Wachstums

Das Hüftgelenk ist ein «lebendiges Gelenk». Damit soll ausgedrückt werden, dass die Winkel und Achsen wahrend des normalen Wachstums bedeutenden Veränderungen unterworfen sind. Die Kräfte der Belastung und des Muskelspiels verursachen Veränderungen am Schenkelhals. Diese Veränderungen erfolgen nach bestimmten Regeln, sind aber auch bei normalem Wachstum bedeutenden individuellen Schwankungen unterworfen. Erkrankungen des Hüftgelenks wahrend des Wachstums können eine abnorme Entwicklung der Winkel- und Achsenverhältnisse verursachen.

Abbildung 68 zeigt den Verlauf der normalen Entwicklung. Das Kind kommt mit einem großen AT-Winkel von ca. 50° zur Welt. Dies ist der Grund, weshalb das Kleinkind mit einwärts gestellten Füßen und Beinen geht. Während des Wachstums verkleinert sich dieser AT-Winkel, so dass die Einwärtsdrehung der Beine bis zur Erreichung des Schulalters meistens verschwunden ist. Der AT-Winkel ist aber im Schulalter immer noch größer als beim Erwachsenen. Ein korrektes *en dehors* ist deshalb in diesem Alter noch nicht oder nur in seltenen Ausnahmen möglich. Der AT-Winkel bildet sich bis zum Abschluss des Wachstums, also bis zum Ende der Pubertät zurück. Dabei findet zwischen dem 6. und 8. sowie zwischen dem 12. und 14. Lebensjahr je ein Rückbildungsschub statt. Gerade in dieser Zeit bedarf das Gelenk der besonderen Schonung, da die Wachstumszonen in Zeiten vermehrten Wachstums weniger widerstandsfähig sind. Das *en dehors* darf besonders dann keinesfalls forciert werden. Diese von der Natur vorgezeichnete Rückbildung des AT-Winkels kann allerdings verzögert verlaufen.

Der AT-Winkel bestimmt im Wesentlichen die Grenzen des individuellen *en dehors* eines Menschen und kann durch Training nicht beeinflusst werden. Wohl können auf der Beugeseite des Hüftgelenks Gelenkkapsel und Bänder etwas gedehnt werden, wodurch sich das *en dehors* leicht verbessern lässt. Niemals wird aber dadurch aus einem schlechten ein gutes *en dehors!* Dass eine solche Dehnung der Weichteile durch das tägliche Training stattfindet, bestätigt die Beobachtung, dass häufig bei Berufsschülern im Alter von etwa 14 Jahren vorübergehend eine Differenz von etwa 5–10° im beidseitigen *en*

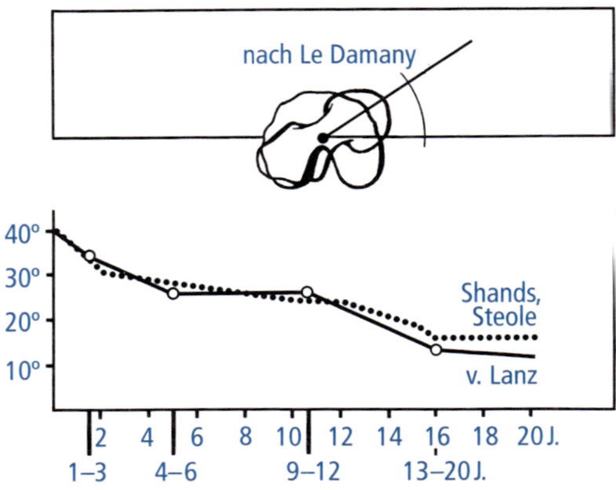

Abbildung 68: Der Rückgang der Antetorsion mit zunehmendem Alter (*nach Ledermann*).

dehors auftritt. Obgleich wie gesagt der AT-Winkel der entscheidende Faktor für ein gutes oder schlechtes *en dehors* ist, spielen noch andere anatomische Faktoren eine – allerdings untergeordnete – Rolle: Stellung und Form des *Acetabulums* (Hüftgelenkpfanne), ein stark nach vorne gekipptes Becken, die Stellung des Oberschenkelkopfes auf dem Hals.

Messung des En dehors

Die Auswärtsdrehung des Beins muss in Streckstellung der Hüftgelenke gemessen werden. Es ist heute noch vielerorts üblich, den zu Untersuchenden in Rückenlage auf den Boden zu legen und die hochgezogenen Oberschenkel nach außen zu spreizen (sogenannte *Froschstellung*). Diese Methode ergibt indes keine brauchbaren Werte, da das *en dehors* in Beugestellung der Hüfte größer ist als in Streckstellung. Die einfachste und beste Methode ist folgende: Der Tänzer legt sich in Bauchlage auf einen Tisch. Die Oberschenkel liegen parallel gestreckt. Die Kniegelenke sind im rechten Winkel gebeugt, die Unterschenkel stehen senkrecht nach oben.

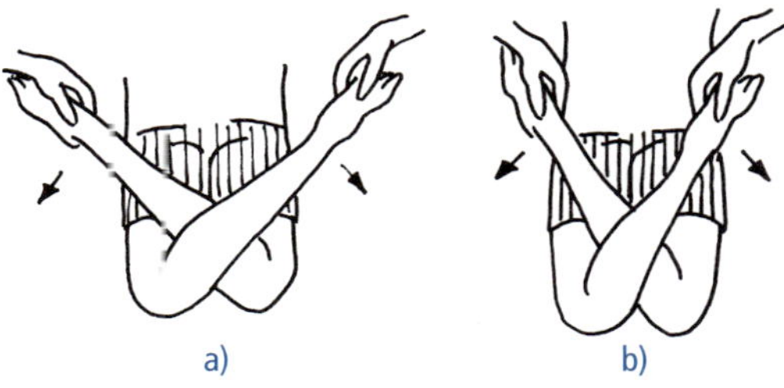

Abbildung 69: Prüfen der Außenrotation des Beins in Streckstellung der Hüfte (= En dehors). Untersuchung in Bauchlage: ein Hohlkreuz und damit eine Beugung im Hüftgelenk werden so vermieden. Die Kniegelenke berühren sich, was eine Abspreizung im Hüftgelenk unmöglich macht. Die Neigung des Unterschenkels zur Senkrechten gibt das Ausmaß der Rotationsmöglichkeit im Hüftgelenk an. Wird der Unterschenkel nach außen geneigt, so erhält man das Ausmaß der Innenrotation. Wird der Unterschenkel nach innen geneigt (zum gegenüberliegenden Bein hin), so ergibt sich die mögliche Außenrotation (*en dehors*). a) *en dehors* von nahezu 60°, wie es für den klassischen Tanz notwendig ist. b) Ein kleines, für den klassischen Tanz ungenügendes *en dehors.*

Nun werden diese kreuzweise einwärtsgedreht. Dabei muss darauf geachtet werden, dass sich die Knie nicht trennen, dass sie also bei der Einwärtsdrehung der Beine nicht nach außen rutschen – sonst ergäbe sich nur die umgekehrte Froschstellung! Die kreuzweise eingedrehten Unterschenkel bilden nun einen Winkel zur Senkrechten über den Knien.

Dieser Winkel entspricht dem Grad der möglichen Auswärtsdrehung, dem *en dehors.* Er lässt sich mit einiger Übung abschätzen oder mit einem Winkelmaß genau bestimmen. Am besten eignet sich dazu das eigens dafür konstruierte Messgerät PLURI-TOR C (siehe Anhang: Messgeräte, S. 173 f.). Es mag zunächst unlogisch erscheinen, dass für die Messung der Auswärtsdrehung die Unterschenkel *einwärts* gedreht werden, doch muss man dabei bedenken, dass der Tänzer ja auf dem Bauch liegt.

En dehors und Beweglichkeit der Hüfte

Auf der Vorderseite des Hüftgelenks liegt das bereits erwähnte *Ligamentum iliofemorale,* wegen seiner Form auch Y-Band genannt. Es verstärkt auf der Vorderseite die Kapsel des Hüftgelenks. Oberhalb des Beckens entspringend, zieht es zum Teil in die Gegend des großen Rollhügels, zum Teil etwas tiefer an den Oberschenkel. Dieses Band ist in Mittelstellung des Beins (6. Position) schraubenförmig um den Oberschenkel gewunden. Durch die Auswärtsdrehung des Beins wickeln sich die spiraligen Züge des Bandes teilweise auf und erschlaffen. Dadurch gewinnt das Hüftgelenk mehr Freiheit. Bei parallel gestellten Füßen kann das Bein um ca. 45° seitwärts geführt werden. Beim Grätschen beider Beine mit parallel gestellten Füßen wird somit ein Winkel von etwa 90° eingeschlossen. Aber auch im *en dehors* ist die Beweglichkeit im Hüftgelenk lange nicht so groß wie allgemein angenommen. Bei horizontal bleibendem Becken vermag eine erwachsene Person auch im *en dehors* das Bein nicht höher als etwa 50° seitwärts zu heben. Ein *développé à la seconde* über 50° entsteht nicht durch vermehrte Beweglichkeit im Hüftgelenk, sondern ist nur mit seitlicher Kippung des Beckens sowie Krümmung und Drehung der Lendenwirbelsäule möglich.

Wie bereits gesagt, wird das Y-Band durch Beugung des Hüftgelenks entspannt und der Umfang der Beinabspreizung erhöht. Das größte Ausmaß der Abduktion der Beine liegt bei 60° Beugung im Hüftgelenk. In dieser Stellung ist die Abduktion der Beine bis gegen 90° möglich. Die Beine können dann beinahe in eine Ebene gespreizt werden. Da die Auswärtsdrehung des Beins in Beugestellung der Hüfte größer ist, muss das *en dehors* – wie eingangs dargestellt – in Streckstellung des Beins gemessen werden.

Wirkung des En dehors auf die Muskelaktionen

Die Auswärtsdrehung des Beins ändert Lage und Wirkungsrichtung der Beinmuskulatur tiefgreifend. Die Muskeln, welche das Bein aus der Hüfte bewegen, haben ihren Ansatzpunkt am Becken und an den unteren Wirbelsäulenabschnitten. Die Wirkung von Muskeln, die ihren Ursprung am Beckengürtel haben und mit Sehnen am Ober- oder Unterschenkel enden, ändert sich je nachdem, ob die Füße parallel stehen oder im *en dehors*. Noch komplizierter wird die Änderung der Wirkungsweise bei Muskeln, die Hüfte und Knie überspringen. Dies wollen wir an einem Beispiel erläutern, das zum besseren Verständnis bewusst extrem vereinfacht ist.

Heben des Beins vorwärts mit parallelen Füßen: An der Vorderseite des Oberschenkels befindet sich u.a. ein Muskel (der *Musculus rectus femoris*), der oberhalb des Hüftgelenks seinen Ursprung am Becken hat und unterhalb des Knies am Unterschenkel ansetzt (vgl. Abb. 62). Er arbeitet in der Richtung der Hebung des Beins nach vorne und kann durch seine Aktion den Oberschenkel bis auf die Höhe des Ansatzpunktes am Becken heben, also nicht ganz bis in die Horizontale. Zugleich kann er das Knie strecken. *Anmerkung:* Die Kraft dieses Muskels ist bei gebeugtem Knie größer, da durch die Kniebeugung seine Länge gedehnt wird. Jeder Tänzer weiß, dass der Oberschenkel bei gebeugtem Knie weiter und leichter gebeugt werden kann. Wird das Bein über die Horizontale hinaus höher angehoben, so erfolgt dies nur noch durch die Muskulatur, die an Lendenwirbelsäule und an der Innenfläche der Beckenschaufel ihren Ursprung hat und zum Oberschenkel führt (*Musculus iliopsoas*).

Heben des Beins vorwärts im *en dehors*: Die bei parallelen Füßen vorne am Oberschenkel gelegenen Muskeln stehen jetzt seitlich (*à la seconde*). Damit sind keine direkten Beuger des Hüftgelenks mehr vorhanden, und andere Muskeln müssen den Beginn der Hebung vorwärts übernehmen. Es sind dies die Muskeln, welche bei paralleler Stellung der Füße auf der Innenseite der Oberschenkel liegen und diese zusammenpressen (Adduktoren). Sie haben ihren Ursprung am Schambein, also am vorderen Teil des Beckenringes, und ihre Ansätze an der gesamten Länge des Oberschenkelknochens, an deren gegenüberliegenden Innenseite. Im Gegensatz zum geraden Oberschenkelmuskel ist ihre Wirkungskraft *schräg* und somit im untrainierten Zustand wenig wirkungsvoll. Diese Muskelgruppe vermag den Oberschenkel nicht bis zur Horizontalen anzuheben. Die weitere Hebung erfolgt in der gleichen Weise wie die Hebung in Parallelstellung über die Horizontale hinaus. Was an diesem Beispiel gezeigt wird, gilt allgemein. Bei der Bewegungsarbeit in der En-dehors-Stellung ändern Muskeln und Muskelgruppen ihre Lage und erhalten dadurch eine veränderte Wirkung. Sie können ihre ursprüngliche Funktion zum Teil nicht mehr erfüllen; diese wird von anderen Muskelgruppen übernommen, während sie ihrerseits andere Funktionen übernehmen.

Trainingsschäden bei zu kleinem En dehors

Wenn das Bein über die durch seinen Antetorsionswinkel unveränderlich gegebene Möglichkeit zur Auswärtsdrehung hinausgeführt wird, kommt es nicht selten zu Beschwerden und gesundheitlichen Schäden, die das Kniegelenk betreffen. Das Hüftgelenk ist durch den speziellen Bau (Nußgelenk) und seine kräftigen Bänder weitgehend geschützt; daher kommt es hier selten zu Überlastungsbeschwerden. Diese treten dann vielmehr im Kniegelenk oder in den Fußgelenken (Knickfuß-Stellung) auf. Übermäßige Außenrotationsspannung zwischen Hüftgelenk und Fuß wirkt sich somit hauptsächlich im Kniegelenk aus. In Streckstellung ist das Knie durch seine starken Bänder geschützt. Im *demi-plié* jedoch ist die Situation völlig anders. Das Kniegelenk wird gebeugt und verliert dadurch den festen Bandschutz. Es kommt zu Überdrehungen zwischen dem Ober- und dem Unterschenkel, was zu Störungen, besonders an den inneren Band- und Knorpelstrukturen führt.

Die «normale» Außenrotation des gebeugten Unterschenkels (bis zu etwa 30°), wie sie bei einem *rond de jambe en l'air* sichtbar wird, führt üblicherweise nicht zu Gelenkstörungen. Bei forciertem Außenrotieren der Füße, das über die aus dem Hüftgelenk mögliche En-dehors-Stellung hinausgeht, entstehen Drehkräfte, welche die Belastbarkeit des Kniegelenks übersteigen. Dann sind bei weiter andauernder Überlastung Schäden zu erwarten. Der innere Meniskus, die Knorpelbedeckung des Ober- und Unterschenkelanteils, die sogenannte Semimembranosusecke, aber auch andere Strukturen können in Mitleidenschaft gezogen werden.

Aber: Bei korrekter Ausführung führt das En dehors nicht zu gesundheitlichen Schäden, weder in den Knie- noch in den Fußgelenken.

Im Folgenden soll kurz auf die häufigsten Krankheitsbilder bei unkorrektem *en dehors* eingegangen werden:

- **Vorübergehende Kniegelenksbeschwerden ohne fassbaren Befund.** Diese treten besonders dann auf, wenn Ballettschüler beispielsweise in einem Ferienkurs übermäßig gefordert werden. Sie geraten dabei nicht selten in ein Lernprogramm, das ihrem Ausbildungsstand nicht entspricht. So kommt es zu Überlastungsbeschwerden, die sich häufig im Kniegelenk äußern. Bei reduzierter Belastung verschwinden solche Schmerzen meist ohne Folgen.
- **Schädigung der Gelenkkapsel auf der Innenseite des Kniegelenks.** Hält die Überlastung der Innenseite des Kniegelenks länger an, so kann es zu einer Schädigung der Gelenkkapsel kommen. Diese äußert sich in starken Schmerzen, wobei typischerweise das Kniegelenk nicht durchgestreckt werden kann. Bei korrekter Entlastung und konservativer Therapie bilden sich diese Beschwerden meist zurück.
- **Schädigung der medialen Kniegelenksstrukturen.** Werden trotz starker Schmerzen die Belastungen bei unkorrektem *en dehors* durchgeführt, kann es zu Knorpelschäden im Bereich der inneren Knorpelstrukturen kommen. Dabei wird sowohl der Meniskus wie die Knorpelbedeckung des Ober- und Unterschenkels und eventuell sogar das Innenband geschädigt. Dieser Zustand führt zu einer dauernden Schädigung des Kniegelenks, die in einer Arthrose und Abnützung des Gelenkknorpels endet. Eine Beurteilung desselben im Röntgenbild ist nur bei belastetem Knie (im Stehen) möglich. Überdies kann es zu überdehnten Bändern (Instabilität) kommen, was eine Fortsetzung der tänzerischen Ausbildung oder des Tänzerberufs in Frage stellt.
- **Überdehnungen und Schädigungen des vorderen Kreuzbandes.** Das vordere Kreuzband erlaubt die runde Roll-Gleit-Bewegung im Kniegelenk, ohne dass es zu Schnappbewegungen in vorderer oder hinterer Richtung kommt. Wird dieses Band durch eine Verletzung geschädigt, kann es auch hier zu schwerwiegenden Funktionsstörungen (Instabilitäten) kommen.
- **Erkrankungen der Bandstrukturen, die hinter dem medialen Seitenbandkomplex liegen (Semimembranosusecke).** Damit ist der hinter dem medialen Seitenband-Komplex des Kniegelenks gelegene Einwirkungsbereich der Semimembranosussehne gemeint, einer Sehne der drei *Hamstrings* (**Abb. 70**). Dieser Muskel hat bei gebeugtem Knie eine andere Zugrichtung als in Streckstellung. Die verschiedenen Ansätze der Sehne gehen an die hintere, innere Seite des Schienbeins sowie an das innere Längsband. Einzelne Sehnenfasern gehen auch in die Gelenkkapsel über. Man vergleicht diese einzelnen Sehnenanteile mit einem Gänsefuß. Sie bilden einen wichtigen Schutzmechanismus gegen übermäßige Außendrehung des Unterschenkels. Schädigungen der Sehne selbst oder die dauernde Überlastung derselben können zu erheblichen Beschwerden führen.

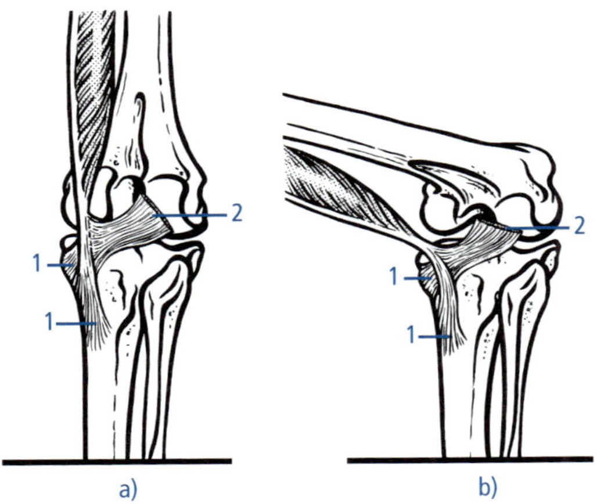

Abbildung 70: Musculus semimembranosus, Sehnenansatzstellen und Änderung der Zugrichtung bei verschiedenen Kniestellungen (rechtes Knie von hinten). a) In Kniestreckstellung unterstützt der Muskel als einer der drei *Hamstrings* die Beugung des Knies. **b) In Kniebeugestellung** hat der Muskel einen anderen Einwirkungswinkel. Er wirkt einer übermäßigen Außenrotation des Unterschenkels entgegen. Hauptsächliche Ansatzstellen der Sehnen dieses Muskels: 1 = am inneren Teil des Schienbeins (in zwei Teilen), 2 = im hinteren Teil der Kniegelenkkapsel, als *Ligamentum popliteum obliquum*. Alle drei Teile zusammen werden «tiefer Gänsefuß» (*Pes anserinus profundus*) genannt.

Alle die hier beschriebenen Knieverletzungen können zu Gelenkschwellungen (Ergüssen) führen. Ein Kniegelenk aber, das einen Erguss aufweist (Schwammknie), ist immer mehr oder weniger erkrankt und somit nicht voll belastbar. Die oben erwähnten Schädigungen haben häufig ihren Ursprung in dauernden Überbelastungen, z.B. den zahllosen *demi-pliés* des täglichen Trainings. Allen gemeinsam ist die starke Schmerzhaftigkeit. Es kann nicht genügend darauf aufmerksam gemacht werden, dass ein ungenügendes *en dehors* im Laufe der beruflichen Beanspruchung fast zwingend zu Kniegelenksschäden führen muss. Diese können zwar chirurgisch angegangen werden, die Erfolge sind jedoch zumeist bescheiden und für eine weitere Berufsausübung ungenügend. Ein durch ungenügendes *en dehors* schmerzhaft gewordenes Kniegelenk stellt im übrigen für den Tänzer eine große Unfallgefahr dar. Auch bei momentaner Schmerzfreiheit kann ein plötzlicher, heftiger Schmerz oder eine Blockierung des Kniegelenks auftreten. Dies kann völlig unerwartet geschehen, so dass der Tanzende bei der Landung nach einem Sprung oder in einer anderen Tanzbewegung einknickt und stürzt. Oft sieht dieser Vorgang wie ein echter Unfall aus und wird dann auch als solcher behandelt. Geht man der Angelegenheit auf den Grund, sind häufig vorbestehende Schäden als eigentliche Ursache des Geschehens eruierbar.

Abschließend möchte ich nochmals betonen, dass ein organisches *en dehors* zu keiner Überbelastung und damit Schädigung der Kniegelenke führt. Welche Folgerungen ergeben sich nun aus dem Gesagten für die tänzerische Ausbildung? Das soll nun noch genauer erörtert werden.

Folgerungen für die tänzerische Ausbildung

Der Tatsache, dass sich die Möglichkeiten zum *en dehors* erst am Ende der Wachstumsperiode stabil herausgebildet haben, muss jeglicher Tanzunterricht von Kindern und Jugendlichen unbedingt Rechnung tragen.

Das Kind, das in die Tanzstunde kommt, weist normalerweise nur ein kleines En dehors auf. Dieser Tatbestand muss bei jeglichem Tanzunterricht von Kindern und Jugendlichen streng respektiert werden!

Kleinkinder werden grundsätzlich mit parallelen Füßen im Ballettsaal stehen. Werden bei Kindern und Jugendlichen die Füße weiter auswärtsgedreht als es die Hüftgelenke zulassen, so ist dies noch folgenschwerer als beim Erwachsenen, und zwar aus folgenden Gründen: Erstens können die zu diesem Zeitpunkt noch offenen Wachstumszonen an den Knochen Schaden nehmen, und zweitens weist der jugendliche Körper eine höhere Flexibilität der Gelenke auf, so dass der Schutz der Gelenke durch die Bänder geringer ist als beim Erwachsenen.

Kinder und Jugendliche können noch kein *en dehors* im tänzerischen Sinne haben, da ihr Hüftgelenk der Entwicklung entsprechend noch nicht für eine extreme Auswärtsdrehung bereit ist. Für den Ballettpädagogen, der meistens ein aktiver Tänzer war, kann nicht genug betont werden, dass sein *en dehors* von den jugendlichen Schülern noch nicht ausgeführt werden kann! Er darf deshalb nicht kommentarlos mit dem *en dehors* eines Berufstänzers vor den Jugendlichen stehen und diese durch sein Beispiel anregen, das *en dehors* des Erwachsenen nachzuahmen. Wohl ist es für den angehenden Tänzer wichtig, sein Auge zu schulen, seinen Sinn für die korrekte Form herauszubilden, was oft am gekonnten Vorbild des Lehrers geschieht – nur sollte eindeutig klargestellt sein, dass das Kind die Endform des *en dehors* zur Zeit noch nicht erreichen kann, ja keinesfalls versuchen sollte, diese zu früh anzustreben.

Für das sich langsam bildende *en dehors* lassen sich für die verschiedenen Altersstufen keine allgemeingültigen Maße aufstellen, denn in jeder Alterskategorie gibt es Jugendliche mit kleinerem und größerem *en dehors*. Auch stimmt das Kalenderalter der jungen Menschen im Wachstumsalter oft nicht mit dem Entwicklungsalter überein. Dreizehnjährige können entwicklungsmäßig schon weitgehend ausgewachsen sein oder aber auch einem Zehnjährigen entsprechen. Es ist deshalb Aufgabe des Ballettpädagogen, herauszufinden, welche Auswärtsdrehung bei jedem einzelnen der Schüler im Augenblick möglich ist. Nur so kann das schädliche Forcieren vermieden werden. Es gibt indes auch in jeder Altersstufe Kinder, deren Hüftgelenk ein verhältnismäßig gutes *en dehors* bereits zulässt. Dann wäre es natürlich töricht, die Möglichkeiten dieser Begünstigten nicht zu nutzen, um Muskulatur und Placement entsprechend zu schulen, nur weil ihre Altersgenossen noch nicht so weit sind!

Man kann die individuellen Möglichkeiten für das *en dehors* auf folgende Weise feststellen: Die Schüler stehen mit dem Gesicht zur Wand, die Hände sind *leicht* auf die Stange gelegt. Sie drehen Beine und Füße auswärts, *ohne zu forcieren.* Dies gibt erste Anhaltspunkte, wobei zumeist große Unterschiede zwischen den Schülern einer Klasse festzustellen sind.

In Bezug auf das *en dehors* besteht ein wesentlicher Unterschied, ob der Tänzer die Kunst als Beruf oder als Freizeitbeschäftigung ausüben möchte. *Hobby- und Laientänzer* suchen häufig die orthopädische Sprechstunde wegen Knieschmerzen auf. Meist handelt es sich um Überdehnungen im Bereich der Semimembranosusecke. Diese «Verstauchungen» des hinteren Anteils der Knie-Innenseite pflegen bei Schonung rasch zu verschwinden, d.h. wenn also die Überdrehung des Unterschenkels im *demi-plié* vermieden wird. Werden diese Hobbytänzer auf die beschränkte Möglichkeit ihres *en dehors* hingewiesen und zeigt man ihnen in der Sprechstunde die Grenze der ihnen möglichen Auswärtsdrehung der Beine in allen fünf Positionen, dann kann bei Beachten dieser ärztlichen Anweisungen der Ballettunterricht mit seinem guten Einfluss auf Körperhaltung und Charakter unbeschadet weitergeführt werden!

Auch bei intensivem tänzerischen Training als Hobby ist es nicht von allzu großer Bedeutung, wenn die Auswärtsdrehung der Füße weniger als 180° beträgt (gemeint ist damit der von beiden Füßen gebildete Winkel), solange das *Placement* stimmt. Die 5. Position, die bei unvollständigem *en dehors* unschön wirkt, kann durch die 4. Position ersetzt werden. Es ist wünschenswert, dass der Arzt mit dem Ballettpädagogen Kontakt aufnehmen und die Zusammenhänge erklären kann. Seriöse Ballettschulen sind für solche Hinweise dankbar – denn diese kommen ihren Schülern zugute und ermöglichen es ihnen, mit ungetrübter Freude am klassischen Unterricht teilzunehmen. Beim Berufstänzer dagegen wird ein vollkommenes *en dehors* verlangt. Die Füße müssen in allen Positionen in einer Linie stehen, also total um 180° auswärts gedreht sein.

Wie im vorigen bereits dargestellt, setzt dies einen besonderen Knochenbau des hüftnahen Endes des Oberschenkelknochens voraus, also einen kleinen AT-Winkel, und es sei noch einmal betont:

Das En dehors ist weitgehend vom Knochenbau abhängig und lässt sich durch das Training nicht wesentlich beeinflussen.

Auch forcierte Maßnahmen bringen keine entscheidende Besserung der Auswärtsdrehung, da die Gelenkbänder des Hüftgelenks so stark sind, dass sie sich selbst durch intensivstes Training nur unbedeutend dehnen lassen. Dass durch das Training indes eine *leichte* Dehnung stattfindet, zeigt folgende Beobachtung: Bei der Reihenuntersuchung von 14- bis 15-jährigen Berufsschülern, die sich in intensivem Training an einer Berufsschule befanden, trat bei ca. zwei Drittel der Untersuchten eine leichte Seitendifferenz des *en dehors* zutage, die bis zu maximal 10° betrug. Bei jüngeren Schülern wie auch bei älteren Tänzern sind solche Seitenunterschiede jedoch viel seltener. Diese Befunde interpretiere ich dahingehend, dass in der Zeit intensiven Trainings die Bänder tatsächlich etwas gedehnt werden können, wobei hier – wie überall am Körper möglich – die eine Seite stärker forciert wurde. Einem Ballettschüler, der Berufstänzer werden möchte, muss so früh wie möglich gesagt werden, ob sein *en dehors* nach Abschluss des Wachstums für die professionellen Anforderungen des klassischen Balletts ausreichen kann. Eine solche Voraussage kann etwa bei 10- bis 12-jährigen mit genügender Sicherheit und Genauigkeit gemacht werden, allerdings nicht aufgrund der Intuition selbst eines guten Lehrers, sondern *nur aufgrund einer fachärztlichen Untersuchung*. Für die entscheidende berufliche Weichenstellung ist dies früh genug. Sollte ein ungenügendes *En dehors* zu erwarten sein, ist dem Schüler so früh und unerbittlich wie möglich von der tänzerischen *Berufsausbildung* – nicht aber vom Tanzen als solchem – abzuraten.

Welches ist nun für den heutigen Tänzer die geeigneteste Form der Auswärtsdrehung? Je kleiner der AT-Winkel, desto besser ist, wie ausführlich dargestellt, die Außenrotation des Beins und um so größer das *en dehors*. Vermehrte Außenrotation geht auf Kosten der Innenrotation; jede Auswärtsdrehung der Hüfte geht auf Kosten der *Einwärtsdrehung*. Die Summe von Außen- und Innenrotation im gestreckten Hüftgelenk bleibt mit 81° immer gleich (Hamilton et al., Baumann et al.).

In extremen Fällen kann der Schenkelhals sogar leicht nach hinten gedreht sein. Dann entsteht ein überaus großes *en dehors*, jedoch ist die Einwärtsdrehung des Beins sehr erschwert oder kann gar verhindert sein. Menschen mit solchen Hüften sind beispielsweise beim Bergaufgehen stark behindert.

Müssen nun Tänzer mit extrem weitem *en dehors* in neoklassischen Choreographien mitwirken, wo oft auch parallele Fußstellungen und Innenrotationen verlangt werden, so leiden sie häufig unter Schmerzen im Hüftbereich, und man sieht sie hinkend von den Proben schleichen! In der heutigen Zeit muss ein Tänzer jedoch *allen* künstlerischen Anforderungen der Tanzbühne gewachsen sein, und aus diesem Grund ist ein kleiner AT-Winkel, welcher ein gutes *en dehors* und eine noch beschwerdefreie Innenrotation ermöglicht, die beste anatomische Voraussetzung für einen Berufstänzer.

Außerhalb des Ballettsaals

Wie sieht es nun für den Tänzer und Tanzschüler im Alltagsleben aus – beim Gehen auf der Straße, beim Sport, im Schulturnen?

Für ein *en dehors* werden durch das Tanztraining vor allem die Außenrotatoren des Hüftgelenks, also die das Bein nach auswärts drehende Hüftmuskulatur gestärkt. Im Abschnitt über die Wirkung des *en dehors* auf die Muskulatur von Rumpf und Bein haben wir gesehen, dass im *en dehors* andere Muskeln mit anderem Muskelspiel bei den Bewegungen des Beins tätig sind. Diese Muskeltätigkeit im *en dehors* entspricht nicht derjenigen des alltäglichen Ganges. Schon *Noverre* wies zu Beginn seines bereits zitierten 12. Briefes auf die Tatsache hin, dass sich der Tänzer dieses «unnatürliche» Muskelspiel nur durch langes Training aneigne. Ist es ihm zur Gewohnheit geworden, dann erkennt man den Tänzer an Beinstellung und Gang meist mit Leichtigkeit unter vielen anderen Menschen auf der Straße (**Abb. 71**). Vielerorts herrscht nun die Ansicht, dass junge Tänzerinnen angehalten werden sollen, auf der Straße *ohne en dehors*, also wie «normale Menschen» zu gehen. Mein Rat ist jedoch, die jungen Leute so gehen zu lassen, *wie es ihrem Muskelspiel entspricht!* Das Erlernen des klassischen Tanzes ist so schwer und mit so vielen Härten verbunden, dass jede unwichtige,

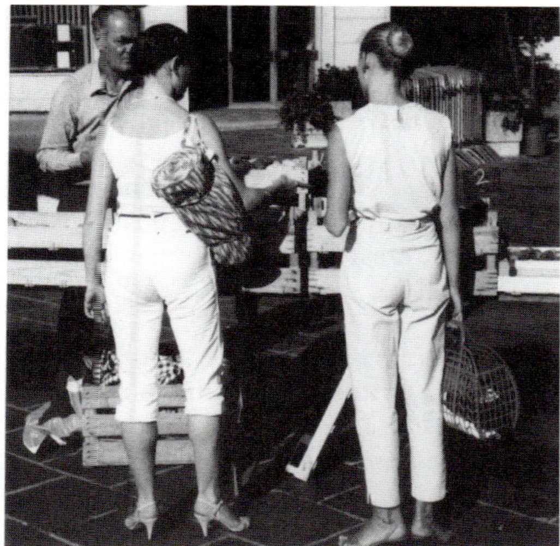

Abbildung 71: Tänzerinnen im Alltag. Das Foto zeigt zwei Ballettschülerinnen der fortgeschrittenen Stufe beim Einkaufsbummel in Lugano während eines Sommerkurses. Auch in dieser «entspannten» Situation haben die Außenrotatoren der Hüftgelenke das Übergewicht. Dies ist eine Eigentümlichkeit in Haltung und Gang der Tänzerin, welche nicht korrigiert werden muss.

ja unnötige zusätzliche Belastung zu vermeiden ist.

Schulturnen und verschiedene Sportarten, insbesondere das Skifahren, setzen das Training anderer Muskelgruppen voraus als im Tanz. Während der tänzerischen Ausbildung sollte das so notwendige Kräftigen der Außenrotatoren und das übrige vom *en dehors* beeinflusste Muskelspiel nicht gegenteilig beeinflusst werden. Während der intensiven tänzerischen Ausbildung ist es deshalb nicht selten erforderlich, Ballettschüler vom Schulturnen dispensieren zu lassen. Leider fehlt bei den Schulbehörden, ja selbst bei den für den Turnunterricht verantwortlichen Lehrern noch oft das notwendige Verständnis für die Belange dieser Schüler. Gelegentlich kann hier eine Kontaktaufnahme des Arztes mit den Verantwortlichen hilfreich sein.

Wer sich wirklich ernsthaft dem Tanz als Beruf und Lebensaufgabe verschrieben hat und die hier beschriebenen Zusammenhänge kennt, wird sicher bereit sein, auf Skifahren und andere die Ausbildung nachteilig beeinflussende Sportarten zu verzichten.

11.5 Der Sprung

Tanz bedeutet Bewegung. Doch die Aktion einzelner Muskeln in sich allein ergibt noch keine tänzerische Bewegung: Diese entsteht erst durch das *Zusammenspiel* mehrerer zum Teil gegensinnig wirkender Muskeln zu einer Bewegungsfolge. Die Bewegungsvielfalt wird erst verständlich, wenn man die Wirkung im Zusammenhang betrachtet. Dieses Zusammenwirken mehrerer Muskeln in einem Bewegungsablauf soll am Beispiel des Sprungs genauer aufgezeigt werden. Die Ausführungen beziehen sich dabei auf den *vertikalen Sprung von beiden Füßen auf beide Füße.* Mit Grundkenntnissen der Anatomie und der mechanischen Gesetze wollen wir den Sprung des Tänzers analysieren, um daraus zu erkennen, wie die Leistung verbessert werden kann und Fehler zu vermeiden sind (**Abb. 72**).

Im Sprung sind die Bewegungen von Ober- und Unterschenkel untrennbar mit den Bewegungen des Fußes verbunden. Die Basis für den Sprungimpuls sind die Muskeln der Fußsohle. Der Sprung beginnt und endet immer im *demi-plié.* Er besteht aus:

- Vorbereitung
- Absprung
- Flug
- Landung.

Wir werden nun für jede dieser Phasen die wichtigsten Muskeln in ihrem Kraftaufwand (Kontraktion) oder ihrer Dehnung (Extension) betrachten, obwohl die einzelnen Phasen natürlich stets ineinander übergreifen.

Vorbereitung

Der Sprung beginnt immer im *demi-plié.* Dieses besteht in einer Beugung des Hüft- und Kniegelenks sowie Streckung des oberen Sprunggelenks (d.h. Hebung des Vorfußes). Die Muskeln, welche den Impuls für den nachfolgenden Sprung

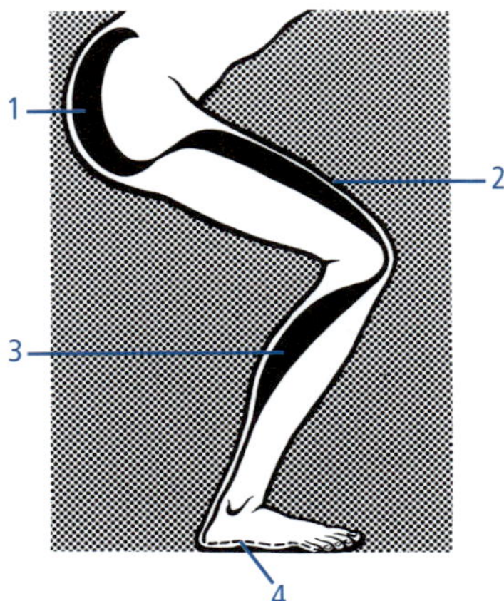

Abbildung 72: Muskelkette. Gemeinsam an einer Körperbewegung beteiligte Muskelgruppen nennt man Muskelschlingen oder Muskelketten. Es können Antagonisten oder Synergisten sein. Nur durch das fein abgestimmte Zusammenspiel dieser Muskeln entsteht ein ästhetischer Bewegungsablauf. Die Muskelketten leisten bei Körperbewegungen mehr als die Ursprünge und Ansätze der einzelnen Muskeln vermuten lassen. Die Abbildung zeigt das Beispiel einer Muskelkette beim Absprung aus dem *demi-plié* (*hier* mit parallelen Füßen). Die hauptsächlichen zusammenwirkenden Muskeln sind: 1 = großer Gesäßmuskel. Er bewirkt eine Streckung der Hüfte (und wird deswegen auch «Treppensteigermuskel» genannt). 2 = *Musculus quadriceps femoris.* Er bewirkt eine Streckung des Knies. 3 = Oberflächliche und tiefe Wadenmuskulatur. Diese beugt den Fuß. 4 = Kurze Muskeln der Fußsohle. Diese stoßen den Fuß vom Boden ab.

geben, befinden sich im *demi-plié* in Extension und sind somit für die nachfolgende Kontraktion bereit. Es sind dies folgende Muskeln und Muskelgruppen:

- für die Streckung des Hüftgelenks die Gesäßmuskulatur
- für die Streckung des Kniegelenks der *Musculus quadriceps femoris* auf der Vorderseite des Oberschenkels
- für die Beugung des Fußes im oberen Sprunggelenk der Wadenmuskel
- für die Beugung des Fußes die Muskeln der Fußsohle.

Ein tiefes *demi-plié* begünstigt die kräftige Kontraktion dieser Muskeln und bestimmt Kraft und Dauer des Sprungs. Die Basis für den Impuls des Sprungs ist die Fußsohle. Der Fuß muss vorerst breiten Kontakt mit dem Boden suchen, denn dadurch verlängern sich die Fußmuskeln und sind für die nachfolgende Kontraktion bereit. Sie pressen in Vorbereitung des Sprungs die Ferse auf den Boden.

Absprung

Der Impuls für den Sprung wird durch die explosionsartige Kontraktion der aufgeführten Muskeln bestimmt. Für diesen Bewegungsablauf werden, wie für andere Bewegungsabläufe auch, eine Anzahl verschiedener Muskeln zu einer funktionellen Einheit zusammengekoppelt. In den häufig ausgeführten *demi-pliés* des Ballettsaals werden diese Koordinationen zu einer Automatik eingeübt, sozusagen «eingeschliffen».
Zur Arbeit des Kniestreckers *Musculus quadriceps femoris:* Wichtig ist neben der raschen Kontraktion für den Absprung auch eine gute Dauerkontraktion: die Wadenmuskulatur hat bei gestrecktem Knie eine bessere Ausgangslage, denn ein Teil des Wadenmuskels (*Musculus gastrocnemius*) entspringt ja am Oberschenkel. Bei gestrecktem Knie wird dieser gedehnt und erhält so einen größeren Wirkungsgrad. Ein gutes Sprungvermögen setzt deshalb vollständige Streckbarkeit des Knies voraus. Durch Kräftigung des Kniestreckers entwickelt sich die charakteristische Rundung auf der Vorderseite des Oberschenkels. Der Muskel vergrößert sich vor allem bei häufigen hohen Sprüngen; diese sind deshalb für die Tänzerin aus ästhetischen Gründen nicht angebracht.
Zur Arbeit des *Wadenmuskels:* Er beugt den Fuß im oberen Sprunggelenk (d.h. er senkt den Vorfuß), und dies ergibt die eigentliche Triebfeder des Sprungs. Die Elastizität der Muskelfasern bestimmt weitgehend die Höhe des Sprungs. Bleibt die Ferse während des *demi-pliés* nicht fest auf dem Boden oder erreicht sie bei einem *changement de pied* nicht nach jedem Sprung vollständig den Boden, so kann der Wadenmuskel nicht seine volle Kraft entfalten. Vor allem aber bleibt er bei diesem Fehler immer in Kontrak-

tion, denn er kann sich zwischen zwei Sprüngen nicht entspannen. Dicke Waden bei Tänzern sind oft die Folge.

Es gibt verschiedene Typen von Wadenmuskulatur: den kurzen, breiten Wadenmuskel mit langer Achillessehne oder den langen Wadenmuskel mit kurzer Achillessehne. Der erstgenannte Typus ist eine gute Voraussetzung für das Sprungvermögen. Die lange Sehne, welche sich ja im Gegensatz zum Muskel nicht verlängern kann, bedingt eine kräftige Dehnung der Muskelfasern vor dem Absprung und führt zu einer kraftvollen, explosionsartigen Kontraktion der Wadenmuskel. Bei einem langen Wadenmuskel mit kurzer Achillessehne ist das Sprungvermögen wohl beeinträchtigt, doch ist dieser Typus für Dauerkontraktion (Arbeit auf Halbspitze und Spitze) geeigneter. Lange Achillessehne mit kurzem Muskel oder kurze Achillessehne mit langem Muskel bestimmen den Sprungstil des Tänzers; Elan und Auftrieb des Sprungs werden durch die vorgegebene Beschaffenheit der Wadenmuskulatur bestimmt.

Die Kraft des Wadenmuskels, die durch die Achillessehne auf das Fersenbein übertragen wird, ist es, welche die Ferse vom Boden abhebt. Die Wirkung dieser Kraft hängt einesteils, wie wir schon erwähnt haben, von der Wadenmuskulatur ab, anderenteils ist die Länge des Hebelarms, welche die Ferse vom Boden abhebt, von großer Bedeutung. Je länger der Hebelarm, um so größer ist die Wirkung der Wadenmuskulatur. Eine große Ausbildung des dorsalen Anteils des Fersenbeins, eine große Höhe der Ferse zum Knöchel bei kurzem Fuß sowie eine lange kräftige Achillessehne geben die besten Voraussetzungen für ein großes Sprungvermögen (z.B. der Fuß von *Vaslav Nijinski*, 1888–1950).

Die Muskeln der Fußsohle: Basis für den Impuls des Sprungs ist die Fußsohle. Die Kraft des Wadenmuskels überträgt sich auf den Vorfuß und die Zehen. Vor allem die Großzehe gibt den Endschwung, wenn der Fuß den Boden verlässt. Die Kraft des Fußes hängt dabei von den kleinen Fußmuskeln ab, die zu den Grundphalangen (Grundgliedern) ziehen, aber auch die langen Zehenbeuger, die zu den Endphalangen ziehen, sind am Absprungimpuls beteiligt. Besonders der sehr kräftige Großzehenbeuger, der zuvor die Großzehe auf den Boden gedrückt hat, dient jetzt als Feder.

Die Beugung des oberen Sprunggelenks durch die Wadenmuskulatur und die Kraft der Muskulatur der Fußsohle arbeiten eng miteinander. Die für die Kraft des Sprungs so wichtige Fußsohlenmuskulatur darf nicht durch zu sehr versteifte Schuhsohlen beeinträchtigt werden.

Flug

Dieser ist charakterisiert durch *élévation* und *ballon. Elévation* ist Höhe und Kraft des Sprungs; sie ist abhängig von der Muskelarbeit der Beine sowie der Kraft der Fußmuskulatur. Sind die Muskeln der Fußsohle schwach, so müssen die die Hüfte und das Knie bewegenden Muskeln übermäßig arbeiten, und der Oberkörper läuft Gefahr, aus dem Gleichgewicht zu geraten. Eine Schwäche der Beinmuskulatur kann auch nicht durch Hochziehen der Schultern korrigiert werden. *Ballon* bedeutet das scheinbare Schweben des Tänzers in der Luft, wobei er eine Pose oder eine Stellung einnimmt. Beim Zuschauer entsteht der Eindruck, der Tänzer stehe für kurze Zeit in der Luft still. Anatomisch gesehen wird dieser Eindruck durch ein tiefes *demi-plié* und durch ein Strecken des Körpers erzielt.

Landung

Beim Landen berührt zuerst der Vorfuß den Boden. Der Kniestrecker, der Wadenmuskel und die Muskeln der Fußsohle werden nun zu *Widerstandsmuskeln.* Sie bremsen die Wucht des Aufschlags, indem sich der Oberschenkel in der Hüfte und der Unterschenkel im Knie beugen und der Fuß sich im oberen Sprunggelenk streckt (d.h. den Vorfuß hebt). Der Widerstand der Fußsohlenmuskeln bewirkt die Elastizität des Fußgewölbes. Der Aufschlag nach einem Sprung wird aber in erster Linie durch Wadenmuskulatur und Achillessehne aufgefangen und neutralisiert. Dies schützt den Bewegungsapparat des Tänzers vor Schäden.

12. Bewegungen des Fußes

12.1 Dynamische Anatomie der Fußbewegungen

Das gesamte Körpergewicht des Menschen ruht auf den Füßen. Durch sie sind wir mit der Erde verbunden. Sie ermöglichen Stand, Gleichgewicht und Fortbewegung und fangen das Gewicht nach einem Sprung elastisch auf. All dies wird möglich durch den besonderen Bau des Fußes. Unsere Zivilisation schenkt dem Fuß indes nur geringe Beachtung. Ungeeignetes Schuhwerk, mangelnde Bewegungsmöglichkeiten, das «Pflastertreten» – all dies führt schon frühzeitig zu Veränderungen des Fußes, so dass heute der ideal-gesunde Fuß eher die Ausnahme ist. Für den Tänzer folgert daraus, dass er auch außerhalb des Ballettsaals seinem Fuß entsprechende Aufmerksamkeit und Pflege widmen sollte. Für den Ballettpädagogen liegt hier eine dankbare Aufgabe, bei seinen jungen Schülern auf richtiges Schuhwerk zu achten und in ihnen Verantwortung für sorgsame Behandlung ihrer Füße zu wecken. Im professionellen Tanz ist der Fuß natürlich besonders großen Anforderungen ausgesetzt. Neben dem Tanz auf der Spitze ist es auch die überwiegende Belastung des Vorfußes auf Halbspitze, die den Fuß in außergewöhnlichem Maße beanspruchen und denen er dennoch mit größtmöglicher Leichtigkeit und Lockerheit genügen soll. Gelingt dies, so hat auch der Fuß großen Anteil an der Faszination der tänzerischen Leistung. Es gab Zeiten, in denen der Fuß einer Tänzerin Gegenstand höchster Verehrung war. Dies finden wir vor allem in der Romantik, wo Champagner aus dem Schuh der Angebeteten getrunken wurde und wo die sinnliche Wirkung des tanzenden Fußes wie im Fall der Tänzerin *Fanny Elssler* (1810–1884) zu einem ausgesprochenen Fußfetischismus führte.

Es besteht eine allgemeine Tendenz, den Tanz auf der Spitze für jegliche Fußschäden von Tänzerinnen verantwortlich zu machen. Wenn aber Körper und Fuß durch mehrjähriges Training korrekt vorbereitet sind, dann stellt das Tanzen auf der Spitze keine besondere Gefahr dar. Nur wenn der Spitzentanz mit falscher oder ungenügender Technik ausgeführt oder in zu jungen Jahren begonnen wird, kommt es zu den typische Schädigungen des Fußes. Um diese und

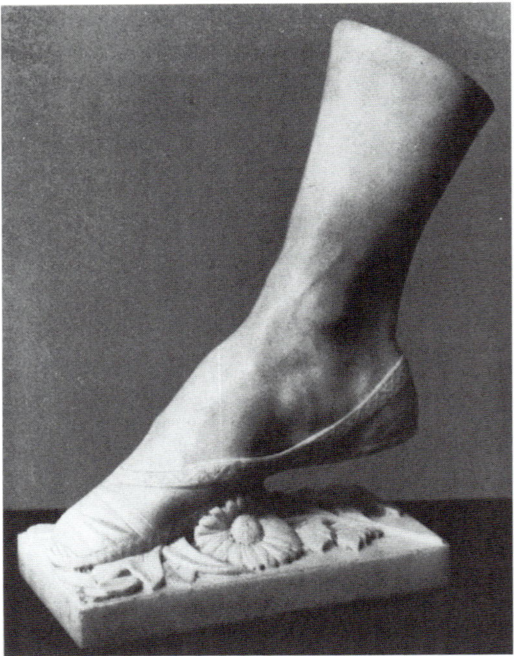

Abbildung 73: Fuß von Fanny Elssler. Eines der vielen Zeichen höchster Verehrung des Fußes dieser berühmten Tänzerin. Marmorplastik der französischen Bildhauerin *Felicie de Fauveau,* (1847). Österreichische Theatersammlung, Wien.

andere Schäden des Fußes zu verhüten, müssen Tänzer und Tanzpädagoge stets auf saubere Technik, zweckmäßige Belastung und einen geeigneten Boden achten.
Für das Verständnis der folgenden Ausführungen ist zu beachten, dass das Heben der Fußspitze *Extension* genannt wird, das Senken der Fußspitze als *Flexion* oder *Plantarflexion* (*planta pedis* = Fußsohle) bezeichnet wird:

Heben des Fußes = Extension,
Senken des Fußes = Flexion.

Dies bedeutet, in der Extension senkt sich die Ferse, in der Flexion hebt sie sich.

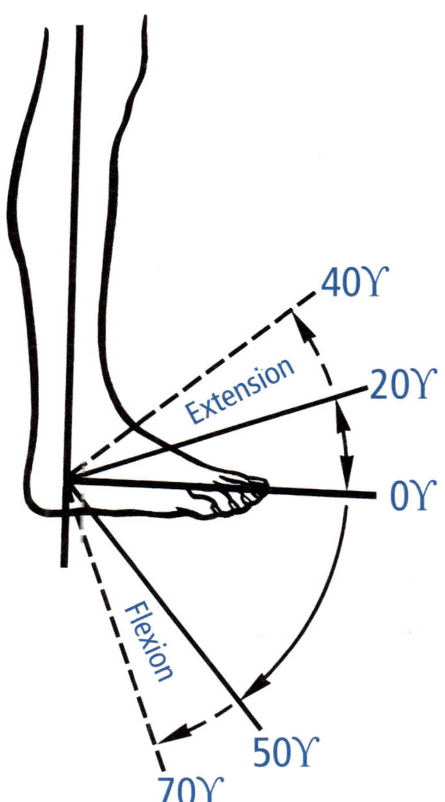

Abbildung 74: Bewegungen im oberen Sprunggelenk. Heben der Fußspitzen (Streckung = Extension), Senken der Fußspitzen (Beugung = Flexion).

Fuß und Sprunggelenk

Für die tänzerische Ausbildung ist eine besondere angeborene Fußform notwendig. Die äußere Fußform ist oft nicht identisch mit dem, was das Röntgenbild zeigt. Durch die tänzerische Ausbildung wird der Fuß indes mehr als andere Körperteile in Form und Bewegung verändert, und der Fuß des jugendlichen Tänzers muss die Fähigkeit haben, sich während der tänzerischen Ausbildung den trainingsbedingten Veränderungen anzupassen. Gewisse Fußtypen sind für den Tanz ungeeignet. Dies ist eine Tatsache, an der sich auch durch Schulung nichts ändern lässt.

Das obere Sprunggelenk

Das obere Sprunggelenk verbindet den Unterschenkel mit dem Fuß (**Abb. 75**). Schienbein und Wadenbein bilden eine Gabel. Der äußere Knöchel ist das Ende des Wadenbeins, der innere Knöchel ist das Ende des Schienbeins. Es sind dabei drei mit hyalinem Knorpel überzogene Gelenkflächen ausgebildet, die Innenseite der beiden Knöchel sowie die dazwischenliegende Mulde. In die von den beiden Knöcheln gebildete Zange passt die Gelenkrolle des Sprungbeins. Diese ist vorne um etwa 9 mm breiter als hinten. Beide Knöchel sind untereinander wie auch seitlich durch feste Bandsysteme mit dem Sprung- und Fersenbein verbunden. Diese Anordnung ermöglicht ausschließlich Scharnierbewegungen: Heben des Fußes (*Extension*) und Senken des Fußes (*Flexion*). Seitliche Bewegungen sind im gesunden oberen Sprunggelenk nicht möglich. Für seitliche Bewegungen des Fußes sind die Gelenke des Rückfußes nötig.
Die Hebebewegung des Fußes endet nicht abrupt. Das obere Sprunggelenk ist so gebaut, dass die Endphase der Hebung elastisch ist. Diese elastische Bremszone entsteht dadurch, dass in Extension, also wenn der Fuß kräftig angehoben wird (*demi-plié*), der vordere breite Teil der Sprunggelenkrolle in die von den Knöcheln gebildete Gabel eingeklemmt wird. Durch diesen Mechanismus entsteht eine federnde Bremswirkung beim Heben des Fußes.
In der Flexion, beim Senken des Fußes also (*relevé*), gelangt die hintere, schmalere Partie der

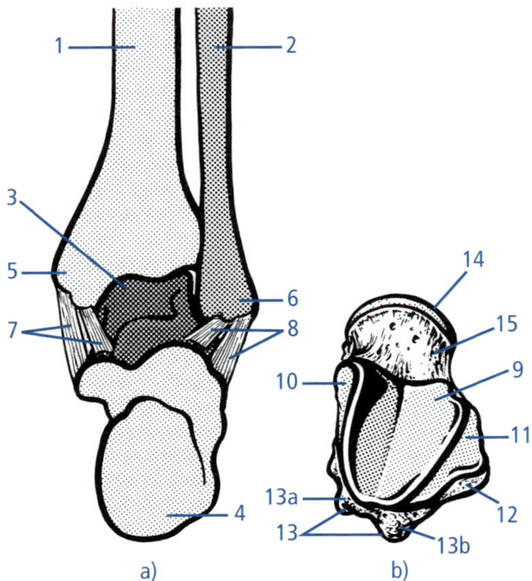

Abbildung 75: Rechtes oberes Sprunggelenk a) von hinten. 1 = Schienbein, 2 = Wadenbein, 3 = Sprungbein (*Talus*), 4 = Fersenbein *Calcaneus*), 5 = innerer Knöchel (*Malleolus medialis*), 6 = äußerer Knöchel (*Malleolus lateralis*), 7 = mediales (inneres) Bandsystem (*Ligamentum mediale* oder *deltoideum*), 8 = laterales (äußeres) Bandsystem. Die seitlichen Bänder (inneres und äußeres Bandsystem) sind schematisch dargestellt. **b) Sprungbein von oben.** Der Sprungbeinkörper hat drei Gelenkflächen: 9 = obere, rollenförmige Gelenkfläche (*Trochlea tali*) für die untere Fläche des Schienbeins. Diese Gelenkfläche ist vorne breiter als hinten (Bremsmechanismus beim *demi-plié*). 10 = innere (mediale) Gelenkfläche für den inneren Knöchel, 11 = äußere (laterale) Gelenkfläche für den äußeren Knöchel, 12 = äußerer Fortsatz, 13 = hinterer Fortsatz mit zwei Höckerchen (a = inneres, b = äußeres). Das äußere Höckerchen kann selbständig sein und als sog. *Os trigonum* dem Tänzer beim *relevé* Beschwerden verursachen; 14 = Kopf, 15 = Hals.

Gelenkrolle in die Knöchelgabel. Die federnde Bremswirkung der Bewegung fehlt deshalb. Eine Lockerung des Gelenkschlusses tritt dabei nicht auf, da der äußere, vom Wadenbein gebildete Knöchel durch Rotation und leichte Verschiebung nach rückwärts sich dem hinteren, schmäleren Teil der Rolle des Sprungbeins anpasst. Der innere Knöchel ergibt einen starren Anschlag, der äußere dagegen weist soviel Beweglichkeit auf, dass er sich der Breite der Sprunggelenkrolle anpasst. Diese vor allem für das *demi-plié* und das *relevé* so wichtige funktionelle Anpassung des vom Wadenbein gebildeten äußeren Knöchels ist möglich, weil das Wadenbein gegenüber dem Schienbein nicht starr, sondern straff-elastisch fixiert ist und dadurch eine Drehung und Rückwärtsverschiebung ermöglicht. Nach neuerer Ansicht ändert sich die Breite der Knöchelgabel während der Bewegungen des oberen Sprunggelenks nicht.

Am Sprungbein und an den Knöcheln gibt es keine Ansatzstellen von Muskeln und Sehnen.

Das obere Sprunggelenk wird nur durch die Knochenführung und die an ihm vorbeiführenden Sehnen sowie durch Bänder stabilisiert. Die Stabilität dieses Gelenks hängt von der einwandfreien Funktion dieser Bänder wie auch von Stellung und Funktion der Knöchel, vor allem des äußeren Knöchels ab. Ein Bruch insbesondere des äußeren Knöchels erfordert eine genaue Wiederherstellung der ursprünglichen Länge und Stellung, zumeist durch Operation. Durch Verstauchung gelockerte Bänder des oberen Sprunggelenks müssen in der ursprünglichen Länge heilen können. Dies ist für den Tänzer natürlich von besonderer Wichtigkeit, da seine oberen Sprunggelenke durch die Extremstellungen im *demi-plié* und auf Halbspitze und Spitze besonders stark beansprucht werden. Dies erklärt auch die Forderung, dass junge Menschen, die das Tanzen zu ihrem Beruf machen wollen, auf solche Sportarten verzichten müssen, die eine besondere Gefährdung des oberen Sprunggelenks mit sich bringen.

Die im oberen Sprunggelenk möglichen Scharnierbewegungen sind beschränkt und dies von Mensch zu Mensch in verschiedenem Maße. Die Winkel werden aus der Neutralnullstellung gemessen, d.h. wenn die Fußsohle rechtwinklig zur Unterschenkelvorderfläche steht. Die *Aufwärtsbewegung des Vorfußes* (Streckung) beträgt etwa 20°, wobei der unvorbereitete Tänzer sich kaum vom Nichttänzer unterscheidet. Durch das Aufwärmen mittels *aktiver* Muskeltätigkeit (in besonderen Übungen, nicht nur Stretching) kann die Temperatur der Wadenmuskulatur erhöht und deren Dehnbarkeit vergrößert werden. Dadurch kann das *demi-plié* verbessert werden, bei einzelnen Tänzern bis auf 40°. Auch hier bestehen große individuelle Unterschiede. Nach einigen Stunden ist diese durch das Aufwärmen erzielte Wirkung allerdings wieder verschwunden.

Die *Abwärtsbewegung des Vorfußes* (Beugung) beträgt beim Nichttänzer 50°. Diese Abwärtsbeweglichkeit genügt für den Tänzer indes nicht. Im *relevé*, auf Halbspitze sowie auf Spitze muss der Fuß in Verlängerung der Unterschenkelvorderfläche stehen, wozu eine Senkung des Vorfußes von mindestens 70° erforderlich ist. Durch tägliche Übungen lässt sich diese vermehrte Extension des Fußes erreichen.

Außerordentlich wichtig ist bei diesen Winkelangaben, dass die Hebung, vor allem aber die Senkung des Fußes im *oberen Sprunggelenk* stattfindet! Durch Mitbeteiligung der im Folgenden näher beschriebenen Fußwurzelgelenke und Wölbung der Fußsohle kann die Senkung verstärkt werden, doch sind dies nicht die im Tanz verlangten Bewegungen im oberen Sprunggelenk.

Die *Achse* des oberen Sprunggelenks liegt ca. 2 cm oberhalb der Spitze des äußeren Knöchels. Dieser äußere Knöchel ist gegenüber dem inneren Knöchel nach rückwärts verlagert, was bedingt, dass die Achse des oberen Sprunggelenks verglichen mit der Kniegelenkachse schräg nach außen gerichtet ist. Der menschliche Fuß ist somit mehr oder weniger stark nach außen gerichtet, meist 15°–20°. Normalerweise beträgt bei ungezwungenem aufrechtem Stand (Kniescheiben nach vorne gerichtet) der von beiden Füßen eingeschlossene Winkel etwa 40°. Die Auswärtsdrehung der Sprunggelenkachse gegenüber der Kniegelenkachse ist starken individuellen Schwankungen unterworfen. Ich selbst habe Extremwerte von 0° bis 35° messen können. Eine natürliche große Auswärtsdrehung der Füße ist für die Positionen des klassischen Tanzes sehr nützlich. Bei Extension des Fußes (*demi-plié*) rotiert der Fuß etwas nach innen, bei Flexion (*relevé*) etwas nach außen.[5]

Der Fuß: Knochen und Gelenke

Das Knochengerüst des Fußes besteht aus 28 Knochen. Diese unterteilen sich in:

- Fußwurzel oder Rückfuß
- Mittelfuß
- Vorfuß oder Zehen.

Der Rückfuß setzt sich zusammen aus Sprungbein, Fersenbein, Kahnbein, Würfelbein und den drei Keilbeinen. Der Mittelfuß besteht aus den fünf röhrenförmigen Mittelfußknochen, der Vorfuß aus den Zehen. Die Großzehe setzt sich aus zwei, die übrigen Zehen aus je drei Gliedern zusammen. Unter dem Grundgelenk der Großzehe liegen die zwei linsengroßen Sesambeine. Diese 28 Knochen des Fußes sind durch Bänder

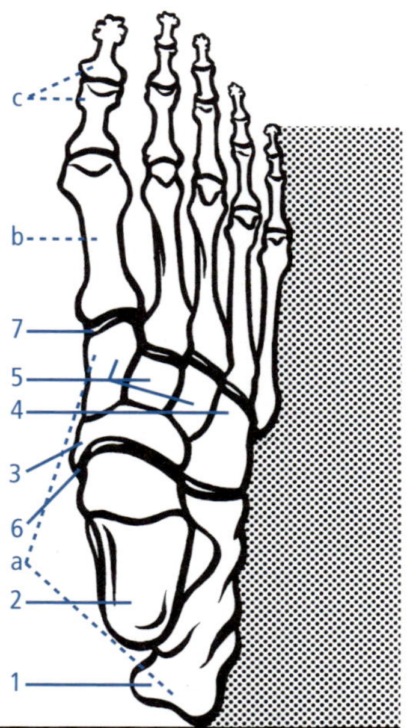

Abbildung 76: Fußskelett (vom Fußrücken her gesehen). a) Fußwurzelknochen. 1 = Fersenbein, 2 = Sprungbein, 3 = Kahnbein, 4 = Würfelbein, 5 = Keilbeine (inneres, mittleres, äußeres); b) Mittelfußknochen; c) Zehenglieder: 6 = Chopart-Gelenk, 7 = Lisfranc-Gelenk.

5 Für diese Messungen wurde ein Messgerät PLURI-TOR T entwickelt (siehe dazu Anhang: Messgeräte).

untereinander fixiert und gelenkig miteinander verbunden. Diese Konstruktion bedingt, dass der Fuß standfest ist und doch zugleich hohe Beweglichkeit aufweist. Innerhalb der Fußwurzelknochen des Rückfußes sind drei für den Tanz wichtige Gelenkflächen zu beachten, die zum Teil von mehreren Knochen gebildet werden. So haben wir zum einen zwischen Sprung- und Fersenbein das *untere Sprunggelenk*. Es besteht aus mehreren Gelenkflächen. An der Bildung der vorderen Gelenkkammer ist auch das Kahnbein beteiligt. Dieses untere Sprunggelenk ist schon beim Gehen, in viel höherem Maße natürlich beim Tanzen großen Belastungen ausgesetzt. Es ist daher durch kurze, kräftige Bänder gut gesichert sowie durch den Verlauf der Muskulatur gestärkt.

Das Pfannenband (*Ligamentum calcaneo-naviculare plantare*) ist hier von besonderer Bedeutung: Es zieht von einem Fortsatz des Fersenbeins zu einem Fortsatz des Kahnbeins. Seine obere Fläche ist mit Faserknorpel überzogen und an der Bildung der Gelenkpfanne mitbeteiligt. Seine Bedeutung liegt darin, dass es den Kopf des Sprungbeins trägt. Bei Erschlaffung dieses wichtigen Bandes sinkt der Sprungbeinkopf nach

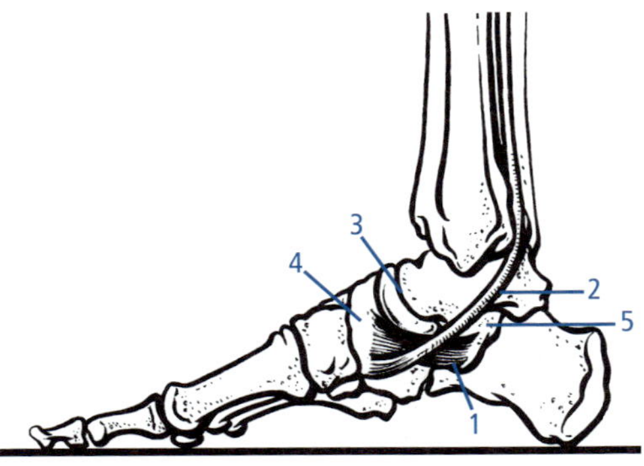

Abbildung 77: Das Pfannenband (*Ligamentum calcaneo-naviculare plantare*). Das Pfannenband trägt den Kopf des Sprungbeins und wird in dieser Funktion durch die Sehne des hinteren Schienbeinmuskels unterstützt. 1 = Pfannenband mit Knorpelbelag, 2 = Sehne des hinteren Schienbeinmuskels, 3 = Kopf des Sprungbeins, 4 = Kahnbein, 5 = medialer Fortsatz des Fersenbeins (*Sustentaculum tali calcanei*).

unten, es kommt zu einem Plattfuß. Unterstützt wird das Band durch die Sehne des hinteren Schienbeinmuskels (*Musculus tibialis posterior*).

Nun soll im Einzelnen auf die an den Fußbewegungen beteiligten Gelenke eingegangen werden. Das *Chopart-Gelenk* bildet mit dem unteren Sprunggelenk eine funktionelle Einheit. Es setzt sich aus zwei Teilen zusammen: dem Gelenkspalt zwischen Sprungbeinkopf und Kahnbein auf der Fußinnenseite und dem Gelenk zwischen Fersenbein und Würfelbein auf der Fußaußenseite. Die gemeinsame Arbeit beider Gelenke ermöglicht die seitlichen Bewegungen des Fußes:

- Hebung des Fußinnenrandes um 30°
- Hebung des Fußaußenrandes um 20°
- Drehung der Fußspitze nach innen
- Drehung der Fußspitze nach außen.

Daraus entstehen typische Mischbewegungen. Diese großen Bewegungsmöglichkeiten des Fußes sind die Voraussetzung für das sogenannte *rolling* (Heben des Fußinnen- oder Außenrandes) und *sickling* (Einwärtsdrehung der Fußspitze). Der Fuß kann nach allen Richtungen bewegt werden, doch ist dazu die Beteiligung zweier verschiedener Gelenksysteme nötig. Die Hebung und Senkung erfolgt im oberen Sprunggelenk, die seitlichen Drehungen im unteren Sprunggelenk sowie im Chopart-Gelenk. Durch das Zusammenwirken dieser Gelenke mit dem oberen Sprunggelenk entsteht ein Kugelgelenk mit Bewegungsmöglichkeiten in alle Richtungen.

Das *Lisfranc-Gelenk* zwischen Rück- und Mittelfuß gestattet Bewegungen der Mittelfußknochen, wobei sich vor allem die Köpfchen des 1. und 5. Mittelfußknochens nicht nur auf- und abwärts, sondern auch seitlich um etwa 10° verschieben können. Der Vorfuß kann dadurch gespreizt, sein Quergewölbe erhöht oder abgeflacht werden. Der 2. Mittelfußknochen ist der längste der Mittelfußknochen. Er ist praktisch unbeweglich und bildet die Achse der seitlichen Bewegungen der anderen Mittelfußknochen. Er ist so der stärksten Belastung und damit der Gefahr der Überbelastung ausgesetzt. Als Folge der starken Zug- und Druckbeanspruchung verdickt sich der Knochenmantel (*Kortikalis*) der Diaphyse des 2. und eventuell auch 3. Mittelfuß-

knochens bei Zweidritteln der Tänzer bis um die Hälfte seiner normalen Dicke (**Abb. 78**).
Dies geschieht bei Tänzern wie bei Tänzerinnen gleichermaßen und kann daher nichts mit dem Tanzen auf Spitze zu tun haben. Diese Verdickung ist die zweckmäßige Antwort der Natur auf die tänzerische Mehr- und Andersbelastung – sie ist mit keinerlei Beschwerden verbunden. Für die Arbeit des Tänzerfußes ist wesentlich, dass die Senkung des Fußes (*relevé*) sich weitgehend im oberen Sprunggelenk abspielt und dass die Bewegungen von etwa je 10°–15° im Chopart- und Lisfranc-Gelenk so wenig wie möglich beansprucht werden.

Die Zehen

Die Großzehe besteht aus zwei, die übrigen Zehen aus drei Gliedern. Unter dem Köpfchen des ersten Mittelfußknochens sind zwei Sesambeinchen eingelagert. In den Zehengrundgelenken können die Zehen um 70°–80° gehoben, um etwa 35° gesenkt werden. Im Großzehengrundgelenk sind überdies Kreisbewegungen möglich. Die Zehengrundgelenke eines Tänzers müssen in der Hebung um 80° beweglich sein.
Entscheidend ist hier die Beweglichkeit des Großzehengrundgelenks (**Abb. 79**). Ist sie nicht ausreichend gegeben, so weicht der Vorfuß auf Halbspitze einwärts aus (*sickling out*). Weisen die anderen Zehengrundgelenke nicht die volle Beweglichkeit auf, kann dies meist ausgeglichen werden. Die Beweglichkeit des Großzehengrundgelenks ist eine anatomische Gegebenheit, die durch keinerlei Training verbessert werden kann.

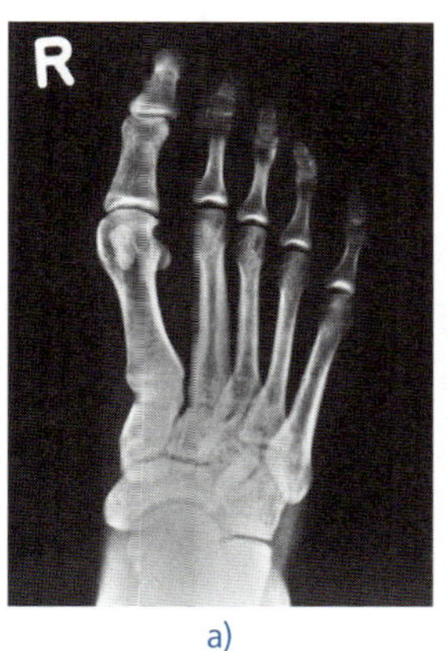

a)

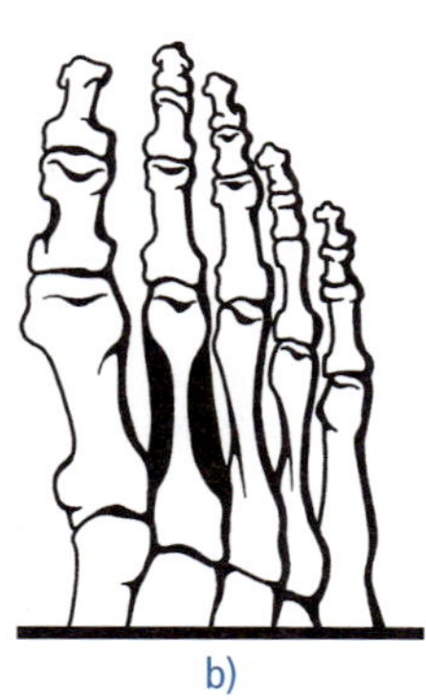

b)

Abbildung 78: Verdickung des Schafts des zweiten Mittelfußknochens. Bei ca. Zweidrittel der Tänzerinnen und Tänzer ist der Schaft des zweiten, eventuell auch des dritten Mittelfußknochens verdickt. **a) Röntgenbild** des rechten Fußes einer 25-jährigen Berufstänzerin: Typische Verbreiterung der Kortikalis des zweiten Mittelfußknochens. Die Markhöhle ist eingeengt. Die Verbreiterung ist im mittleren Knochenabschnitt am ausgeprägtesten. Die Knochenkonturen zeigen keinerlei krankhafte Auflagerungen. Köpfchen und Basis des zweiten Mittelfußknochens weisen keine Veränderungen der Gelenkflächen auf. Die übrigen Mittelfußknochen haben übliche Stärke und sind nicht verändert. **b) Skizze** zu diesem Röntgenbild.

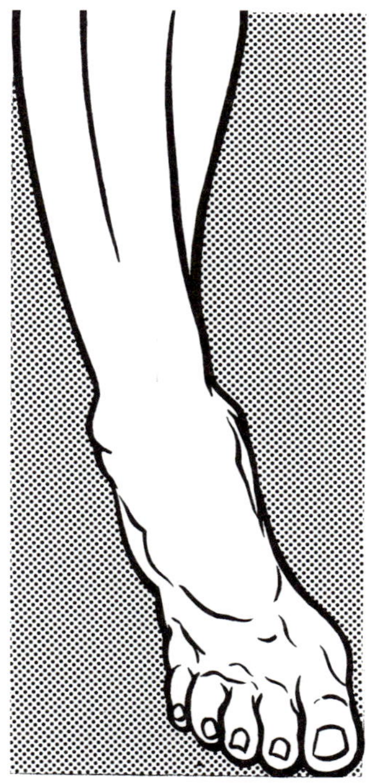

Abbildung 79: Fehlstellung des Fußes auf Halbspitze. Bei ungenügender Überstreckbarkeit der Großzehe im Grundgelenk ist der Tänzer gezwungen, den Vorfuß in fehlerhafter Weise mit dem Innenrand zu heben und zu adduzieren: er «sichelt».

Bei der Beurteilung zur Eignung für eine tänzerische Berufsausbildung hat das Großzehengrundgelenk die gleiche Bedeutung wie die großen Gelenke des Körpers.

Die Statik des Fußes

Die Schwerkraft des Körpers wirkt über den Unterschenkel auf den Fuß ein. Die Schwereachse liegt bei bequemem Stehen auf beiden Fußsohlen etwas vor der Mitte des Fußes. Es entsteht dadurch eine größere Kippsicherheit nach rückwärts. Ein Kippen nach vorne ist dank der Kontrolle durch die Augen leichter zu vermeiden.

Die Theorie der Fußstatik als eines auf drei Pfeilern ruhenden Gewölbes (*Dreibeinstativ*), die lange Zeit Geltung hatte, ist zwar gut verständlich, stimmt in wesentlichen Punkten jedoch nicht mit den Ergebnissen neuerer statischer und dynamischer Druckmessungen (Druckpodogramme) überein. Diese weisen im Vorfußbereich eine Hauptbelastung unter den medialen Metatarsalköpfchen nach (**Abb. 80**). Somit hat das früher angenommene statische Quergewölbe für die Gewichtsbelastung keine Gültigkeit mehr.

Bei der Ausbreitung der vom Sprungbein auf den Fuß übertragenen Kraft werden vorwiegend die Ferse (hinten) und die Metatarsalköpfchen (vorn) belastet (**Abb. 81**). Die dazwischenliegende Längswölbung hat beim gesunden Fuß kaum Gewicht zu tragen (**Abb. 82**). Im *Stand* werden Ferse und Fußballen, mit seinen fünf Metatarsal-

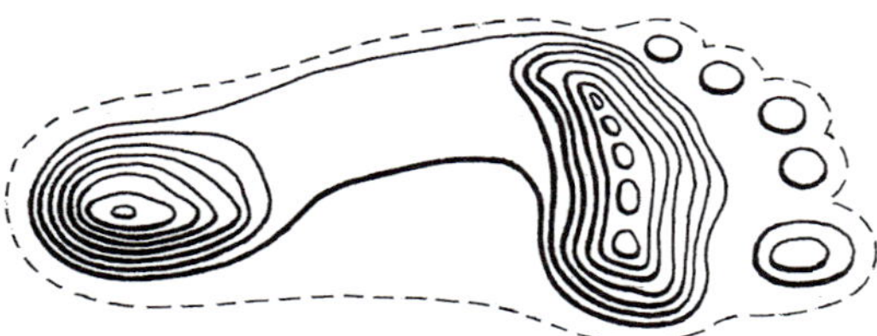

Abbildung 80: Podogramm mit Druckverteilung beim gesunden Fuß im Stand. Hier werden die Abstützpunkte (Ferse und Fußballen) sowie das dazwischenliegende unbelastete Fußgewölbe sichtbar. Die vordere Belastung verteilt sich auf alle fünf Metatarsalköpfchen.

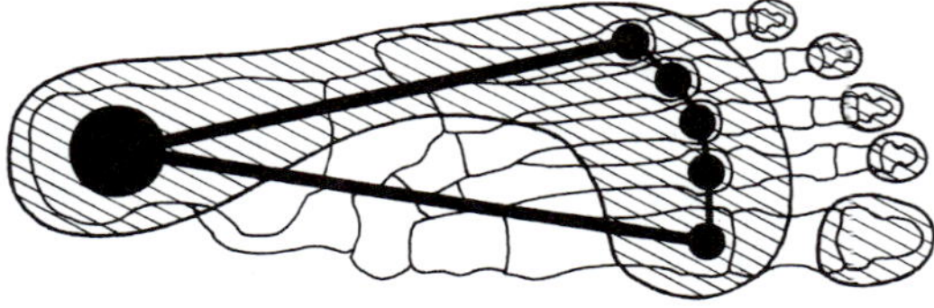

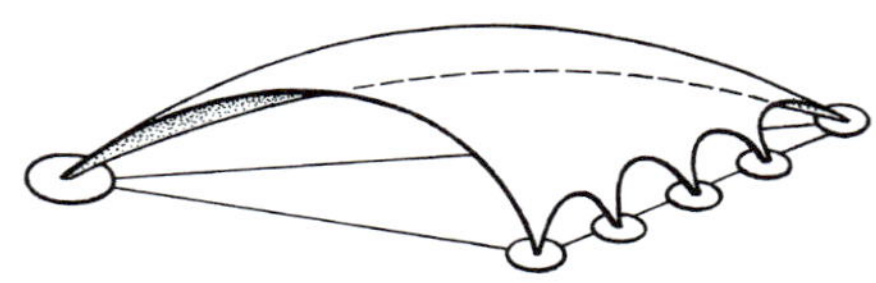

Abbildung 81: Die Belastung des Fußes konzentriert sich vorwiegend hinten auf die Ferse und vorne auf den Fußballen, wobei beim gesunden Fuß die dazwischenliegende Längswölbung nur wenig belastet ist. Die Knochenstützpunkte sind alle fünf Metatarsalköpfchen und das *Tuber calcanei*.

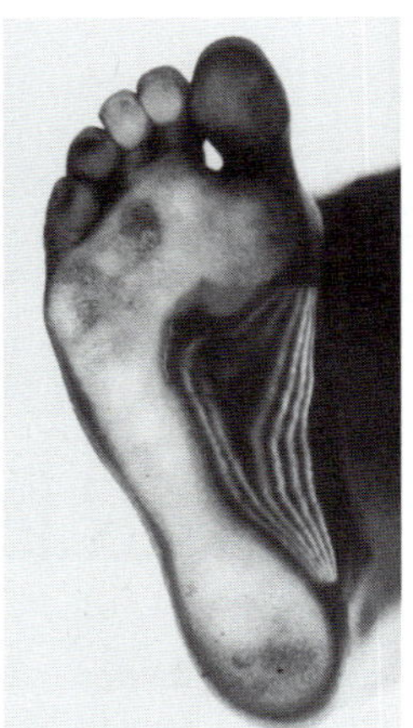

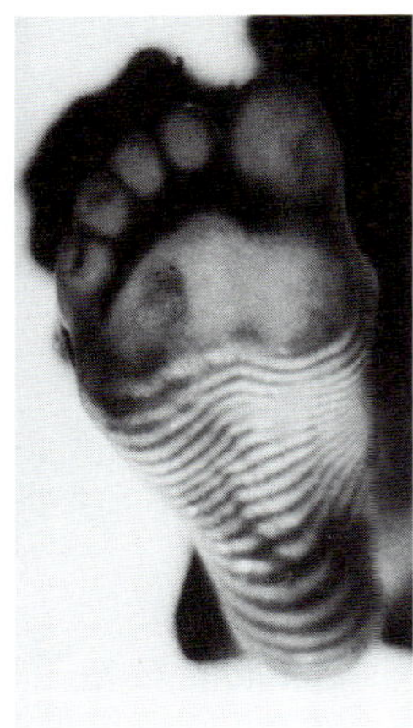

Abbildung 82: Darstellung des inneren Längs- und Quergewölbes des Fußes mit der Moiré-Methode. Bei dieser Technik geschieht die räumliche Erfassung der Körperoberfläche durch streifenförmige Lichtquellen. **Längsgewölbe (links):** Das innere Längsgewölbe reicht wenig über die Mitte der Fußsohle im vorderen Bereich des Fußes hinaus. Das äußere Längsgewölbe ist nicht sichtbar, da die Weichteile der Fußsohle auf der Außenseite in ganzer Fußlänge den Fußboden berühren. **Quergewölbe (rechts):** Dieses reicht bis nahe an die Ferse.

köpfchen, etwa gleich belastet. Beim *Gehen* wird der Fuß von der Ferse über den äußeren Rand abgerollt, wobei die Ferse in leichter Varusstellung steht. Die Großzehe wird zuletzt aufgesetzt. Die medialen Metatarsalköpfchen (1, 2 und 3) sind bei normalen Füssen im Gehen der höchsten Belastung ausgesetzt. Beim Abstoßen vom Boden ist der erste Strahl mit seinem Metatarsalköpfchen und der Großzehe der am meisten belastete Strahl.

Beim Gehen und Stehen wechselt die maximale Belastung der Metatarsalköpfchen ständig hin und her, wobei die Weichteilpolster unter denselben für die zweckmäßige Druckverteilung sorgen. Man spricht hier von einem *dynamischen Gleichgewicht* (Debrunner, Orthopädische Chirurgie, S. 1123).

Das Körpergewicht hat die Tendenz, die Wölbungen des Fußskeletts abzuflachen. Die Längsgewölbe werden nicht nur durch den Knochenbau, sondern durch längsverlaufende starke Bänder wie auch durch kräftige kleinere und kürzere Muskeln und die vom Unterschenkel kommenden Fußsenker gestützt. Es entsteht so eine mehrschichtige Verspannung auf der Fußsohlenseite des Fußes.

Von den kleineren, die Längsgewölbe stützenden Fußmuskeln seien folgende beiden Muskeln besonders erwähnt: der Abzieher der Großzehe (*Musculus abductor hallucis*) und der Kleinzehenabzieher (*Musculus abductor digiti quinti*). Der erstere liegt dicht unter der Haut am inneren Fußrand. Er zieht vom Fersenbein zum inneren Sesambein und zur Basis der Grundphalanx der Großzehe. Der Kleinzehenabzieher liegt dicht unter der Haut am äußeren Fußrand. Auch er entspringt am Fersenbein. Er setzt am Köpfchen des 5. Mittelfußknochens sowie an der Basis der Grundphalanx der Kleinzehe an (**Abb. 83**).

Diese Muskeln sind viel kräftiger entwickelt als für die Spreizfunktion von der zweiten Zehe weg nötig wäre. Ihre Funktion ist in erster Linie Stützung des Längsgewölbe des Fußes.

Ein *vorderes Quergewölbe* ist nur bei unbelastetem Fuß vorhanden. Unter Belastung verschwindet es jedoch, und alle fünf Metatarsalköpfchen stehen in einer Reihe nebeneinander auf dem Boden (vgl. Debrunner a.a.O.) Die Weichteile, welche die Fußsohle bedecken, wirken wie ein Polster und stellen über die gesamte Breite des Vorfußes Kontakt mit dem Boden her. Nur das erste Metatarsalköpfchen ruht auf zwei Sesambeinchen.

Das vordere Fußgewölbe wird nicht nur durch die Anordnung der Knochen und der Bänder aufrechterhalten; es wird vor allem durch den Halt der Muskulatur bestimmt, und zwar durch kleinere, querverlaufende Muskeln (insbesondere den queren Muskelbauch des Großzehenanziehers *Musculus adductor hallucis*). Oft ist, besonders beim Stadtmenschen, das vordere Quergewölbe eingesunken. Man spricht dann vom *Spreizfuß*. Dieser kann Beschwerden verursachen.

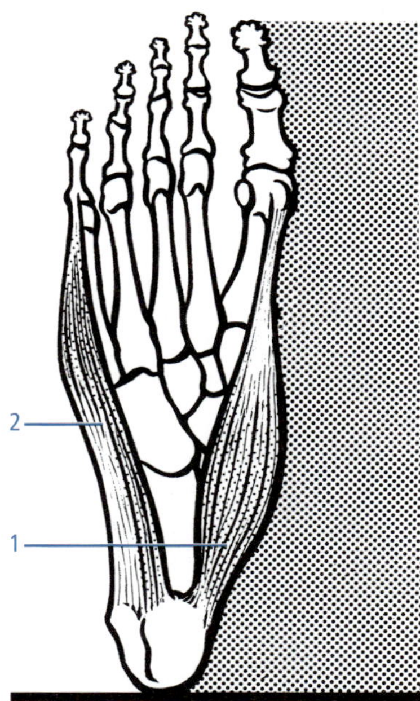

Abbildung 83: Kurze Muskeln der Fußsohle, welche die Längsgewölbe spannen.
1 = Abspreizer der Großzehe (*Musculus abductor hallucis*), 2 = Abspreizer der Kleinzehe (*Musculus abductor digiti quinti*). Diese besonders kräftigen Muskeln ziehen vom Fersenbein zu den Grundgelenken der Zehen.

Auf Halbspitze werden die Mittelfußköpfchen zur Bildung einer breiteren Standfläche gespreizt, wodurch das vordere Quergewölbe abgeflacht wird.

Das Quergewölbe setzt sich über den Mittelfuß bis zum Rückfuß fort, wobei nur auf der Fußaußenseite Kontakt mit dem Boden besteht.

Eine weitere Stütze des queren Fußgewölbes ist hier der sogenannte *Steigbügel* (**Abb. 84**): Der lange Wadenmuskel (*Musculus peroneus longus*) ist dabei als wichtigster Muskel zu nennen. Er verläuft von der Außenseite des Fußes mit seiner Sehne in der Fußsohle schräg nach vorne innen. Am Fußinnenrand setzt die Sehne am medialen (ersten) Keilbein an. Auf der Innenseite des Fußes ist es der vordere Schienbeinmuskel (*Musculus tibialis anterior*), der ebenfalls am ersten Keilbein ansetzt und den inneren Teil des Steigbügels bildet. Die Funktion des Steigbügels wird zudem auf der medialen Seite durch Sehnenstrahlen des hinteren Schienbeinmuskels (*M. tibialis posterior*) unterstützt.

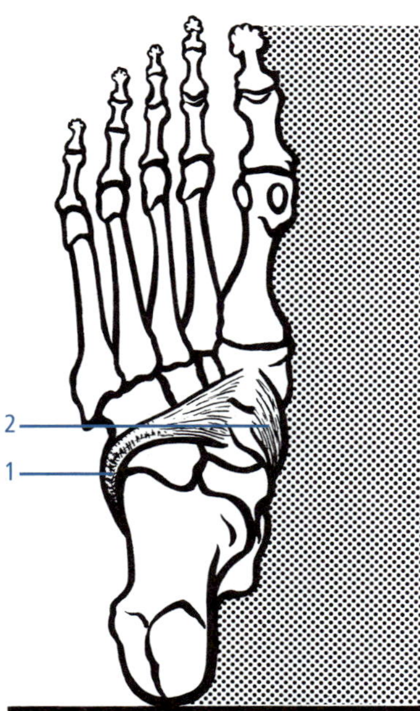

Abbildung 84: Das Quergewölbe des Fußes stützender «Steigbügel» (Ansicht des rechten Fußes von der Sohlenseite). 1 = Sehne des langen Wadenbeinmuskels, 2 = Sehne des vorderen Schienbeinmuskels. Die Sehnenansätze befinden sich am inneren Keilbein und an der Basis des ersten Mittelfußknochens.

Verschiedene Fußformen: Norm und Abweichung

Beim «normalen» Fuß endet die nach vorne verlängerte Achse des Sprungbeins im Zentrum des ersten Mittelfußköpfchens. Das Kahnbein, höchster Punkt des inneren Bogens, liegt etwa 15 mm über dem Boden. Der Fußabdruck zeigt das innere Gewölbe, das am höchsten Punkt etwa die Hälfte der Fußbreite einnimmt (**Abb. 85a**, vgl. **Abb. 87a**).

Der **Knickfuß** äußert sich in einer nach außen gerichteten Abknickung des Fersenbeins (**Abb. 86b**). Diese Deformität ist eine Folge der Schwäche von Bändern und Muskeln und tritt gehäuft beim Kleinkind sowie während des zweiten Wachstumsschubs auf. Das Missverhältnis zwischen Gewicht des Körpers und Fußmuskulatur ist die hauptsächlichste Ursache des Knickfußes. Er kann mit einem allgemeinen Haltungszerfall oder mit Übergewicht einhergehen. In verstärktem Maße beobachtet man ihn auch nach längerer Bettruhe, besonders nach Infektionskrankheiten. Bei einer O-Bein-Deformität findet sich der Knickfuß als Ausgleich. Die Abknickung erfolgt in erster Linie im unteren Sprunggelenk, dann auch im Chopart-Gelenk. Der Knickfuß braucht nicht mit einer Senkung des inneren Längsgewölbes einherzugehen, er kann durchaus in Verbindung mit einem hohen inneren Längsgewölbe auftreten.

Beim **Senk-Plattfuß** ist das innere Längsgewölbe abgeflacht oder sogar ganz verschwunden. Der innere Knöchel steht in vermehrtem Maße vor, das Kahnbein als höchster Punkt des inneren Längsgewölbes sinkt ab (**Abb. 85c, 86a** und **c**). Die Fußabdrücke zeigen die verschiedenen Grade der Abnahme des Längsgewölbes. Beim Plattfuß kann es sich um eine angeborene Deformität handeln, die Ursache kann aber auch in einer Schwäche der das Längsgewölbe stützenden Muskulatur und Bänder liegen. Auch eine übermäßige Belastung durch Tanz, Sport oder Beruf *ohne* eine entsprechende gleichzeitige Kräftigung der Fußmuskulatur kann eine Senkung des Fußgewölbes verursachen. Ein bleibender Senkfuß weist eine verminderte Elastizität auf. Die fehlbelasteten Gelenke der Fußwurzelknochen, besonders der Gelenke zwischen Sprungbeinkopf und Kahnbein, können sich arthrotisch verändern und versteifen.

Beim **Hohlfuß** ist das mediale Längsgewölbe überhöht. Das kann vom «hohen Spann» des schönen Tänzerfußes, welcher im Bereich des Normalen liegt, bis zum überhöhten inneren Längsgewölbe reichen. Letzteres ist für den Tanz untauglich (**Abb. 85b, 87b, c**). Wir unterscheiden zwei Formen von Hohlfuß: den Ballenhohl-

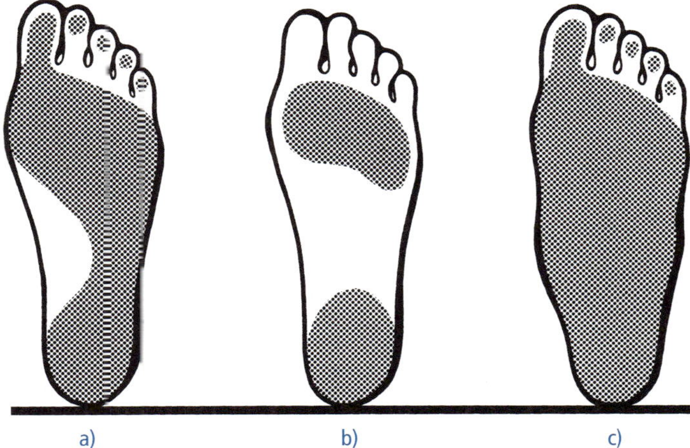

Abbildung 85: Fußabdrücke.
a) Normaler Fuß,
b) Hohlfuß,
c) Plattfuß.

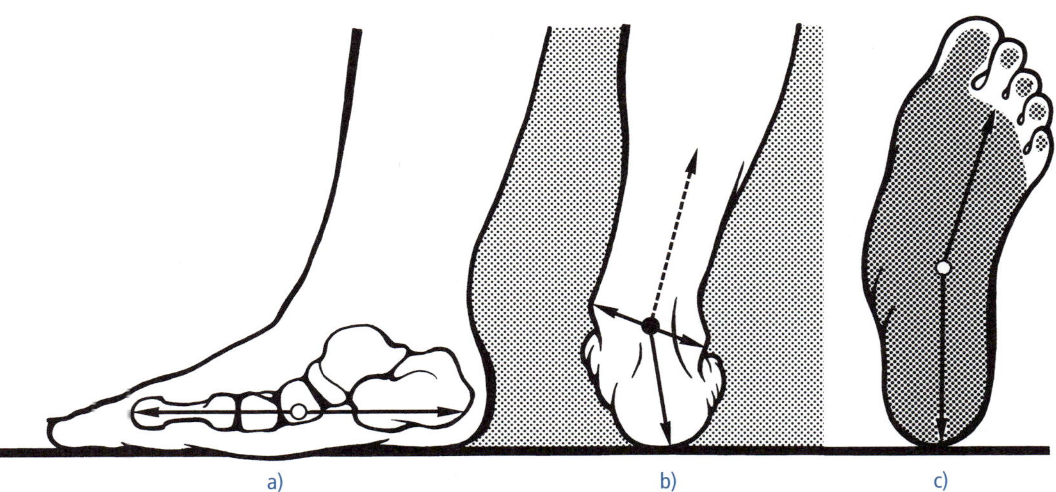

Abbildung 86: Plattfuß: Abflachung des Fußinnengewölbes beim Stehen. Der Fuß verliert seine normale Konkavität, wird flach oder sogar konvex. a) Der Kopf des Sprungbeins und das Kahnbein (letzteres durch Kreis markiert) sinken ab. b) Das Fersenbein knickt häufig nach außen (Knick-Plattfuß). c) Der Vorfuß weicht häufig nach außen ab. Oft rufen die Plattfüße vorerst keine Behinderungen hervor. Ihre Elastizität ist jedoch vermindert, so dass sie während einer tänzerischen Ausbildung zumeist versagen.

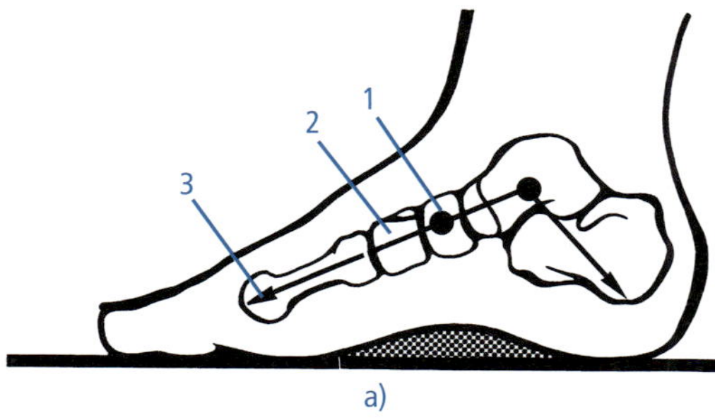

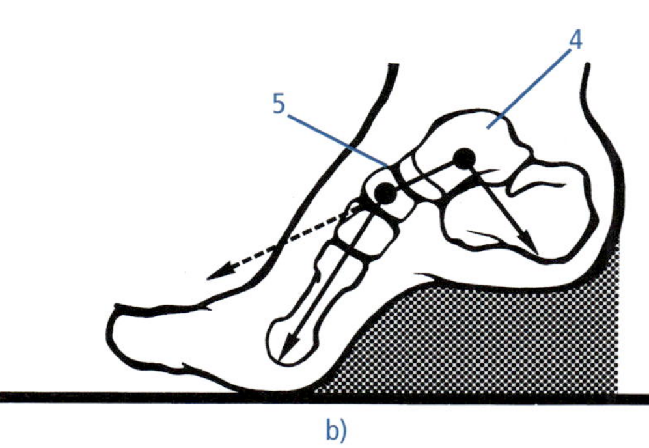

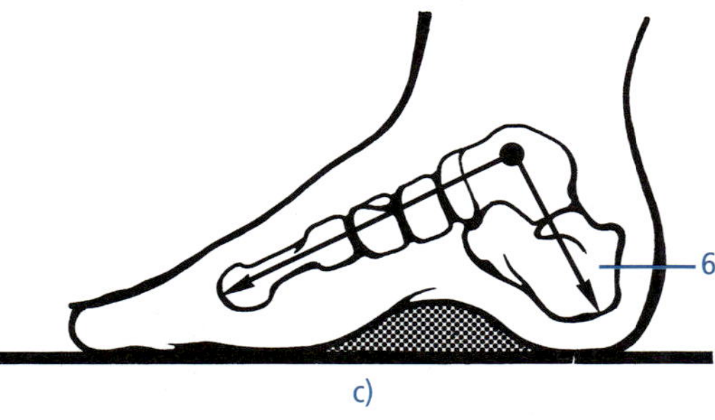

Abbildung 87: Hohlfüße. Winkelmessungen auf seitlichen Röntgenbildern.
a) «Normales» inneres Längsgewölbe: Normalerweise steht die Achse des ersten Strahls (Kahnbein, erstes Keilbein, erster Mittelfußknochen) in der Verlängerung von Hals und Kopf des Sprungbeins. Beim Hohlfuß bilden die Achsen einen nach unten offenen Winkel.
b) Ballenhohlfuß: Die Abwinklung erfolgt auf Höhe des Chopart-Gelenks.
c) Hackenhohlfuß: Das überhöhte Längsgewölbe entsteht durch Steilstellung von Fersen- oder Sprungbein. 1 = Kahnbein, 2 = Keilbein, 3 = Mittelfußknochen, 4 = Sprungbein, 5 = Chopart-Gelenk, 6 = Fersenbein.

fuß und den Hackenhohlfuß. Beim *Ballenhohlfuß* ist der Vorfuß in der Region des Chopart-Gelenks nach unten abgewinkelt. Diese Abwinklung fußsohlenwärts betrifft vor allem den inneren Längsbogen. Dabei wird das Köpfchen des ersten Mittelfußknochens überlastet, der Fuß einwärts gedreht und das Fersenbein einwärts gekippt. Beim *Hackenhohlfuß* erfolgt die Überhöhung des Längsgewölbes von der Hacke (Ferse) aus. Das Fersenbein und eventuell auch das Sprungbein sind steilgestellt.

Der Hohlfuß bedingt sehr oft Fehlbildungen am Vorfuß (Hammerzehen, Spreizfuß). Der Fußabdruck zeigt beim Hohlfuß die verschiedenen Grade der Erhöhung des inneren Längsgewölbes. Bei der Hohlfußdeformität handelt es sich meist um eine erbbedingte Formvariante. In seltenen Fällen entwickelt sie sich beim Jugendlichen als Folge eines Nervenleidens. Neurologische Abklärungen sind deshalb beim Hohlfuß unerlässlich. Die anatomisch bedingte Überhöhung des Längsgewölbes beim Hohlfuß ist eine Deformation. Man hüte sich, sie als Vorteil für eine tänzerische Ausbildung zu betrachten! Der angeborene Hohlfuß, den das Kind schon vor Beginn einer tänzerischen Ausbildung aufweist, darf nicht verwechselt werden mit einem erhöhten Längsgewölbe, welches durch das tänzerische Training erworben wurde und Folge einer gekräftigten Fußmuskulatur ist.

Schon in mittleren Graden stellt der angeborene Hohlfuß eine tänzerische Ausbildung in Frage.

Beim **Sichelfuß** (*Pes adductus*) ist der Vorfuß, vor allem der erste Mittelfußknochen, mit der ersten Zehe nach innen gerichtet. Es handelt sich hierbei um eine angeborene Deformität, die beim Kleinkind noch häufig anzutreffen ist, sich dann aber zumeist verliert. Bleibt der Sichelfuß indes bestehen, so kommt eine tänzerische Berufsausbildung nicht in Frage, da diese Fußform sehr unschön wirkt und für den Tänzer eine operative Korrektur nicht in Betracht gezogen werden kann.

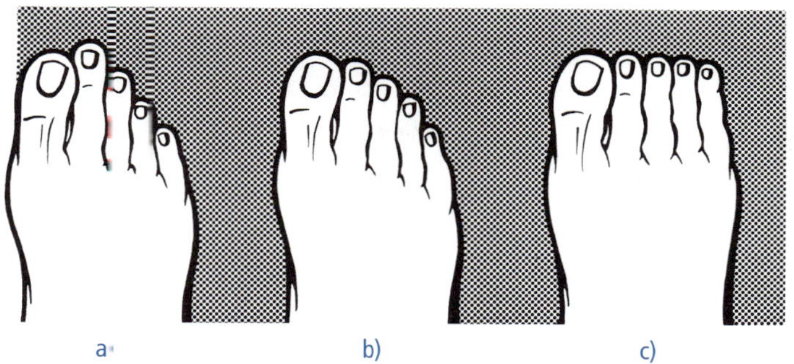

Abbildung 88: Vorfußformen.
a) Griechischer Fuß: Die erste Zehe ist kürzer als die zweite, aber länger als die dritte.
b) Ägyptischer Fuß: Die Zehenlänge fällt von der ersten zur dritten Zehe ab.
c) Rechteckform des Vorfußes: Die drei ersten Zehen haben ungefähr die gleiche Länge.

Abweichungen beim Vorfuß

Beim *Vorfuß* unterscheidet man verschiedene Formen:

- den *griechischen Fuß*. Hier ist die erste Zehe kürzer als die zweite, jedoch länger als die dritte Zehe;
- den *ägyptischen Fuß*. Hier fällt die Zehenlänge von der ersten zur dritten Zehe ab;
- die *Rechteckform*. Hier haben die ersten drei Zehen etwa gleiche Länge.

Bei der Beurteilung der Form des Vorfußes zählt nicht nur die relative Länge der Zehen untereinander. Wenn bei einem griechischen Fuß die zweite Zehe länger ist als die erste, so kann dies zweierlei Ursachen haben. Die Symptome bei der Beanspruchung durch den Tanz sind in beiden Fällen verschieden:

1. Die Zehe an sich, d.h. die Gesamtheit ihrer drei Glieder, ist zu lang. Beim Tanzen wird sie dann, vor allem im Spitzenschuh, in Hammerzehenstellung gebogen, wodurch Druckstellen (Hühneraugen) entstehen (**Abb. 89a**).
2. Der zweite Mittelfußknochen ist im Verhältnis zu den benachbarten Mittelfußknochen zu lang. Er kann nicht ausweichen, wodurch die Belastung nicht nur des 2. Mittelfußknochens, sondern auch des Gelenks zwischen Mittelfuß- und Fußwurzelknochen zu groß wird (**Abb. 89b, 90a**).

Es kann ein Krankheitsbild auftreten, das die tänzerische Tätigkeit stark beeinträchtigt. Der Tänzer ist wegen der heftigen im Bereich des Mittelfußes auftretenden Schmerzen unfähig, auf Spitze oder Halbspitze zu stehen und wird dadurch arbeitsunfähig. Das normale Gehen indes ist nicht oder kaum behindert. Die oft monatelang andauernden Schmerzen selbst kann man wohl behandeln, die Ursache der Störung indes bleibt. Bei jeder Wiederaufnahme der tänzerischen Arbeit wird es von neuem zu Schmerzen kommen – zwar nicht sofort, aber mit zunehmender Belastung. Die eigentliche Behinderung tritt immer dann auf, wenn besondere Anforderungen zu erfüllen sind, also beispielsweise zum Ende der tänzerischen Ausbildung hin oder vor Premieren. Die Situation ist um so schwieriger, als das Krankheitsbild nur

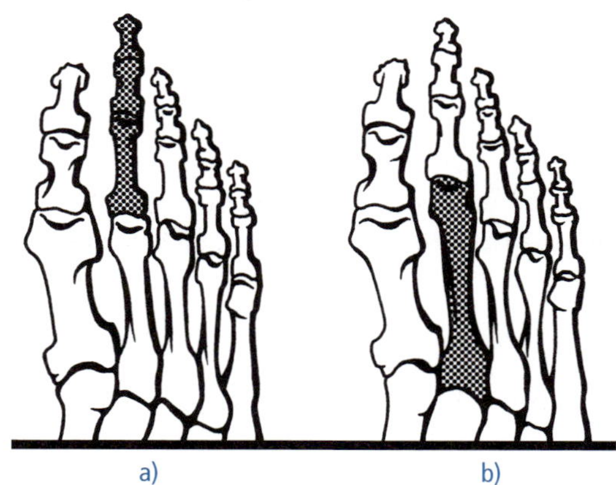

Abbildung 89: Die «zu lange» zweite Zehe.
a) Die drei Zehenglieder (*Phalangen*) können zu lang sein, was zu schmerzhaften Druckstellen der zweiten Zehe führt.
b) Der zweite Mittelfußknochen ist im Verhältnis zu den benachbarten Mittelfußknochen zu lang. Dies kann zu Überlastungsschäden im zweiten Strahl (zweiten Mittelfußknochen und zweites Keilbein), eventuell auch im dritten Strahl führen.

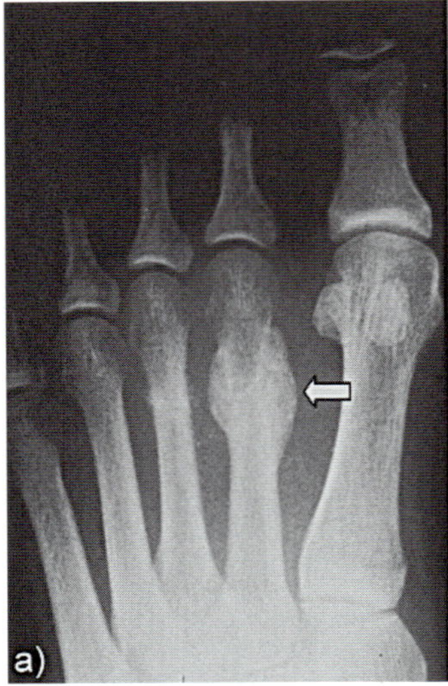

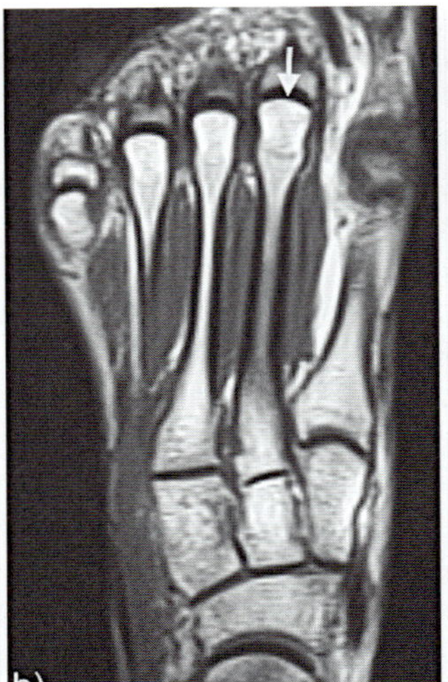

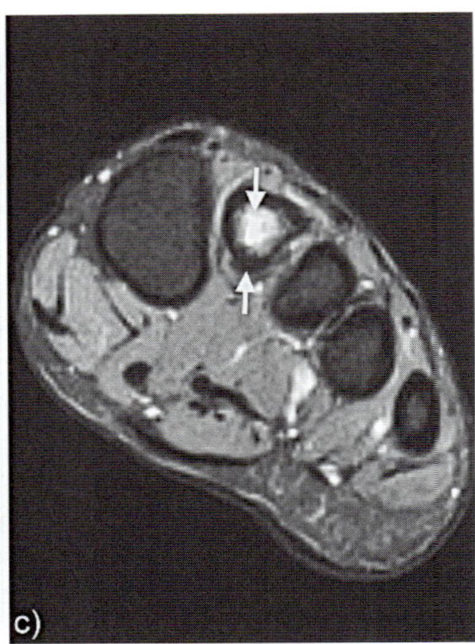

Abbildung 90: Überlastungsschäden am Fuß. a) Röntgenaufnahmen des Fußes einer 22-jährigen Tänzerin mit fortgeschrittener Stressfraktur des Schaftes vom 2. Mittelfußknochen (weißer Pfeil). Typischer Kugelkallus als Zeichen einer länger bestehenden Überlastungssituation (s. Abb. 4, S. 30). b) MRT-Aufnahme einer Tänzerin, die ein kräftiges Markraumödem (weißer Pfeil) in der T1-Wichtung basisnah am 2. MFK zeigt (Grad III nach MRT-Klassifizierung). c) MRT-Aufnahme derselben Tänzerin, die ein kräftiges Markraumödem (weißer Pfeil) in der T2-Wichtung (fettunterdrückt) zeigt (Grad III).

sehr wenig bekannt ist und der Befund im Normalröntgenbild nicht sichtbar wird. Erst die Szintigraphie[6] vermag den durch die Überbelastung verursachten vermehrten Knochenumbau aufzuzeigen. Der die tänzerische Arbeit behindernde Schmerzzustand kann in enger Zusammenarbeit zwischen Arzt und Ballettpädagogen behoben werden, wenn in einem sorgfältig aufbauenden Training eine langsame Angewöhnung des Fußskeletts erfolgt. Voraussetzung ist natürlich ein geeigneter Ballettsaalboden.

Die am häufigsten vorkommende Deformität des Vorfußes ist die Abweichung der Großzehe (*Hallux valgus*). Es handelt sich dabei um ein Vorspringen des Großzehenballens nach innen und um eine Abweichung der Großzehe im Grundgelenk nach außen. Der erste Mittelfußknochen weicht übermäßig nach innen ab und dreht sich gleichzeitig, wodurch sich die Lage der Sesambeinchen verändert. Das Gleichgewicht von Muskeln und Sehnen ist gestört und damit die Stabilität der Großzehe.

Die für den Tänzer unerlässliche Hebung der Großzehe um 80° wird durch den Hallux valgus nicht beeinträchtigt. Tritt er allerdings bereits bei Tanzschülern im Alter von etwa 12 Jahren auf, dann ist dies das Zeichen einer folgenschweren Schwäche des Stützgewebes, und von einer tänzerischen Berufsausbildung muss abgeraten werden. Tritt diese Deformität aber erst gegen Ende der Ausbildung oder wahrend der Berufstätigkeit auf, so ist es höchst erstaunlich, wie wenig sich bei Tänzern das Gelenk durch Arthrose verändert. In sehr vielen Fällen kann der Beruf trotz stark ausgeprägtem Hallux valgus ausgeübt werden. Kommt es zu Beschwerden, so

6 Die Magnetresonanztomographie (MRT) ermöglicht eine frühzeitige Diagnostik und eine Klassifizierung von Stressreaktionen/Stressfrakturen, aus der sich die Konsequenzen für die Therapie herleiten lassen. Sie ist heute der Szintigraphie überlegen, da sie nicht mit einer Strahlenbelastung für den Patienten verbunden ist. Dabei werden Grad I und II als Stressreaktionen eingestuft, während Grad III und IV als Stressfrakturen klassifiziert werden. Grad I: periostales Ödem, Grad II: periostales und Marködem, Grad III: Markraumödem in der T1- und T2-Wichtung nachweisbar, Grad IV: Fraktur sichtbar.

gehen diese meist von einer Entzündung des Schleimbeutels über dem Großzehenballen aus. Solche Beschwerden können allerdings sehr heftig sein und die Berufsausübung immer wieder beeinträchtigen oder gar in Frage stellen. Zur Stellungskorrektur der Großzehe gibt es viele Operationsmethoden. Bei Tänzern ist eine Methode zu wählen, durch welche keine Bewegungseinschränkung im Großzehengelenk entsteht (*Osteotomie* des ersten Mittelfußknochens). Eine operative Entfernung des chronisch entzündeten Schleimbeutels über dem vorspringenden Großzehenballen kann jedoch in einzelnen Fällen zu einer Besserung führen.
Der Deformität liegt oft eine ererbte Anlage zugrunde, zuweilen jedoch auch eine zu starke Belastung etwa durch unsachgemäßen Ballettunterricht in der Wachstumsphase oder durch verfrühten Spitzentanz. Eine besondere Form der Deformierung der Großzehe ist bei Tänzerinnen eine Abweichung ausschließlich des Endglieds (Endphalanx) der Großzehe (vgl. Abb. 97). Sie entsteht bei fehlerhaftem Stand auf Spitze, wenn die Großzehe in unkorrekter Weise bei Belastung auf Spitze im Grund- und Mittelgelenk gebeugt wird. Der Befund kann nicht rückgängig gemacht werden und führt später oft zu Beschwerden. Erwähnt sei noch, dass für einen Vorfuß mit stark vorspringendem Großzehenballen Spitzenschuhe mit langer Kappe (Vamp) getragen werden müssen, damit der Kappenrand nicht auf den gefährdeten Ballen drückt.
Die häufigste Fehlstellung der Zehen 2–5 ist die bereits erwähnte Hammerzehenstellung. Die Zehen sind in einem oder mehreren Gelenken in Beugestellung mehr oder weniger fixiert. Je nachdem welche Zehengelenke betroffen sind, entstehen Druckstellen, die schmerzhaft werden können. Die Schmerzen werden weniger durch die Fehlstellung selbst als durch vom Schuhdruck bedingte Hühneraugen und deren möglicher Entzündung ausgelöst. Besserungen, die aber meist nur vorübergehender Natur sind, können durch regelmäßige Fußpflege erreicht werden. Es muss hier individuell entschieden werden ob und wie eine Tänzerin mit den damit verbundenen Schwierigkeiten zurechtzukommen vermag. Oft hilft eine geeignete Polsterung der Schuhe, das Übel erträglich zu machen. Die Erfindungsgabe der Tänzerinnen ist hier fast unbegrenzt! Bei einer operativen Kürzung der Zehe besteht die Gefahr einer hinderlichen Versteifung einzelner Zehengelenke.
Gegengleich zum Hallux valgus gibt es auch die Abweichung der Kleinzehe (*Digitus quintus varus*). Der Kleinzehenballen springt nach außen vor, und die Kleinzehe weicht nach innen ab (vgl. Abb. 98a). Hier entstehen Beschwerden nur durch den chronisch entzündeten Schleimbeutel. Im Gegensatz zum Hallux valgus kann diese Kleinzeh-Deformität bei Auftreten von Beschwerden auch für den Tänzer mit befriedigendem Resultat operativ korrigiert werden. Wenn der postoperative Verlauf günstig ist, kann die tänzerische Tätigkeit nach frühestens zwei Monaten wieder aufgenommen werden.

Die Fußmuskulatur

Der Fuß wird durch fast alle Muskeln des Unterschenkels bewegt. Sie entspringen am Schien- und Wadenbein sowie an der dazwischenliegenden Membran. Ein Teil des Wadenmuskels entspringt sogar am knienahen Ende des Oberschenkelknochens. Die langen Sehnen der am Unterschenkel liegenden Muskeln übertragen wie Transmissionsriemen die Kraft auf den Fuß, der auf diese Weise bewegt wird. Es ist der *Fuß*, welcher durch die Muskeln des Unterschenkels bewegt wird, und es sind diese Bewegungen des Fußes, durch welche das obere Sprunggelenk bewegt wird. Die Kraft und Elastizität des oberen Sprunggelenks hängen damit von der Kraft der Unterschenkelmuskulatur ab.

Das ausgedehnte System von Bändern, welches die 28 Knochen des Fußes zusammenhält, vermag für sich allein den Fuß nicht in all den Stellungen von Demi-plié bis zum Stand auf Spitze zu stützen. Im Stand und in der Bewegung muss die Statik des Fußes, insbesondere die Gewölbestruktur, durch die Muskeln und Sehnen des Unterschenkels und des Fußes gestützt werden. Dies ist der Hauptgrund, weshalb Ballettschüler erst auf Spitze gestellt werden dürfen, wenn die Muskulatur für diese Mehrbeanspruchung vorbereitet ist.

Senken und Heben des Fußes

Es gibt keine Muskeln, die den Fuß ausschließlich heben und senken. Dies ist der Fall, weil diese Muskeln beide Sprunggelenke überspringen und deshalb immer auch eine seitliche Bewegung bewirken. Der stärkste Muskel für die Flexion des Fußes (Senken der Fußspitze) ist der Wadenmuskel. Er ist aber zugleich auch der stärkste Muskel für das Heben des Fußinnenrandes. Eine Senkung der Fußspitze durch den Wadenmuskel allein bedingt deshalb gleichzeitig auch ein Heben des Fußinnenrandes (*rolling out*). Eine Senkung der Fußspitze ohne seitliche Bewegung des Fußes ist nur möglich, wenn zugleich der Seitenwirkung des Wadenmuskels mit anderen Muskeln entgegengewirkt wird. Die Tatsache, dass jedes Heben und Senken automatisch mit einer Seitenbewegung des Fußes verbunden ist, macht die tänzerische korrekte Fußarbeit so schwierig.

Die Heber und Senker des Fußes sind *lange Fußmuskeln.* Sie führen vom Unterschenkel an den Sprunggelenken vorbei zum Fuß. Die Senker (Flexoren) sind die Muskeln, welche *hinter* der Sprunggelenkachse, die Heber (Extensoren) jene, die vor dieser Achse verlaufen. Die Senker und Heber, die um den inneren Knöchel ziehen, heben gleichzeitig den Innenrand und führen die Fußspitze nach innen (*Inversion*). Die Senker und Heber, die um den äußeren Knöchel verlaufen, heben gleichzeitig den Außenrand und führen den Vorfuß nach auswärts (*Eversion*). Wenn die Senker und Heber um den äußeren Knöchel nicht im Gleichgewicht mit jenen um den inneren Knöchel arbeiten, weicht der Fuß bei der Beugung nach innen oder außen ab.

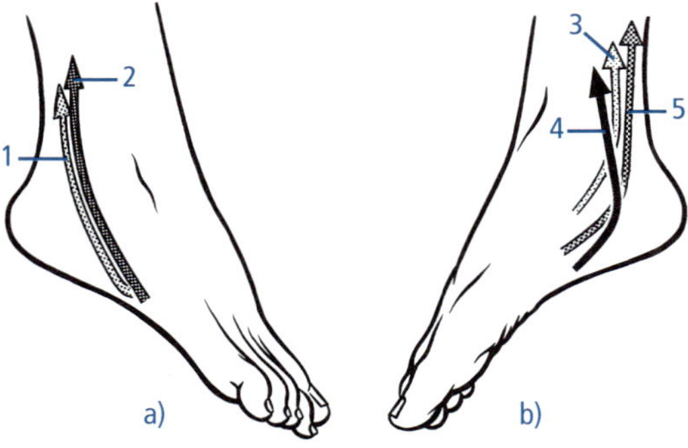

Abbildung 91: Verlauf der langen Sehnen der Fußmuskulatur auf der Außen- und Innenseite des oberen Sprunggelenks.

a) Außenseite: Diese Muskeln und Sehnen heben den äußeren Fußrand. 1 = kurzer Wadenbeinmuskel (*Musculus peroneus brevis*), 2 = langer Wadenbeinmuskel (*Musculus peroneus longus*).

b) Innenseite: Diese Muskeln und Sehnen heben den inneren Fußrand. 3 = hinterer Schienbeinmuskel (*Musculus tibialis posterior*), 4 = langer Zehenbeuger für die zweite bis fünfte Zehe (*Musculus flexor digitorum longus*), 5 = langer Großzehenbeuger (*Musculus flexor hallucis longus*). Nr. 4 überkreuzt die benachbarten Sehnen, liegt aber immer oberflächlich.

Es gibt lange Fußmuskeln, die im Bereich des Rück- oder Mittelfußes enden. Sie bewegen den Fuß direkt. Daneben gibt es lange Fußmuskeln, die an den Endgliedern der Zehen enden. Sie heben und senken den Fuß bei fixierten Zehen und heben und senken die Zehen bei fixierten Sprunggelenken. Die Zehen 2–5 haben nur *einen* langen Beugemuskel (*Musculus flexor digitorum longus*), der sich in vier Teile aufspaltet. Die Großzehe dagegen hat einen eigenen langen Beugemuskel (*Musculus flexor hallucis longus*). Er ist der kräftigste und wichtigste der langen Zehenbeuger. Die langen Fußmuskeln haben wie bereits beschrieben auch eine wichtige Funktion bei der Stützung des Längsgewölbes des Fußes.

Für die korrekte Streckung des Fußes beim Tanzen müssen die langen Beuger und Strecker der Zehen so im Gleichgewicht sein, dass die Zehen immer die gerade Fortsetzung des Fußes bilden und keine nach unten gebogenen Krallen entstehen (**Abb. 92** und **93**).

Die *kleinen Fußmuskeln* haben ihren Ursprung am Rückfuß oder an den Mittelfußknochen. Sie haben somit keine Wirkung auf die Sprunggelenke und auf die Knöchelgegend. Wir unterscheiden hier zwei Gruppen: die kräftigen Muskeln, welche am Fersenbein ihren Ursprung haben, und die kleinen Muskeln, die an den Mittelfußknochen entspringen.

Die kräftigen Muskeln der Fußsohle beginnen am Fersenbein und enden an den Zehengrundgelenken, an den Sesambeinen der Großzehe oder an den Grundgliedern der übrigen Zehen (**Abb. 94**).

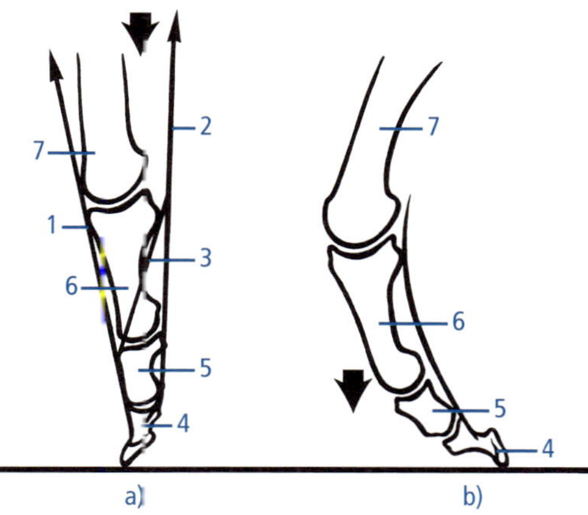

Abbildung 92: Stabilisierung der gestreckten Zehen durch die langen Zehenbeuger und -Strecker. a) Gleichgewicht; b) Überwiegen der langen Zehenbeuger. 1 = langer Zehenstrecker (*Musculus extensor digitorum longus*), 2 = langer Zehenbeuger (*Musculus flexor digitorum longus*), 3 = Verbindung zwischen 1. und 2. durch kleine Muskeln (*Musculi lumbricales*), 4 = Endphalanx, 5 = Mittelphalanx, 6 = Grundphalanx, 7 = Mittelfußknochen. Die Pfeile geben den Verlauf der Schwerelinie des Körpers an.

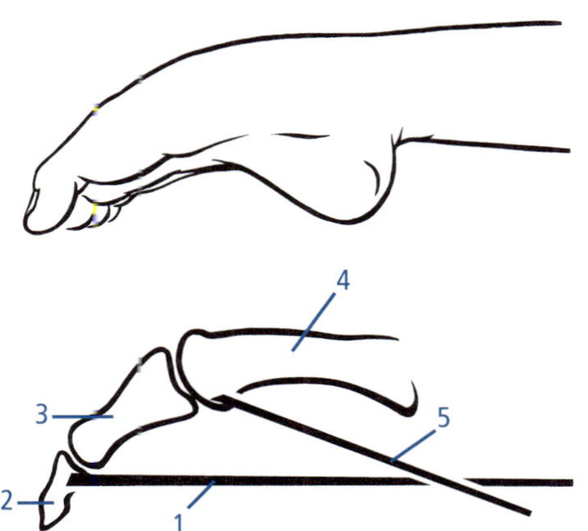

Abbildung 93: Krallenzehenstellung der Großzehe. Durch Überwiegen des langen Großzehenbeugers kommt es zu einer Krallenzehenstellung. 1 = langer Großzehenbeuger (endet am Endglied der Großzehe), 2 = Endglied der Großzehe, 3 = Grundglied der Großzehe, 4 = Mittelfußknochen, 5 = kurzer Großzehenbeuger. Der gleiche Mechanismus gilt auch für die langen Beuger der übrigen Zehen.

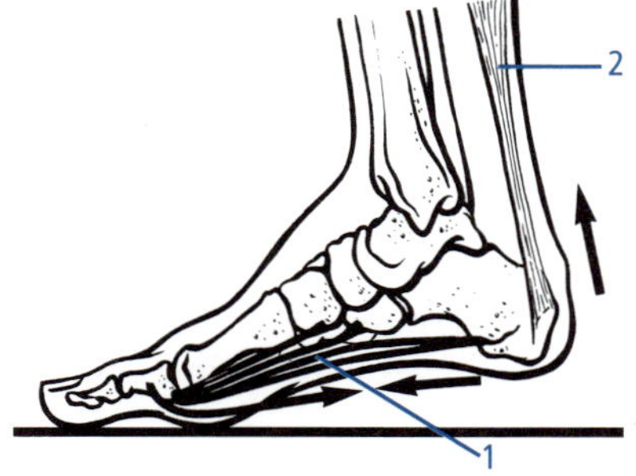

Abbildung 94: Antagonistische Wirkung der kurzen Zehenbeuger und der Achillessehne. 1 = Kurze Fußmuskeln: Sie verstärken Längs- und Quergewölbe des Fußes und drücken die Ferse vor dem Absprung auf den Boden. 2 = Achillessehne: Diese hebt die Ferse beim Absprung.

Sie pressen durch ihre Tätigkeit die Ferse auf den Boden und bilden dadurch eine Gegenkraft zur Wadenmuskulatur, die mit der Achillessehne die Ferse hebt. Wenn sich die kleinen Fußmuskeln zusammenziehen, dann nahern sich Ferse und Zehengrundgelenke. Auf diese Weise erhöhen und festigen diese Muskeln das Längsgewölbe und bilden dadurch den ästhetisch erwünschten hohen Spann der Tänzerin, welcher nicht zu verwechseln ist mit einem angeborenen Hohlfuß.

Die zweite Gruppe der kleinen Fußmuskeln beginnt an den Mittelfußknochen und endet an den Grundgliedern der 2.–4. Zehen. Sie können den Vorfuß spreizen oder die Zehen einander nahern. Zu den kleinen Fußmuskeln gehören auch Verbindungen zwischen den langen Zehenstreckern und Zehenbeugern. Diese Verbindungen (*Musculi lumbricales*) sind von großer Bedeutung für das Muskelgleichgewicht zwischen diesen an den Endgliedern endenden Muskeln, was besonders für das Tanzen auf Spitze von großer Wichtigkeit ist (**Abb. 92**).

Es ist für den Tänzer von zentraler Bedeutung, dass beide Gruppen der kleinen Fußmuskeln die Zehen auf den Boden pressen, *ohne eine Krallenstellung zu bewirken,* da sie nicht wie die langen Zehenbeuger an den Endgliedern der Zehen enden.

12.2 Der Fuß im Tanz

Die tänzerische Arbeit mit dem Fuß muss unbedingt den geschilderten anatomischen Gegebenheiten Rechnung tragen. Unabhängig davon, wie stark der Fuß belastet ist, sollte immer darauf geachtet werden, dass die Muskeln der Innenseite und diejenigen der Außenseite im Gleichgewicht arbeiten.
Steht der Fuß ganz auf dem Boden, muss er in allen Positionen stets gleichmäßig auf drei Stützpunkten stehen: Großzehenballen, Kleinzehenballen und Ferse (vgl. Abb. 81). Die gleichmäßige Belastung von Groß- und Kleinzehenballen wird durch das Gleichgewicht der langen inneren und äußeren Fußmuskeln, den Stabilisatoren hergestellt. Damit die Ferse stabil auf dem Boden steht, darf sie nicht seitlich ausweichen und nicht abgehoben werden. Die seitlichen Sehnen, die wie starke Kabel das Fersenbein beidseits unter dem Sprungbein fixieren, verhindern ein seitliches Ausweichen (vgl. Abb. 91). Die kurzen Muskeln der Fußsohle drücken die Ferse auf den Boden, ohne dass eine Krallenstellung entsteht, denn sie enden im Bereich der Zehengrundgelenke. Sie sind die Gegenspieler der Wadenmuskulatur, die die Ferse anhebt (vgl. Abb. 94). Die Zehen verlängern die Stützflächen der Mittelfußköpfchen. Um die Zehen geradezuhalten, müssen die langen Zehenstrecker und -beuger im Gleichgewicht sein.

Klassische Positionen

Das Bein steht in den klassischen Positionen im *en dehors* – es ist aus der Hüfte auswärtsgedreht. Dabei ist die Außenseite des Fußes nach hinten, die Innenseite nach vorne gekehrt, und es entsteht die Tendenz, dass der Fuß in Knickfußstellung kippt, d. h. dass der äußere, jetzt hintere Fußrand sich hebt. Das Fersenbein gleitet dabei unter dem Sprungbein nach außen weg und kippt nach außen. Der Fuß wird dadurch auf die erste Zehe gestellt, der Vorfuß winkelt sich nach außen ab. Das innere Längsgewölbe flacht sich ab. Das Gleichgewicht der Muskeln ist gestört, es kommt zu einer Instabilität des Fußes (vgl. Abb. 86).
Es ist daher ein großer Fehler, wenn die Füße mehr auswärts gedreht werden als dies die Hüftgelenke zulassen. Wenn wegen eines ungenügenden *en dehors* der Hüfte die Auswärtsdrehung weiter unten, im Fuß also, forciert wird, so entsteht nur die Illusion eines guten *en dehors:* Die Füße sind zwar auswärts gedreht, Vor- und Rückfuß jedoch stehen nicht mehr in einer Achse, und es kommt zu dem oben beschriebenen schädlichen Ungleichgewicht. Durch die Kontrolle des Muskelgleichgewichts wird indes die Abstützung der Ferse auf dem Boden gesichert. Wenn man den Fuß zwingt, den Kleinzehenballen zu belasten, so korrigiert man die Fußachse und bringt das Längsgewölbe besser zum Tragen.

Demi-plié und Sprung

Das *demi-plié* besteht aus einer Beugung des Hüft- und Kniegelenks sowie einer Streckung des oberen Sprunggelenks (**Abb. 95a**). Je tiefer das *demi-plié* ist, um so mehr werden die Grundglieder der Zehen auf den Boden gepresst und um so schwieriger ist es, die Endglieder in gerader Stellung zu halten. Es entsteht die Tendenz, die langen Zehenbeuger, vor allem den langen Großzehenbeuger, mehr einzusetzen als die kurzen Fußmuskeln. Das verursacht wie bereits ausgeführt Krallenzehen, der Fuß verkrampft sich. Die Fußinnenseite, die bei jedem *demi-plié* einer starken Belastung ausgesetzt ist, wird dann überbelastet, es entsteht ein übermäßiger Druck auf den Großzehenballen, und die an den Sesambeinchen der Großzehen ansetzenden Muskeln geraten aus dem Gleichgewicht.
Eine korrekte Haltung des Fußes im *demi-plié*, vor allem im tiefen *demi-plié,* ist nur möglich, wenn die *kleinen* Muskeln der Fußsohle gut entwickelt und trainiert sind. Dauernde Überbelastung des Großzehenballens ruft Schmerzen hervor, und zwar besonders im Verlauf der Sehne des langen Großzehenbeugers auf der Innenseite des Fußes wie auch ober- und unterhalb des Innenknöchels. Hier verläuft die Sehne neben dem Rand der Achillessehne; oft werden solche Schmerzen daher fälschlicherweise der Achillessehne zugeordnet. Eine Behandlung der Achillessehne wird dann natürlich keine Beseitigung

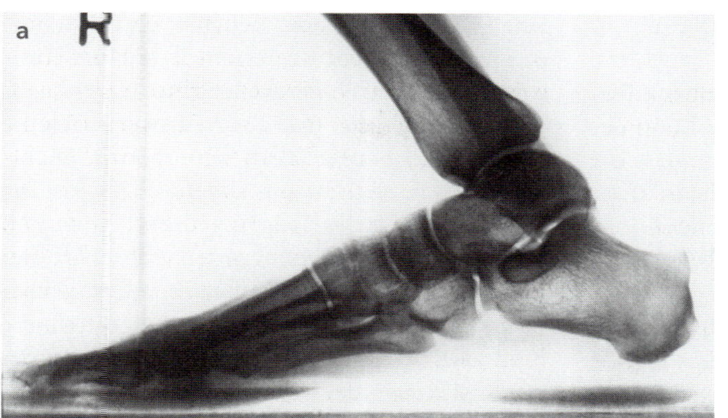

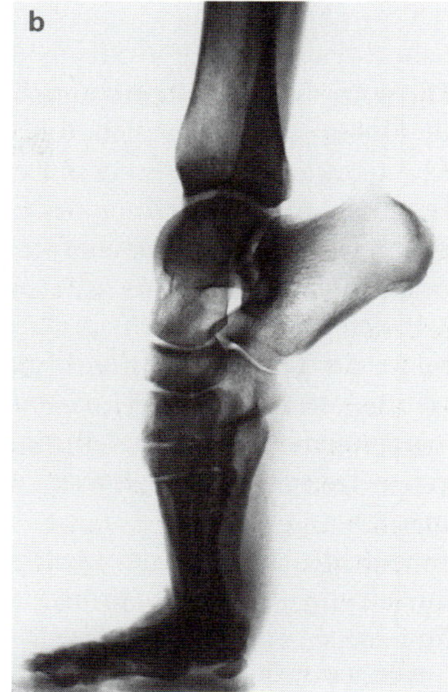

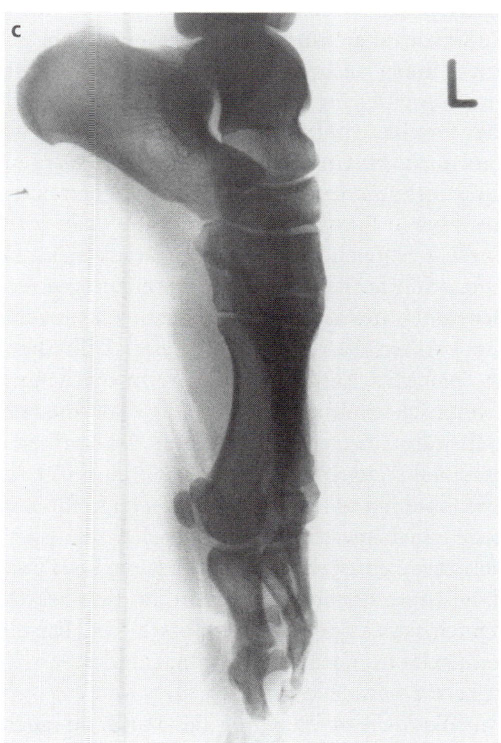

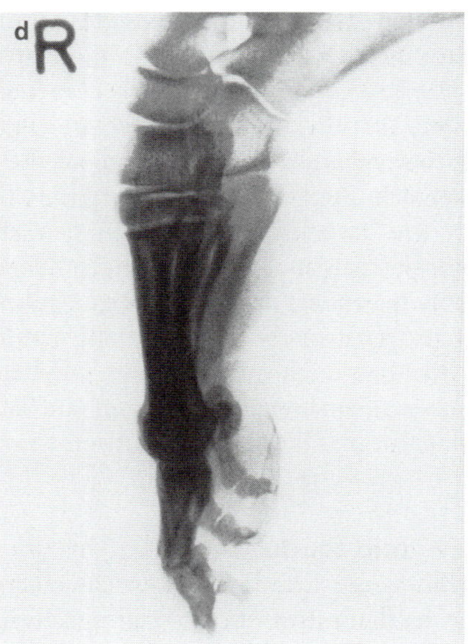

Abbildung 95: Röntgenbilder des Fußes einer 40-jährigen Berufstänzerin (seitliche Aufnahmen).
a) Im *demi-plié*: Die Streckung (Extension) des Fußes erfolgt im oberen Sprunggelenk.
b) Auf Halbspitze: Der Fuß ist soweit gesenkt (flektiert), dass die Mittelfußknochen in der Verlängerung des Schienbeins verlaufen. Diese Plantarflexion des Fußes erfolgt vorwiegend im oberen Sprunggelenk. Die Mitbeteiligung des Chopart-Gelenks und des Lisfranc-Gelenks ist nur gering. Die Zehen sind in Rechtwinkelstellung überstreckt (extendiert).
c) Auf Spitze: Die Plantarflexion des Fußes ist die gleiche wie auf Halbspitze. Die Großzehe steht durch die ausgeglichene Aktion der langen Zehenbeuger und -Strecker geradegestreckt. Die zweite Zehe ist, da wenig länger als die Großzehe, leicht gebeugt.
d) Fuß der gleichen Tänzerin auf Spitze. Durch einen leichten Stoß wurde sie für die Aufnahme aus dem Gleichgewicht gebracht: Als Folge der Verkrampfung entstehen reflektorisch Krallenzehen.

der Symptome bringen. Eine Überbelastung der Sehne des langen Großzehenbeugers (vgl. Abb. 18) kann zu einer Entzündung der Sehnenscheide führen; sie verengt sich, und die Aktion des Muskels kann so stark behindert sein, dass die Großzehe in Beugestellung des Endglieds fixiert bleibt. Dies ist die sogenannte schnellende Großzehe, eine Erscheinung, die dem bekannten *schnellenden Daumen* entspricht. Nur eine Korrektur der Tanztechnik, die auf gleichmäßige Belastung von Groß- und Kleinzehenballen abzielt, kann von den oft heftigen, chronischen Schmerzen befreien und das Tanzen wieder möglich machen!

Ein korrekt ausgeführtes *demi-plié* ist die Voraussetzung für jeden Sprung (vgl. auch «Der Sprung», S. 119 f.). Die Basis für den Impuls des Sprunges ist die Fußsohle. Der Fuß muss vorerst breiten Kontakt mit dem Boden suchen, wodurch sich die Fußsohlenmuskeln verlängern und für die nachfolgende Kontraktion vorbereiten. Die Kraft des Wadenmuskels überträgt sich auf den Vorfuß, die Zehen und vor allem die Großzehe geben beim Verlassen des Fußes vom Boden den Endschwung. Die Fußkraft hängt dabei wie dargestellt sowohl von den kleinen Fußmuskeln als auch von den langen Zehenbeugern ab. Besonders der sehr kräftige Großzehenbeuger, der zuvor die Großzehe auf den Boden gedrückt hat, dient nun als Feder. Die Beugung des oberen Sprunggelenks durch die Wadenmuskulatur und die Kraft der Fußsohlenmuskulatur arbeiten eng miteinander.

Relevé und tendu

Die Bewegung im *relevé* entspricht einer Beugung des Fußes im oberen Sprunggelenk, also einer Senkung der Fußspitze. Praktisch ausgeführt aber wird eine Hebung der Ferse. Der Hauptmuskel für diese Bewegung ist der Wadenmuskel. Er leistet neun Zehntel der Kraft für die Beugung des Fußes. Weil der Wadenmuskel den Fuß nicht nur senkt, sondern gleichzeitig auch nach innen zieht, ist bei allen Beugebewegungen des Fußes die seitliche Stabilisierung von besonderer Bedeutung. Besonders bei allen Tendu-Bewegungen nach vorne und seitlich ist darauf zu achten! Hier dürfen in der Endphase nicht die langen Zehenbeuger die Beugung vervollständigen wollen, da dies unweigerlich in einer Krallenstellung der Zehen resultiert.

Werden bei Relevé- und Tendu-Bewegungen die langen Zehenbeuger falsch und übermäßig eingesetzt, so können daraus ebenfalls Überlastungen der Sehne des langen Großzehenbeugers und in der Folge Beschwerden entstehen. Bei richtiger Belastung des Fußes im *relevé* jedoch bringt die Arbeit auf der Halbspitze die innere und äußere Fußmuskulatur in ein wohlausgewogenes Gleichgewicht.

Halbspitze

Auf Halbspitze wird der Vorfuß maximal gesenkt, die Ferse angehoben. Es ist in erster Linie eine Beugung im oberen Sprunggelenk. Soweit dies für eine zusätzliche Beugung notwendig ist, sind auch das Chopart- und Lisfranc-Gelenk in die Streckung des Fußes unterstützend einbezogen.

Die Längsbogen des Fußes verstärken sich, die Zehen werden in ihren Grundgelenken gegenüber den Mittelfußknochen extrem überstreckt. Das vordere Quergewölbe flacht sich vollständig ab, die Mittelfußköpfchen spreizen sich vom zweiten Mittelfußknochen weg. So entsteht gleichsam eine neue quere Sohle des Vorfußes, bestehend aus Mittelfußköpfchen und Zehen. Das obere und untere Sprunggelenk müssen durch die lange Muskulatur so sicher stabilisiert sein, dass keinerlei seitliches Abgleiten des Fußes möglich ist. Die korrekte Stellung auf Halbspitze setzt voraus, dass die Zehen, vor allem aber die Großzehe im Grundgelenk, um mindestens 70° gestreckt werden können.

Um die korrekte Beugung des Fußes zu erreichen, muss jeder Tänzer jedoch oberes Sprunggelenk, Chopart- und Lisfranc-Gelenk in der für ihn entsprechenden, durch seinen Körperbau gegebenen Weise einsetzen. Dadurch entsteht die für den einzelnen Tänzer charakteristische Fußform. Die Bewegung soll aber in der Hauptsache aus dem oberen Sprunggelenk erfolgen. Eine Beeinträchtigung der Beweglichkeit in diesem Gelenk stellt daher immer eine große Behinderung für den Tänzer dar. Sie kann Folge einer früher erlittenen Knöchelfraktur, eines Bänderrisses oder einer längeren Ruhigstellung im Gipsverband sein. Selbst bei der heute üblichen operativen Versorgung von Frakturen im Sprunggelenkbereich (*Osteosynthese*) und funktionellen Behandlung von Bänderverletzungen, bei denen auf eine längere Gipsfixation nach Möglichkeit verzichtet wird, können leichte Behinderungen der Beweglichkeit im oberen Sprunggelenk zurückbleiben. Für den Nicht-Tänzer sind sie bedeutungslos, für den Tänzer stellen sie jedoch oft die weitere Ausübung seines Berufs in Frage.

Der hintere Fortsatz des Sprungbeins besitzt zwei Höckerchen (äußerer und innerer Höcker). Bleibt der äußere Höcker separat, so ist dies ein *Os trigonum*. Er ist ein eigener Knochen, der normalerweise mit dem hinteren Fortsatz des Sprungbeins verwachsen ist. Beim Nicht-Tänzer ist er bedeutungslos, beim Tänzer aber, der häufig die Position auf Halbspitze einnimmt, kann dieser kleine Knochen eine schmerzhafte Behinderung darstellen. Durch einen ungefährlichen Eingriff kann er entfernt und die Behinderung dauerhaft behoben werden. Nebenbei sei erwähnt, dass die wichtige Sehne des langen Großzehenbeugers zwischen den beiden Höckerchen hindurchzieht.

Spitze

Auf der Spitze zu stehen stellt für den Fuß die schwierigste Aufgabe dar. Bevor er auf die Spitze gestellt werden kann, sind folgende Voraussetzungen zu erfüllen:

- Der Fuß muss muskulär vorbereitet sein.
- Der Oberkörper muss richtig platziert sein.
- Das Becken muss in allen Positionen im Gleichgewicht sein.
- Die Knie müssen gestreckt sein.
- Die Position der Halbspitze muss vollkommen stabil beherrscht werden.

Die Position der Spitze wird noch mehr als die der Halbspitze nicht nur mit Fuß und Bein ausgeführt, sondern beansprucht in ganz spezifischer Weise den ganzen Körper. Unerlässlich ist die Einhaltung der Senkrechten und das Aufrichten des Oberkörpers. Der Oberkörper ist auf die Achse der Schwerkraft einzustellen, so dass bei Drehbewegungen keine Abweichung aus der Achse auftritt. Das Becken muss stabilisiert sein.

Erst wenn die genannten Voraussetzungen erfüllt sind, darf der Fuß auf Spitze gestellt werden!

Die Belastungsfläche auf Spitze ist sehr klein. Die junge Tänzerin muss erlernt haben, die langen Zehenstrecker und -beuger im Gleichgewicht zu halten, so dass die Großzehe auf Spitze in Streckstellung und in Verlängerung des Mittelfußes steht. Ist dies der Fall, kommt es zu keiner Fehlbelastung der Zehen. Ist die Großzehe auf Spitze aber gebeugt, entsteht eine Deformierung der Großzehe, eine Schädigung des Großzehennagels und eine schmerzhafte Überlastung des

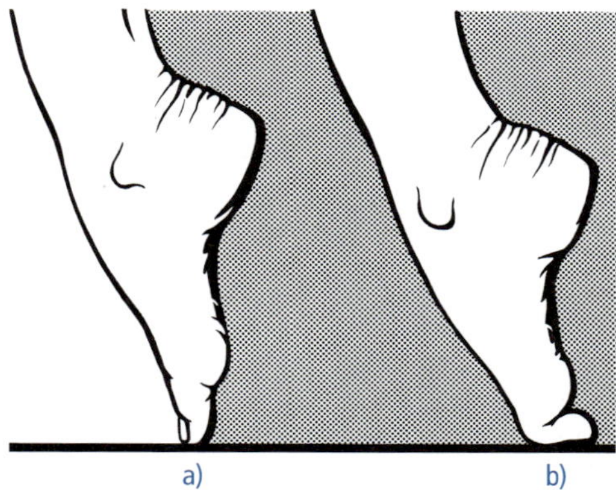

Abbildung 96: Stellung der Großzehe bei der Arbeit auf Spitze (schematisch).
a) **Korrekt:** Die Großzehe steht in Streckstellung. Die langen Großzehenbeuger und -Strecker sind im Gleichgewicht. Das Körpergewicht wird vorwiegend von der Kuppe und einem Teil der Beugeseite des Großzehenendglieds getragen,
b) **Unkorrekt:** Die Großzehe ist im Interphalangealgelenk (Gelenk zwischen den beiden Gliedern der Großzehe) gebeugt. Das Körpergewicht ruht auf der Streckseite des Zehenendglieds, auf dem Großzehennagel und dem Interphalangealgelenk. Der lange Großzehenbeuger wird durch Dauerkontraktion überlastet. Im Verlauf seiner Sehne kommt es zu Überlastungserscheinungen.

langen Großzehenbeugers (**Abb. 97**). Es resultieren daraus Beschwerden, wie sie bei Tanzschülern und professionellen Tänzern leider häufig sind. Der Fehler sollte unbedingt in den *unteren Stufen* der Ausbildung korrigiert werden; im Lehrplan der oberen Stufen ist nach meiner Erfahrung dazu kaum mehr Zeit und Gelegenheit. Für den Beginn der Arbeit auf Spitze kann kein Alter angegeben werden. Auf alle Fälle braucht es mehrjährige Schulung, bis der Fuß in genügendem Maße muskulär gekräftigt ist. Dies wird kaum vor dem 11. bis 12. Lebensjahr der Fall sein. Jugendliche, welche nur einmal pro Woche eine Ballettschule besuchen, können überhaupt nicht so weit gebracht werden. Es ist zu hoffen, dass diese Grundsätze von den Ballettpädagogen mehr und mehr beachtet werden. Stellt man nämlich die jungen Schülerinnen zu früh auf Spitze, ehe noch die Stabilität im oberen Sprunggelenk ohne seitliche Abweichung unfehlbar ge-

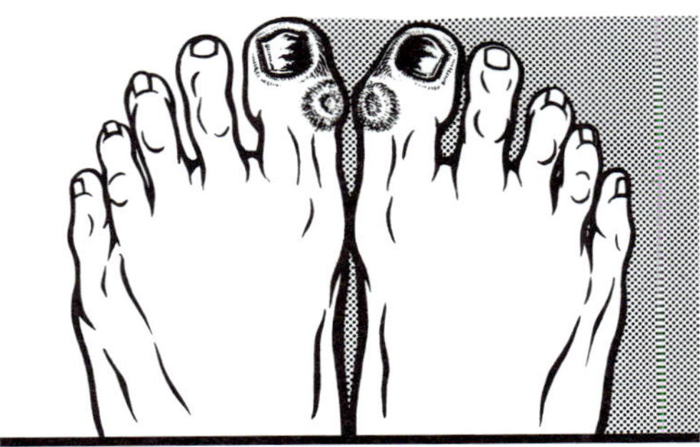

Abbildung 97: Typische Veränderungen der Großzehe nach Tanzen auf Spitze mit Krallenzehen (Skizze). Das Endglied der Großzehe weicht nach außen ab. Der Großzehennagel ist blutunterlaufen, braunverfärbt, oft deformiert. Eventuell findet sich ein eingewachsener Großzehennagel am inneren Nagelfalz, welcher chronisch infiziert sein kann. Auf der inneren Seite über dem Interphalangealgelenk besteht eine Verdickung der Weichteile (Schwiele, Schleimbeutel, Ganglion = gallerthaltige Gelenkausstülpung, «Überbein»).

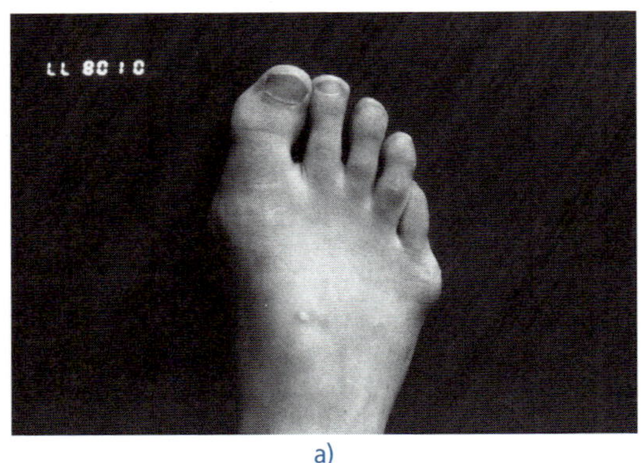

a)

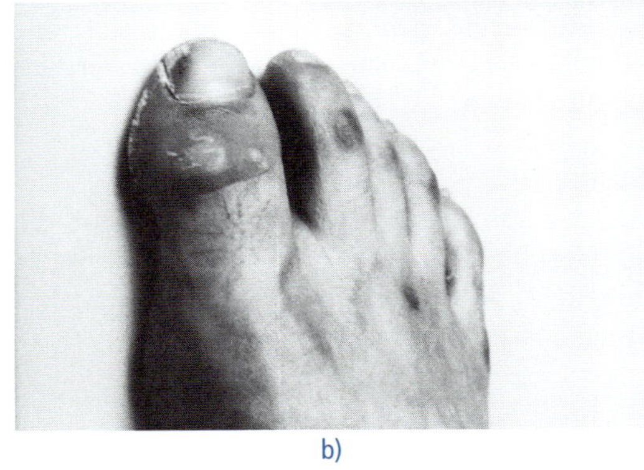

b)

Abbildung 98: Durch unsachgemäßen Spitzentanz geschädigte Füße.
a) Deformierung von Zehen und Vorfuß durch zu früh begonnenes Tanzen auf Spitze. Die Zehen, insbesondere die Großzehe, sind deformiert. Das vordere Quergewölbe des Fußes ist abgeflacht (Spreizfuß). Der Kleinzehenballen steht vor, die fünfte Zehe ist im Grundgelenk nach innen (medial) abgewinkelt (*Digitus quintus varus*).
b) Fuß einer 17-jährigen Berufstanzschülerin. Als Folge einer fehlerhaften Technik wird die Großzehe auf Spitze gebeugt. Die Fehlbelastung führt zu den auch auf Abbildung 87 gezeigten Veränderungen. Die Schülerin vermag zwar in diesem Zustand am Unterricht teilzunehmen, im Berufsleben sind aber Beschwerden und Behinderungen zu erwarten. Es ist erfahrungsgemäß schwierig, in den Oberstufen diesen Fehler zu korrigieren.
Leider sieht der Arzt solche Bilder sowohl bei Ballettschülern als auch bei Berufstänzern nicht selten, in den letzten Jahren sogar immer häufiger. Es sei jedoch nochmals betont: Hierbei handelt es sich nicht um Schädigungen durch den Spitzentanz als solchen, sondern durch zu frühen Beginn oder falsche Technik.

währleistet ist, kippt der Fuß in der extremen Position immer wieder nach außen ab. Der Vorgang entspricht einer Verstauchung, wie etwa beim Abrutschen vom Rand des Bürgersteigs. Diese kleinen, im Einzelnen ungefährlichen Verstauchungen summieren sich in ihrer Wirkung und führen zu einer nachhaltigen Schädigung der äußeren Bänder des oberen Sprunggelenks. Eine Instabilität dieses wichtigen Gelenks und vorzeitige Arthrose mit all ihren Beschwerden kann die Folge sein (vgl. Abb. 98).

Des weiteren können Fehlstellungen der Zehen und des Vorfußes entstehen, die teilweise nicht mehr korrigierbar sind. Wie bei allen den Fuß beanspruchenden tänzerischen Bewegungen ist auch beim Arbeiten auf Spitze eine saubere Technik und richtige Belastung eine gute Gewähr dafür, dass der Tänzer Schäden vermeiden kann und dass ihm das Tanzen Freude, aber keine Schmerzen bereitet.

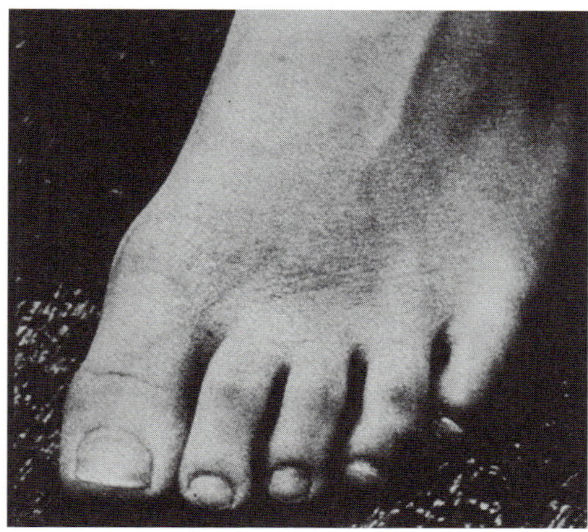

Abbildung 99: Fuß bei sachgemäßer Spitzentanztechnik. Dieser kräftige Fuß einer bekannten Tänzerin weist auch nach mehr als 20 Jahren Spitzentanz keine tanzbedingten Deformierungen auf. Lediglich die Großzehe ist leicht verbreitert.

13. Beweglichkeit und Stabilität

Zum Schluss soll auf eine wichtige Forderung hingewiesen werden: Beweglichkeit und Stabilität des Körpers müssen zueinander in einem ausgewogenen Verhältnis stehen. Für den Tanz ist hier von besonderer Bedeutung die Beweglichkeit der Wirbelsäule, des Hüftgelenks, des oberen Sprunggelenks und der Großzehe.

Da eine genügende Beweglichkeit dieser Gelenke ausschlaggebend dafür ist, ob der Tänzerberuf ergriffen und ausgeübt werden kann, stellt sich die dringende Frage, ob und wie weit die Beweglichkeit von Gelenken durch das Training beeinflusst werden kann. Jeder Mensch hat eine ihm eigene, angeborene Flexibilität. Diese kann im Rahmen der Grundgegebenheiten trainiert werden. Die Möglichkeiten für jedes einzelne Gelenk sind anatomisch und individuell festgelegt. Zum Beispiel sind die Endmöglichkeiten der Auswärtsdrehung im Hüftgelenk unveränderbar durch den Knochenbau gegeben; durch das Training können aber die Bänder etwas gedehnt werden, damit die volle, vom Knochenbau her gegebene Möglichkeit auch genutzt werden kann. Im Gegensatz dazu ist die Aufwärtsbiegung der Großzehe anatomisch gegeben und durch kein Training zu beeinflussen.

Nun kann aber die Beweglichkeit der Gelenke nicht nur für sich allein betrachtet werden. Die beweglichen Gelenke sind ja immer Teil des sich bewegenden gesamten Körpers. Deshalb kommt hier ein grundlegend wichtiger, im Ballettunterricht und in der tänzerischen Berufsausbildung heute oft vernachlässigter Faktor mit ins Spiel: die Stabilität.

Es kann und sollte nicht das wichtigste Ziel des Trainings sein, die Beweglichkeit der Gelenke zu steigern. Es sind hier zwar im Einzelnen spektakuläre Ergebnisse erreichbar, aber diese zielen auf den kurzen, Staunen erregenden Augenblick und gefährden auf die Dauer den Körper. Denn für einen organischen Ablauf im ganzen sich bewegenden Körper ist nur jene Beweglichkeit der einzelnen Gelenke sinnvoll, welche durch eine entsprechende Stabilität des Beckens und des Muskelkorsetts ein Gleichgewicht der Bewegungsspannung ermöglicht. Ein Körper ist also nicht unbedingt um so geeigneter für den Tanz, je höher die Beweglichkeit seiner Gelenke ist! Ein zu hohes Ausmaß der Beweglichkeit kann sogar ein Hindernis für den Beruf sein – dies ist dann der Fall, wenn die allgemeine Flexibilität ein gewisses Maß übersteigt.

Tänzer weisen eine hohe, geschmeidige Biegsamkeit des Körpers auf. Dabei stellen sich verschiedene Fragen, zum Beispiel, wie weit eine erhöhte Biegsamkeit des Körpers von Anfang an gegeben sein muss und inwieweit sie durch das Training erworben werden kann; ob und welche Schäden durch das Training möglich sind; welche Auswirkungen eine hohe Flexibilität auf andere Körperfunktionen wie Stützfähigkeit und Festigkeit haben; welche schützenden und heilenden Maßnahmen ergriffen werden können; wie beweglich ein Körper für das Ergreifen des Tänzerberufs sein muss und ob die entsprechende Beweglichkeit vor der Ausbildung schon festgestellt werden kann.

13.1 Allgemeine Beweglichkeit

Obwohl die Verhältnisse in Bezug auf Beweglichkeit und Training in den einzelnen Gelenken sehr unterschiedlich sein können, gibt es doch einen angeborenen Grundtypus von Beweglichkeit, die *allgemeine* Beweglichkeit eines Körpers. In ihm wird sichtbar, ob eine grundlegende Tendenz des Körpers zu lockerer oder zu mehr eingeengter Gelenkentfaltung gegeben ist. Diese grundlegende, zum persönlichen Typus gehörende Tendenz zur Beweglichkeit der Gelenke kann gemessen werden (vgl. Anhang: «Messgeräte», S. 173). Die Messung muss an einem Gelenk erfolgen, das im allgemeinen durch keine Tätigkeit und kein Training besonders geübt wird. Dadurch werden auch die Ergebnisse der Messung an körperlich aktiven Menschen, wie Sportlern und Tänzern, und körperlich nicht besonders aktiven Menschen sinnvoll vergleichbar. Ein solches Gelenk ist das Grundgelenk des linken Zeigefingers. Für die Untersuchungen benutze ich hier den Ligament-Tester nach Dr. Jules Rippstein (vgl. Abb. 103).

Vergleiche von Messungen an Gymnasial- und Tanzklassen haben ergeben, dass junge Menschen, welche als zum Tanz geeignet in Berufsschulen ausgebildet werden, deutlich eine höhere allgemeine Beweglichkeit aufweisen als die Mitglieder der nicht tanzenden Vergleichsgruppe. In der Tanzklasse wiederum weisen die Tänzerinnen durchschnittlich eine höhere Beweglichkeit auf als die Tänzer.

Eine hohe allgemeine Beweglichkeit stellt erhöhte Anforderungen an das *Muskelkorsett.* In der Ausbildung von besonders beweglichen Tänzern soll nicht die Beweglichkeit zusätzlich forciert, sondern vielmehr die *Stabilität* betont werden. Von einem gewissen Grad zu hoher allgemeiner Beweglichkeit an muss sogar von einer Tanzausbildung abgeraten werden. Die Möglichkeit, in diesem Fall eine dauerhafte, den Körper nicht schädigende Stabilität für die rasanten Anforderungen des professionellen Tanzes zu erreichen, sind dann kaum gegeben. Die notwendige Stabilität wird nur mit äußerster Mühe erarbeitet werden können, und eine Gefährdung der Bandscheiben der Lendenwirbelsäule sowie eine hohe Anfälligkeit für Kreuzschmerzen und Verletzungen wird in jedem Fall immer gegeben sein. Die Erfahrung hat gezeigt, dass 16-jährige Ballettschülerinnen, die in der tänzerischen Berufsausbildung stehen und eine am Grundgelenk des linken Zeigefingers gemessene Flexibilität von 150° und mehr aufweisen, in der Hektik des Tänzerlebens am Theater versagen. Selbstverständlich können, ja sollen sie das Tanzen zu ihrer Freude weiter betreiben!

Bei einer allgemeinen Flexibilität von 150° und mehr muss auch bei großer Begabung vom Tänzerberuf strikt abgeraten werden.

Die Werte der allgemeinen Beweglichkeit lassen keine sichere Diagnose für die weitere Entwicklung im Körper eines Tanzschülers zu. Besonders die niedrigen Werte sagen nichts über die Eignung zum Tänzerberuf aus, da gerade die Beweglichkeit einiger für den Tanz ganz spezifisch wichtiger Gelenke oft nicht dem Grad der allgemeinen Beweglichkeit entspricht. Es gibt wie bereits dargelegt Gelenke, deren Beweglichkeit nicht von der allgemeinen Flexibilität abhängt, sondern vielmehr von den lokalen anatomischen Verhältnissen bestimmt wird und somit angeboren ist. Dies sind insbesondere 1. das Hüftgelenk, bei dem die Auswärtsdrehung des in der Hüfte gestreckten Beines (*en dehors*) vom Bau des Hüftgelenks bestimmt wird; 2. das obere Sprunggelenk, von grosser Bedeutung für das *demi-plié* und *relevé,* sowie 3. das Grundgelenk der Grosszehe, dessen Grad der für den Tänzer so wichtigen Extension ebenfalls angeboren ist. So können Tanzschüler mit allgemein guter Beweglichkeit durchaus ein kleines *en dehors,* ein kleines *demi-plié* oder eine ungenügende Extension der Grosszehe aufweisen, was für den Tänzerberuf natürlich ein Handikap bedeutet.

Bei der Feststellung der Werte der allgemeinen Beweglichkeit ist ein ganz wichtiger Faktor zu berücksichtigen: Beim Kinde ist die allgemeine Beweglichkeit höher als beim erwachsenen Menschen! Vom zehnten bis zwanzigsten Lebensjahr nimmt die allgemeine Beweglichkeit bei jedem Menschen seinem Typus entsprechend ab. Werden Tanzschüler beurteilt, so spielt es also für die Bewertung des Befundes eine entscheidende Rolle, ob der Schüler zwölf oder achtzehn Jahre alt ist. Aber auch hier gibt es keine sicheren Kriterien, um den Endpunkt einer Entwicklung vorauszusagen. Die Messwerte bei jungen Menschen können immer nur als Hinweis gelten: Extrem hohe Werte bei einem Zwölfjährigen sollen und können nur als ein Warnsignal betrachtet werden.

13.2 Beweglichkeit und moderne Choreographie

Allgemein kann gesagt werden, dass eine hohe Flexibilität vermehrte Anforderungen an die Muskulatur von Rumpf und Beinen stellt. Wird das Problem vernachlässigt, werden sich Schäden einstellen; geht man es aber bewusst an, so kann der Körper den notwendigen Ausgleich durch Gleichgewicht und Muskelkraft finden.

Wie Untersuchungen an olympischen Gewichtshebern ergeben haben (*Zorba* u.a., zit. bei *Bergfeld* 1982), verringert selbst ein extrem erhöhter Muskeltonus die Flexibilität nicht, wenn gleichzeitig ein Dehnungsprogramm durchgeführt wird. Die Autoren vergleichen sogar die Flexibilität der Gewichtsheber mit derjenigen von Tänzern. Der notwendige Ausgleich ist allerdings für den Tänzer nur möglich, wenn – sowohl in der Ausbildung wie auf der Bühne – der Erfordernis einer schwer zu erlangenden, aber notwendigen Ausgewogenheit zwischen Beweglichkeit und Stabilität Rechnung getragen wird. Hier aber stellt sich heute für alle Tänzer ein ganz schwieriges Problem, auf das ich aufgrund meiner Erfahrung eigens hinweisen möchte.

Mit dem Auftauchen der großen Musicals in den USA sowie deren Verbreitung in Film und Fernsehen nahm auch in Tanzkreisen die Ansicht überhand, ein Tänzer müsse so flexibel wie möglich werden und habe die Beine so hoch wie möglich zu werfen. Zudem verlangen manche Choreographen des modernen klassischen Stils von den Tänzern nun immer höhere Elevation des Beins und ausgefallene Stellungen im Sinne von zirzensischer Akrobatik. Diese Entwicklung führt zu einer oft gravierenden Erschwerung der Bewegungskontrolle durch die Muskulatur, weil eine organische Einhaltung der Schwergewichtslinie des Körpers unmöglich gemacht wird.

Zweierlei ist in diesem Zusammenhang nun zu beobachten: Immer häufiger müssen Berufstänzer ihre Laufbahn aus gesundheitlichen Gründen vorzeitig, zuweilen schon nach wenigen Jahren aufgeben. Und die verletzungsbedingten Ausfälle von Tänzern, welche unter sich ihrer Verantwortung nicht bewussten modernen Choreographen arbeiten, haben ein früher nicht gekanntes Ausmaß angenommen. Diese Schwierigkeiten hängen mit der Überbewertung der Flexibilität zusammen und mit der fehlenden Einsicht in den organischen Zusammenhang zwischen Flexibilität und Stabilität. Erst das *Zusammenspiel* zwischen beidem – Flexibilität *und* Stabilität also – ermöglicht die tanzspezifischen Bewegungen und bewahrt den Körper des Tänzers zugleich vor Schaden.

13.3 Bewegung und Gesundheit

Ein paar Gedanken seien an dieser Stelle gestattet, die über den tänzerischen Rahmen dieses Buches hinausweisen, wohl aber den Wert der

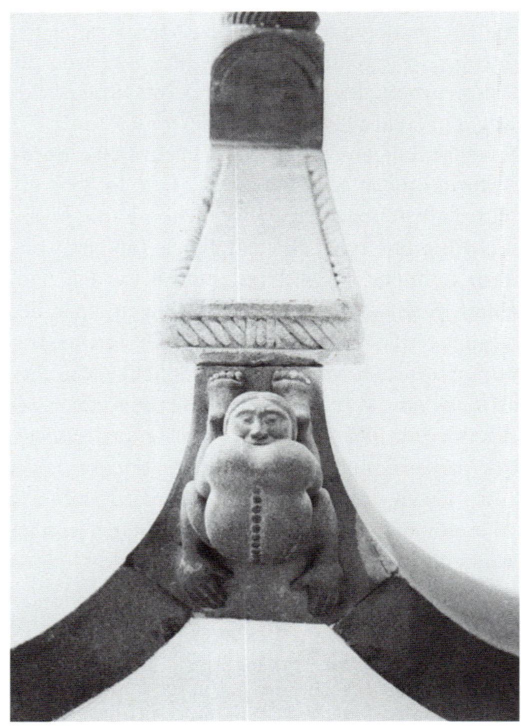

Abbildung 100: Gaukler in Körperverrenkung. Steinplastik im romanischen Kreuzgang des Großmünsters, Zürich. Diese Plastik zeigt den «Gaukler, der Gottes Wort nicht hören will» in der Haltung des Klischnig-Kontorsionisten.

körperlichen Bewegung für die Gesundheit ganz allgemein betonen sollen.
In den vergangenen zehn bis zwanzig Jahren hat sich bei uns ein Trend herausgebildet, der gerade unter medizinischen Gesichtspunkten sehr zu begrüßen ist: die Fitnessbewegung und das große Angebot im Freizeitsport. Fit und sportlich zu sein gilt heute als das Ideal – ein Lebensgefühl, das von den Medien, der Werbung und von einer ganzen Palette an dazu angebotenen Produkten noch verstärkt wird. Erfolgreiche Leistungssportler werden zu Leitbildern, und selbst wenn die eigene sportliche Betätigung nicht die messbare Leistung anstrebt, so befriedigt es doch, etwas für die Gesundheit getan zu haben. In vielfältiger Form kann heute ein Gegengewicht zu dem allgemeinen Bewegungsmangel des Computerzeitalters, der Autos, des Fernsehens, einer überwiegend sitzenden Lebensweise geschaffen werden. Das Angebot reicht vom Biken, Klettern und Windsurfen über Aerobics, Yoga, Pilates, Skaten bis hin zu Walking, Training im Fitnessstudio sowie natürlich den etablierten Formen des Freizeitsports.
Beim Ausüben der verschiedenen Sportarten im Freizeitbereich sollte die individuelle physiologische Belastbarkeit beachtet werden und Herz und Kreislauf an eine allmählich gesteigerte Leistung herangeführt werden. Auch älter werdende Menschen können und sollen ein systematisches, von Fachleuten geleitetes Körpertraining bis ins hohe Alter fortführen, solange der Allgemeinzustand dies erlaubt. Beschwerden des Älterwerdens können damit verringert und erträglicher gemacht werden. Für einen Neubeginn im Alterssport ist es nie zu spät!
Das enorm breit gefächerte Sportangebot wird überwiegend von Jugendlichen und Erwachsenen angenommen, und sicher spielt vor allem bei den älteren Erwachsenen ein neuerwachtes Gesundheitsbewusstsein mit. Wünschenswert scheint mir vom medizinischen Standpunkt jedoch, dass gerade auch Kinder im frühen Alter, möglichst schon im Vorschulalter, an sportliche Bewegung herangeführt werden – geben doch Einschulungsuntersuchungen zur Entwicklung und Gesundheit der Kinder in den letzten fünf Jahren Anlass zur Besorgnis. Vor allem für Störungen in der kindlichen Motorik, Übergewicht und Erkrankungen des muskulo-skelettalen Systems werden Bewegungsarmut und Fast-Food-Ernährung verantwortlich gemacht. Die Folge davon sind bereits im Jugendalter auftretendes Übergewicht, aber auch Stoffwechselerkrankungen wie Diabetes und Osteoporose (vgl. auch das auf S. 29 zu «Osteoporose» Dargestellte sowie die allgemeinen Ausführungen in «Die Ernährung des Tänzers», S,. 154). Da die kindliche Motorik sich ab dem 4. Lebensjahr entwickelt und formt, sollte schon im Kindergarten alles getan werden, um Freude an der Bewegung zu erhalten und eine systematische Bewegungserziehung zu bieten! Rhythmik, Gymnastik mit Musik, Bewegungsspiele und kreative Bewegungsformen können auf eine tänzerische Schulung hinführen, die bei Begabung und körperlicher Eignung dann später in eine Ballettausbildung münden kann.

Teil 3

Die Ernährung des Tänzers

Bisher wurden ausführlich die einzelnen Teile des Körpers und deren Funktion beschrieben. Aber auch noch so gut durch Training ausgebildete und der tänzerischen Tätigkeit angepasste Gelenke entfalten erst ihren Nutzen, wenn sie von Muskeln bewegt werden. Der Körper braucht für seine Bewegung Energie. Er gewinnt diese aus Stoffen, die ihm mit der Nahrung zugeführt werden. Es ist ein energetischer Kreislauf, durch welchen dem Körper mit der Nahrung Energie zur Verfügung gestellt wird: Strahlungsenergie wird in Form von Sonnenlicht zur Erde gesendet, das Grün der Pflanzen vermag diesen Energiestrom in Form von chemisch gebundener Energie aufzunehmen und zu speichern. Mit Hilfe des Blattgrüns – des Chlorophylls – und des Lichts als Energiequelle vermag die Pflanze nun Wasser und Kohlensäure in organische Substanz umzuwandeln. Dieser als Assimilation der Kohlensäure bekannte Prozess liefert die organischen Bausteine Kohlenhydrate-Aminosäuren-Proteine usw. für den Aufbau der pflanzlichen und tierischen Organismen. Alle Lebensprozesse beruhen energetisch auf der Lichtaufnahme durch die Pflanze! Wenn die aus der Pflanze stammenden Nährstoffe im menschlichen Körper verbrannt werden, so vollzieht sich der umgekehrte Prozess wie bei der Assimilation: die organischen Nährstoffe werden in anorganische Stoffe, in Wasser und Kohlensäure, zurückversetzt – unter Freigabe der als Licht aufgenommenen Energie.
Ohne Nahrung und damit Energie ist keine Bewegung möglich. Körperliche Leistungsfähigkeit auch in Sport, Tanz und Gymnastik wird also zu einem wesentlichen Teil durch die Art der aufgenommenen Nahrung bestimmt!

Jede Leistungssteigerung setzt neben einem zweckmäßigen, optimierten Training eine wohlausgewogene Nahrungsaufnahme voraus.

Die hohen Ansprüche, die heute an professionelle Tänzer gestellt werden, machen für sie einen bewussten Umgang mit der Nahrung unverzichtbar. Es ist von Sportmedizinern und Trainingswissenschaftlern erforscht worden, wie durch eine geeignete Ernährung die Leistungsfähigkeit gesteigert werden kann. Der Tänzerberuf setzt zudem eine besonders schlanke Figur voraus, was oft durch geringe Nahrungsaufnahme erreicht werden soll. Nur durch Grundkenntnisse der Ernährung

und ihrer Zusammensetzung können hier jedoch Mangelerscheinungen und Leistungsschwäche vermieden werden! Die folgenden Seiten wollen zu diesem Verständnis beitragen. Nicht das Geheimrezept für schnellen Muskelaufbau, Schlankheitsrezepte oder die neueste Modediät werden hier vermittelt, sondern vielmehr ein solides Grundlagenwissen über die Bausteine und Zusammensetzung der täglichen Nahrung – nützliches Wissen für jeden, der das Tanzen oder auch Sport und Gymnastik in sein Leben integriert hat, sei es als Beruf oder Freizeitvergnügen.
Zur vertieften Beschäftigung mit Fragen der Ernährung empfehle ich in diesem Zusammenhang das Buch von B. Knechtle, Aktuelle Sportphysiologie – Leistung und Ernährung im Sport, Peter Konopka, Sporternährung oder Dieter K. Baron, Optimale Ernährung des Sportlers (siehe Literatur, S. 173).
Bei der Verdauung und Energiegewinnung des Körpers handelt es sich um eine Verbrennung: die Nährstoffe werden sozusagen verbrannt und in Wärmeenergie, Bewegungsenergie, chemische und elektrische Energie umgewandelt. Die Körperzellen brauchen für diese Vorgänge Sauerstoff. Das Blut muss genügend Sauerstoff an das Muskelgewebe heranbringen. Ein Training der Atmung und des Herzens ist deshalb für die Energiegewinnung bei großen Ausdauerleistungen auch von hoher Bedeutung.
Der Energiegehalt der Nahrung wird im Nachfolgenden in Kilokalorien (kcal) angegeben. Wohl ist die Kalorie im Zuge der internationalen Vereinheitlichung durch die Maßeinheit Kilojoule (kJ) ersetzt worden, dennoch gebe ich beide Werte an, da Tänzer erfahrungsgemäß oft noch in Kalorien rechnen. Hinweis zur Umrechnung:

- 1 kcal = 4,186 kJ
- 1 kJ = 0,24 kcal.

Für die Praxis reicht es, die Kilokalorienwerte gerundet mit dem Faktor 4 zu multiplizieren, um die Kilojoulewerte zu erhalten.

14. Die Grundstoffe der Ernährung

Die Grundstoffe der Ernährung sind Eiweiß oder Proteine, Kohlenhydrate und Fette. Diese sind die energiespendenden Stoffe. Keine Energielieferanten, aber lebenswichtige Substanzen sind die Mineralstoffe, Spurenelemente, Vitamine, Nahrungsfasern (Ballaststoffe) und Wasser.

14.1 Eiweiß oder Proteine

Eiweiß oder Proteine sind die Hauptbausteine für die Gewebe (Muskulatur, innere Organe) und das Blut (*Protein,* griechisch = das Erste, Wichtigste). Eiweißstoffe im Körper werden laufend verbraucht, daher müssen sie dem Körper ständig neu zugeführt werden. Tänzer haben einen erhöhten Eiweißbedarf. Beim Training gehen mehr Muskelzellen verloren als in Ruhe. Nach einer längeren Ruhepause oder zu Beginn einer Ausbildung wird die Muskulatur aufgebaut, der Eiweißbedarf ist dann vorübergehend erhöht.

Als normalen Tagesbedarf an Eiweiß rechnet man für einen Tänzer oder Sporttreibenden 1–1,2 g pro kg Körpergewicht.

Diese Menge ist notwendig für den Ersatz von untergegangenen (verbrauchten) Muskelzellen, Knochenmaterial und Blutzellen. Wird diese verlorene Eiweißmenge mit der Nahrung nicht ersetzt, so tritt eine Verarmung des Körpers an Proteinen auf. Dies bedeutet Muskelschwund. Schwäche und Anfälligkeit für Infektionskrankheiten.

Der Körper benötigt also die tägliche Zufuhr von Eiweißstoffen. Aber nicht nur die zugeführte Eiweißmenge ist von Bedeutung, sondern ebenso die *Eiweißqualität.* Bausteine des Eiweiß sind die Aminosäuren. Von den 32 am Eiweißaufbau beteiligten Aminosäuren vermag der Körper 24 selbst aufzubauen; 8 müssen mit der Nahrung aufgenommen werden. Vollwertige Eiweißnahrung ist nur diejenige, welche die sogenannten *essentiellen,* vom Körper nicht selbst herstellbaren Aminosäuren enthält. Die sicherste Eiweißversorgung wird mit einer gemischten Kost aus tierischen und pflanzlichen Eiweißen erreicht.

Die wichtigsten *tierischen* Eiweißlieferanten sind Fleisch, Fisch, Eier, Milch und Milchprodukte. *Pflanzliche* Eiweißlieferanten sind Hülsenfrüchte (besonders Sojabohnen, Bohnen allgemein, Erbsen), Nüsse, Sprossen (aus Alfalfa, Sojabohnen u.a.), das Sojabohnenprodukt Tofu, ferner Getreide (besonders Weizenkeime), Kartoffeln, Reis.

Die biologische Wertigkeit und der Nährwert einzelner Eiweißstoffe lässt sich durch eine ausgewogene Zusammenstellung erhöhen. Eine erprobte Mischung besteht beispielsweise aus einem Gericht, das Ei und Kartoffel enthält, im Verhältnis 40 % Eiprotein und 60 % Kartoffelprotein – es ist jedoch nicht notwendig, beide Proteinarten gleichzeitig zu sich zu nehmen. Andere Mischungen dieser Art sind Milch und Getreideprodukte, etwa in Form des Müsli.

Proteine können vom Körper nicht gespeichert, wohl aber in Fett umgewandelt werden. Die Umwandlung von Protein in Kohlenhydrate ist in geringem Umfang möglich, trägt aber nur 1–3 % zur Energiegewinnung bei.

1g Eiweiß liefert 4,1 kcal/17 kJ.

14.2 Kohlenhydrate

Kohlenhydrate sind *Zucker* und *Stärkearten.* Sie sind die wichtigste Energiequelle für die *Bewegung* des menschlichen Körpers. Zu den

Kohlenhydraten gehört auch die unverdauliche Zellulose.

Kohlenhydrate und Fette liefern die rasch umsetzbare Energie.

Kohlenhydrate bestehen aus Kohlenstoff (C), Wasserstoff (H) und Sauerstoff (0). Für ihre Verbrennung muss weniger Sauerstoff von außen zugeführt werden als für die Verbrennung von Eiweiß und Fett. Sie sind die am leichtesten zugängliche Energiequelle für den Körper.

Der für den Körper wichtigste Zucker ist der *Traubenzucker*, die *Glukose*. Jedes verdauliche Kohlenhydrat der Nahrung muss im Körper in Glukose umgewandelt werden, da nur diese im Körper zu Energie verbrannt werden kann. Im Blut kreist diese Glukose als *Blutzucker* und versorgt alle Organe mit Energie. Traubenzucker kann auch gespeichert werden. Er wird dazu in *Glykogen* umgewandelt. Glykogen kann in den Muskelzellen selbst und in der Leber gespeichert werden. Nur eine kleine Menge Kohlenhydrate, nämlich 400 bis höchstens 600 g, kann auf diese Weise gespeichert werden, jeder Überschuss wird – wie bei den Proteinen – in Fett umgewandelt und erhöht das Körpergewicht. Auch eingelagerte Kohlenhydrate erhöhen das Körpergewicht wesentlich, da 100 g Kohlenhydrate gleichzeitig 300 g Wasser binden! Bei der Beurteilung der Kohlenhydrate ist darauf zu achten, wie schnell diese im Körper verwertet werden. Generell sollen vor einer körperlichen Leistung rasch verwertbare Nahrungsmittel bevorzugt werden, während in der Basisernährung langsamer verwertbare Kohlenhydrate angebracht sind.

Muskelglykogen wird bei Bewegung in der Muskelzelle zu Wärme, Kohlendioxyd (CO_2) und Wasser verbrannt. Es ist die Energiereserve des Körpers. Glykogenvorräte in den Muskeln sind deshalb für den Tänzer und Sportler von Vorteil, wobei die Fähigkeit zur Speicherung durch das tägliche Training gesteigert wird. Für die intensive Kurzzeitbelastung, wie sie im Training und auf der Bühne typisch ist, sind große Glykogendepots in der Muskulatur wichtig.

Grosse Glykogendepots in den Muskeln sind für Tänzer und Sportler wichtig.

Ist das Glykogen der Muskelzelle verbraucht, so wird der Traubenzucker des Blutes zur Energiegewinnung genutzt. Der Ersatz des verbrauchten Blutzuckers erfolgt aus den Glykogenreserven der Leber. Dieser Mechanismus sorgt für das notwendige gleichbleibende Niveau des Blutzuckerspiegels. Ein Mangel an Zucker im Blut ist gefährlich. Er kann lebensbedrohend werden. Anzeichen für einen solchen Mangel sind Schwindel, kalter Schweißausbruch, Schwarzwerden vor den Augen, Kraftlosigkeit. Man nennt diesen Zustand *Hungerast*. Er tritt vor allem bei schlecht trainierten Menschen auf. Bei diesen hat der Körper noch nicht gelernt, auf die Fettreserven zurückzugreifen. bevor die Glykogenreserven aufgebraucht sind. Durch ein Stück Traubenzucker, ein Stück Würfelzucker oder einen Energy Drink lässt sich dieser Zustand kurzfristig beheben.

Zucker ist in Früchten, Milch, Honig, Malz (gekeimtem Getreide) enthalten. *Stärke* ist ein Kohlenhydrat-Polymer in Körnerform, sie ist das wichtigste Kohlenhydrat der Nahrung und vor allem in Kartoffeln, Getreideflocken, Brot und Teigwaren enthalten. Durch Kochen (feuchtes Erhitzen) platzen die Stärkekörner, der Inhalt wird bis zu Glukose abgebaut und damit vollständig verwertbar. Der Stärkeabbau beginnt bereits im Mund durch das im Speichel enthaltene Enzym Amylase, er wird im Magen und Darm fortgesetzt.

Die *Zellulose*, die zu den Pflanzenfasern gehört, sowie die *Hemizellulosen* und *Pektine* zählen im weitesten Sinne zu den Kohlenhydraten. Sie sind Bestandteile der Zellwände pflanzlicher Zellen und sind für den Menschen unverdaulich. Da diesen *Ballaststoffe* genannten Substanzen heute große Beachtung geschenkt wird, werden sie in einem eigenen Abschnitt behandelt.

1 g Kohlenhydrate liefert 4,1 kcal/17 kJ.

14.3 Fette

Fette und Öle sind die energiereichsten Nährstoffe. Sie werden für die Energiegewinnung verbrannt oder als Energiereserve in Fett-Depots eingelagert. Sie sind auch Träger von lebenswichtigen Wirkstoffen wie fettlöslichen Vitaminen und essentiellen Fettsäuren. Es gibt Fette mit vorwiegend gesättigten Fettsäuren und solche mit vorwiegend ungesättigten Fettsäuren. Die gesättigten Fettsäuren und einen Teil der ungesättigten Fettsäuren kann der Körper aus dem Überfluss von Nährstoffen selbst herstellen. *Gesättigte* Fettsäuren sind vor allem in tierischen Fetten wie Butter, Kokosfett, Gans, Ente, Speck, rohem Schinken, Thunfisch, Eigelb und Emmentaler-Käse enthalten.

Die mehrfach *ungesättigten Fettsäuren* haben die größte biologische Bedeutung, z.B. die Linolsäure. Der Körper vermag diese Fettsäuren nicht selbst herzustellen, sie müssen also mit der Nahrung aufgenommen werden. Man nennt sie aus diesem Grunde, wie bereits erwähnt, die essentiellen, d.h. die lebensnotwendigen Fettsäuren. Pflanzliche Fette und Öle (Sonnenblumenöl, Sojaöl, Rapsöl, Maiskeimöl, Distelöl, Weizenkeimöl), mit Ausnahme von Olivenöl, enthalten einen größeren Anteil an essentiellen Fettsäuren als tierische Fette. Besondere Bedeutung kommt nach neueren Erkenntnissen dem *Rapsöl* zu: Es ist nicht nur schmackhaft und bekömmlich, sondern wegen seines Gehalts an einfach ungesättigten Fettsäuren – den Omega-3- und Omega-6-Fettsäuren – für eine gesunde Ernährung besonders wertvoll. Angemerkt sei in diesem Zusammenhang, dass Butter, die ja tierischer Herkunft ist, nur einen sehr geringen Anteil an essentiellen Fettsäuren aufweist.

Schweinefleisch und Wurstwaren sind in der Ernährung des Tänzers eher zu meiden, da sie sehr fettreich sind und wenig mehrfach ungesättigte Fettsäuren enthalten.

Die Fette sind neben den Kohlenhydraten die zweite Energiequelle des Körpers. Während nur etwa 400 g Kohlenhydrate im Körper gespeichert werden können, ist die Speicherung von Fett fast unbegrenzt möglich. Bei dicken Menschen kann das Fett-Depot 50 kg und mehr betragen. Die Fettsubstanz wird vor allem in der Hüft- und Gesäßgegend im Zellgewebe der Unterhaut gespeichert, und zwar in besonderen Zellen, den Fettzellen. Wird das vom Körper gespeicherte Fett für den Energiehaushalt benötigt, so geben die Fettzellen das in ihrem Inneren gelagerte Fett ab. *Die Zahl der Fettzellen* ändert *sich dabei nicht.* Der gesunde Körper enthält etwa 16 % Fett, wobei bei Frauen der Anteil etwas höher liegt.

Zuviel Fettgewebe ist nicht allein eine Frage der Ästhetik und des Gewichts. Das Fettgewebe ist vielmehr ein hormonell aktives Organ, das proportional zur Menge der Fettzellen Substanzen in den Blutkreislauf abgibt.

Das Fettgewebe ist ein hormonell aktives Organ!

Zu diesen Substanzen gehört das in neuerer Zeit entdeckte *Adiponectin,* welches Appetit, Körpergewicht, Fettdepots und Energieumsatz reguliert. Durch die Hormone, die im Fettgewebe produziert werden, werden auch die Blutgerinnung und der Tonus der Gefäße (Blutdruck) beeinflusst. Es scheint auch, dass vor allem bei bauchbetonter Fettleibigkeit die Produktion dieser Hormone ansteigt.

Gehen die Kohlenhydrate zur Neige oder sind sie aufgebraucht, so werden die Fettreserven zur Energiegewinnung herangezogen. Die Verbrennung von Fett ist aber etwa 6 % weniger ergiebig als die Verbrennung von Glukose; zudem erfordert sie 10 % mehr Sauerstoff. Je besser das Zusammenspiel von Herzarbeit (Sauerstoffkapazität) und Verbrennung von Kohlenhydraten und Fett funktioniert, umso besser ist die Leistung der Skelettmuskulatur.

1 g Fett liefert 9,3 kcal/39 kJ.

14.4 Vitalstoffe

Zu den Vitalstoffen zählen Mineralstoffe, Vitamine, Ballaststoffe und die sekundären Pflanzenstoffe. Vitalstoffe sind die nicht-energieliefernden Bestandteile der Nahrung, die jedoch auch von vitaler Bedeutung sind.

Mineralstoffe

Mineralstoffe sind *anorganische* (zur unbelebten Natur gehörige) Stoffe, die dem Körper von

außen zugeführt werden müssen. Ohne Mineralstoffe wäre der Mensch nicht lebensfähig. Er benötigt sie z.B. zum Aufbau der Knochen und zur Regulation des Elektrolythaushalts. Sie sind als Makro- oder Mengenelemente für den Körper ebenso wichtig wie die *Spurenelemente,* die in noch geringerem Masse vorkommen. Sie alle haben *verschiedene, oft mehrere Aufgaben und sind für viele körperliche Abläufe lebensnotwendig.* Da diese Stoffe jedoch mit dem Schweiß, Urin und Stuhl ausgeschieden werden, muss der Verlust durch die Nahrung ständig wieder ersetzt werden. Zu den Mineralstoffen gehören Kalzium, Phosphor, Magnesium, Chlor, Natrium und Kalium.
Hier seien nur einige ihrer wichtigsten Funktionen aufgezeigt und in welchen Nahrungsmitteln sie vor allem vorkommen:

- **Kalzium** (Ca) und **Phosphor** (P) sind notwendig für den Aufbau der Knochensubstanz. Bei einem Mangel tritt sogar ein Verlust an Knochensubstanz (Osteoporose) auf (vgl. dazu die Ausführungen im Ersten Teil, S. 29). Kalzium ist in Milch und Milchprodukten in besonders leicht resorbierbarer Form vorhanden sowie in Vollkornprodukten, grünem Gemüse, Mineralwässern und Obst; Phosphor in, Fleisch, Fisch, Eiern sowie in Vollkornprodukten.
- **Natrium** (Na), **Kalium** (K) und **Chlor** (Cl) spielen eine entscheidende Rolle im Wasserhaushalt des Körpers. Natrium und Chlor sind im Kochsalz (NaCl) und damit in sehr vielen Lebensmitteln enthalten. Natrium wird normalerweise dem Körper mit Kochsalz in genügender Menge zugeführt. Wenn aber über einen längeren Zeitraum kochsalzlos und ohne Fleisch gelebt wird, kann *ausnahmsweise* ein Natriummangel auftreten, der zu Erschöpfung und ziehenden Beinschmerzen führt. Da Tänzer, um ihr Gewicht zu halten, nicht selten auf Kochsalz verzichten und zudem oft kein Fleisch essen, wird dieser Zustand bei ihnen gelegentlich anzutreffen sein.
- **Kalium** ist wichtig für die Erhaltung der Zellaktivität, für die Kontraktion der Muskelzelle, den Ionentransport und die Sekretion von Stoffen. Das Kaliumgleichgewicht des Körperhaushalts ist labil – bei Kaliummangel kommt es zu Muskelschwäche und Störungen der Nerventätigkeit. Kalium findet sich vor allem in pflanzlichen Nahrungsmitteln, Kartoffeln, Gemüse und Obst. Besonders reich an Kalium sind Vollkornprodukte, Bierhefe, Hülsenfrüchte und Kakaopulver.
- **Magnesium** ist vor allem enthalten in Weizenkeimen, Hülsenfrüchten, Nüssen, Mandeln und Vollkornbrot.

Natrium, Kalium, Magnesium und **Kalzium** sind für die Nervenreizleitung und Muskelkontraktion notwendig. Ein Mangel speziell an Magnesium kann zu Muskelkrämpfen, unregelmäßiger Herztätigkeit und anderen Störungen führen. Muskelkrämpfe können durch Einnahme eines Magnesiumpräparats oft behoben werden. Bewährt hat sich zur schnellen ersten Abhilfe auch, etwas in Wasser aufgelöstes Kochsalz (s. auch **Natrium**) zu trinken, da der Körper z.B. durch Schwitzen vor allem Natrium und Chlor verloren hat.

Spurenelemente

Spurenelemente sind jene Mineralstoffe, die im Körper in noch geringeren Mengen vorkommen als die Mineralstoffe. Die Ernährungswissenschaft und Sportmedizin haben inzwischen die immense Bedeutung dieser Substanzen erkannt, vor allem als Bestandteil von Enzymen. Spurenelemente sind: Eisen (Fe), Zink (Zn), Mangan (Mn), Kupfer (Cu), Jod (J), Selen, Mangan, Chrom, Kobalt und Molybdän.

Wichtig ist nicht nur das Vorhandensein der einzelnen Spurenelemente, sondern ihr ausgeglichenes Zusammenspiel. Die Einnahme einzelner Spurenelemente in Überdosierung kann zu einem akuten Mangel an anderen Spurenelementen führen!

Zwei für Tänzer und Sporttreibende besonders wichtige Spurenelemente seien hier ausführlicher behandelt: *Eisen* und *Jod.*
Eisen (Fe) ist für den Aufbau des roten Blutfarbstoffs unerlässlich, der dank des eingebauten Eisens die Gewebe des Körpers mit Sauerstoff

versorgen kann. Eisenmangel bedingt Müdigkeit, verminderte Leistungsfähigkeit, in ausgeprägter Form Blutarmut (Anämie). Einen Verlust an Eisen erleidet der Körper besonders durch Schwitzen und stärkeren Blutverlust. Nur etwa 10 % des in der Nahrung aufgenommenen Eisens können vom Körper verwendet werden, wobei das in Fleisch enthaltene Eisen vom menschlichen Körper besser verwertet werden kann als das pflanzliche Eisen. So kann die große Menge von dem im Spinat enthaltenen Eisen vom Körper nur zum kleinsten Teil aufgenommen werden. Bei Anwesenheit von Vitamin C erhöht sich die Resorption von Eisen.

Die besten Lieferanten von Eisen sind rotes Fleisch, Eier, Leber, Fisch, Vollkornprodukte, grünes Blattgemüse, Schnittlauch und Petersilie.

Jod ist im Schilddrüsenhormon vorhanden. Dieses Hormon steuert den Stoffwechsel des Körpers. Jod wird in der Nahrung aufgenommen mit Meeresfischen, Algenprodukten, Eiern und Milch, an der See auch mit der Luft. In Jodmangelgebieten (Gebirge) empfiehlt sich die Verwendung von jodiertem Speisesalz anstelle von Kochsalz.

Bei der körperlichen Belastung des Tänzers gehen Mineralstoffe und Spurenelemente im Schweiß in höherem Maße als beim durchschnittlichen Menschen verloren und müssen dementsprechend mit der Nahrung fortlaufend wieder ersetzt werden. Der ausgeglichene Ersatz dieser Stoffe ist für gut funktionierende Muskeln und Nerven außerordentlich wichtig. Die Supplementierung eines einzelnen Mineralstoffes ist nur bei dessen diagnostiziertem Fehlen und unter ärztlicher Anleitung anzuraten, da die isolierte Gabe eines Stoffes leicht zu einer Überdosierung und damit zu einem Ungleichgewicht in Bezug auf die anderen Stoffe führen kann.

Vitamine

Vitamine sind organische Verbindungen und für fast alle im Körper ablaufenden biochemischen Reaktionen unentbehrlich. Sie werden nur in sehr kleinen Mengen benötigt, können aber vom Körper nicht bzw. nicht vollständig oder nicht in ausreichender Menge gebildet werden und müssen ihm deshalb mit den Nahrungsmitteln zugeführt werden. In den meisten Fällen kann der Vitaminbedarf durch eine gemischte Vollwertkost gedeckt werden. Allerdings ist zu berücksichtigen, dass der Vitamingehalt von Nahrungsmitteln zerstört wird durch Lichteinstrahlung, lange Lagerzeiten (Transporte) und längeres Kochen statt etwa schonendem Dämpfen oder Dünsten. Gemüse und Obst, das nach der Ernte rasch tiefgefroren wird, kann daher wertvoller sein als solches, das durch langen Transport und Lagerung geschädigt ist. Vitamine liefern selbst keine Energie, spielen aber eine entscheidende Rolle im Stoffwechsel: Als Wirk- und Reglerstoffe ermöglichen sie wichtige Auf-, Um- und Abbaureaktionen im Stoffwechsel und verhelfen Enzymen zu ihrer Wirksamkeit. Körperliche Aktivität und einseitige Ernährung führen zu einem höheren Vitaminbedarf und eventuell zu einem Vitaminmangel. Man unterscheidet zwei Gruppen: fettlösliche und wasserlösliche Vitamine.

Fettlösliche Vitamine: Hierzu zählen die vier Vitamine A, D, E und K. Ihre Resorption (Aufnahme) ist von dem mit der Nahrung aufgenommenen Fett abhängig, und sie können im Körper gespeichert werden. Sie sind wichtig für das Sehvermögen und die Schleimhäute (A), für den Aufbau der Knochen (D) und für die Blutgerinnung (E). Sie sind u.a. in fetthaltigen Nahrungsmitteln enthalten wie Butter, Pflanzenöl, Nüssen.

- *Vitamin A* (Retinol) ist am Wachstum und Sehvorgang beteiligt und wichtig für Haut und Schleimhäute. Es kommt vor in Leber, Lebertran, in Milch und Milchprodukten, Eigelb und Gemüse – hier vor allem in Karotten (als Carotin, ein Provitamin). Der Tagesbedarf kann beispielsweise durch 1 Glas Karottensaft oder 150g Spinat gedeckt werden. Bei dem Karottensaft ein paar Tropfen Pflanzenöl hinzugeben!
- *Vitamin D* (Calciferol) steuert die Knochenverkalkung, also die Einlagerung von Kalzium und Phosphor in den Knochen, sowie die Mobilisation von Kalzium aus den Knochen. Vitamin D wird erst in der menschlichen Haut

durch Sonneneinstrahlung (oder UV-Licht) aus Cholesterin und Ergosterin (=Provitamin D) gebildet. Zu beachten ist hier, dass die dafür benötigte Lichtenergie im UV-Bereich liegen muss und vor allem im Frühjahr und Sommer verfügbar ist. Vitamin D ist enthalten in Lebertran und fettem Fisch wie Lachs und Hering, als Provitamin D kommt es vor in Weizenkeimöl, Kohl, Spinat, Eigelb, Butter, fettem Käse, Kuhmilch. Da Vitamin D über das Provitamin D vom Organismus zum großen Teil selbst hergestellt werden kann, hat es Gemeinsamkeiten mit den Hormonen. Der Bedarf an Vitamin D ist in der Regel durch Nahrung allein nicht zu decken.

- *Vitamin E* (Tocopherol) schützt ungesättigte Fettsäuren vor Oxidation und damit vor der Zerstörung. Es fördert die Blutbildung und kommt besonders reichlich vor in Pflanzenölen (mit Ausnahme von Olivenöl), Getreidekeimen, Nüssen, in Getreide und Vollkornprodukten, ferner in Butter und Eigelb und in geringerem Masse auch in vielen Gemüsesorten. Kaltgepresste Öle haben einen höheren Vitamin-E-Gehalt, da die Raffination von Ölen zu Vitamin-E-Verlusten führt. Neuere Untersuchungen ergaben, dass die Zufuhr von Vitamin E dazu beiträgt, die Leistungsfähigkeit des Organismus besonders im Alter und bei Sportlern zu erhöhen.
- *Vitamin K* spielt eine große Rolle bei der Blutgerinnung. Es kommt besonders in Fleisch, Fisch und grünem Gemüse vor.

Wasserlösliche Vitamine: Es handelt sich um die neun Vitamine B1, B2, B6 und B12, Niacin, Pantothenat, Folsäure, Biotin und Vitamin C. Die *Folsäure,* ein früher zum Vitamin-B-Komplex gerechnetes wichtiges Vitamin, findet heute erhöhte Beachtung. Folsäuremangel, der in Europa und USA häufigste Vitaminmangel, kann zu Stoffwechselstörungen und in der Schwangerschaft sogar zu einer Missbildung des Embryos führen. Folsäure kommt vor allem vor in Fleisch, Eiern, Blattgemüsen, Milchprodukten, Hefe, Kartoffeln und Getreideprodukten. B-Vitamine sind notwendig für die Verwertung der energiehaltigen Nährstoffe, also für die Energiegewinnung. Der Vitamin-B-Komplex ist besonders in Fleisch, Fisch, Milchprodukten, Vollkornbrot, Hefe (Bierhefe), Weizenkeimen und Sojabohnen enthalten, das Vitamin B12 (Cobalamin) in Fleisch – besonders Innereien –, Fisch, Milch, Eiern sowie in Sanddorn und mikrobiell, d.h. durch milchsaure Vergärung hergestelltem Sauerkraut; Vitamin C in frischem Obst (vor allem in schwarzen Johannisbeeren, Hagebutten, Zitrusfrüchten), rohem Gemüse (vor allem Paprika, Sprossen, Petersilie und Kresse). Vitamine finden sich insgesamt auch in Milch, Tofu, Getreide, wobei Vollkornprodukte und Knäckebrot vitaminreicher sind als Weißbrot.

Vitamine sind für das Leben wohl absolut notwendig, doch wurde in den vergangenen Jahren ein übertriebener Rummel um sie gemacht. Bei einer normalen *gemischten* Kost, die zu Fleisch, Fisch, Tofu oder Frischkäse auch Vollkornbrot enthält sowie frisches Gemüse und Früchte – möglichst in rohem Zustand – bietet, sind Vitamine auch für den erhöhten Bedarf des Sporttreibenden und Tänzers in genügender Menge vorhanden.

Ein Zuviel an wasserlöslichen Vitaminen steigert die Leistungsfähigkeit nicht, eine Überdosis wird im Urin wieder ausgeschieden. Ein Zuviel an fettlöslichem Vitamin A und D kann sogar giftig sein, da diese nicht ausgeschieden, sondern gespeichert werden.

Vitaminmangel kann zu verschiedenen Mangelerscheinungen wie Leistungsabfall, Müdigkeit, Konzentrationsschwäche führen und Krankheiten verursachen (Rachitis /Vitamin D, Skorbut/ Vitamin C, Nachtblindheit/Vitamin A), was allerdings bei gemischter Kost recht selten ist. Dennoch soll hier auf zwei wichtige Punkte hingewiesen werden:

- Bei extrem fettarmer Ernährung kann ein Mangel an fettlöslichen Vitaminen entstehen, der durch die Einnahme entsprechender Präparate unter ärztlicher Aufsicht ausgeglichen werden kann.
- Durch längeres Lagern wie auch durch langes Erhitzen, Kochen und ganz besonders Aufwärmen von Nahrungsmitteln mit wasserlöslichen Vitaminen kommt es zu erheblichen

Vitaminverlusten. Eignet sich die Nahrung nicht als Rohkost, so ist rasches Erwärmen und schonendes Kurzgaren (im Dampfeinsatz oder auf der «sanften» Biostufe des Dampfdrucktopfes) besser und gesünder als noch so gut gemeintes langes Köcheln!

Bei den strengen Diäten, welche sich Tänzer auferlegen, bei gelegentlich notwendig werdenden Abmagerungskuren, sowie in der Genesungszeit nach einer Krankheit oder in den sonnenarmen Wintermonaten kann eine zusätzliche Vitaminzufuhr erforderlich werden. Am besten geeignet ist in diesem Fall ein Multivitaminpräparat, welches die einzelnen Vitamine in richtiger Dosierung enthält.

14.5 Ballaststoffe

Ballaststoffe sind Gerüst- oder Stützsubstanzen von Pflanzen, die wir mit der Nahrung aufnehmen. Es sind diejenigen Nahrungsbestandteile, welche von den Verdauungssäften des Körpers nicht abgebaut werden können, also praktisch unverdaulich sind. Wohl vermögen Darmbakterien diese Nahrungsfasern teilweise abzubauen, doch ist die daraus gewonnene Energiemenge nur gering.

Die wichtigsten zu den Pflanzenfasern gehörenden Stoffe sind die unlöslichen Ballaststoffe, z.B. *Zellulose, Hemizellulose,* wie auch die löslichen Ballaststoffe *Pektin, Agar-Agar* und *Lignin.* Die Zellulose bildet das Gerüstwerk der Zellwände, in welches Pektin und Hemizellulose eingebettet sind.

Den Ballaststoffen wurde früher nur geringe Beachtung geschenkt. Heute jedoch finden sie großes Interesse, da man erkannt hat, wie wichtig sie für eine gesunde Verdauung sind. Ihre Bedeutung für die menschliche Ernährung besteht in ihren physikalischen Eigenschaften, nämlich ihrer Quellfähigkeit, d.h. ihrem Wasserbindungsvermögen. Sie verdünnen dadurch den Inhalt des Dickdarms, regen die Darmtätigkeit an, vergrößern die Kotmenge und begünstigen den Nährboden für die im Dickdarm angesiedelten Darmbakterien. Die «Transitzeit» des Speisebreis durch den Darm wird dadurch verkürzt, was einer Verstopfung entgegenwirkt.

Ballaststoffe sorgen für gute Verdauung. Sie helfen schlank zu bleiben und Zivilisationskrankheiten vorzubeugen.

Diese Eigenschaften der weitgehend unverdaulichen Füllsubstanzen sind eine wertvolle Hilfe bei der Verminderung des Körpergewichts und daher besonders für Tänzer von Bedeutung. Zudem setzt sich immer mehr die Ansicht durch, dass zahlreiche Zivilisationskrankheiten, chronische Verstopfung und Fettleibigkeit auf einen Mangel an pflanzlichen Faserstoffen in unserer Nahrung zurückzuführen sind.

Pflanzenfasern finden sich allgemein in Getreide, Hülsenfrüchten, Früchten und Gemüse.

Die unlöslichen Ballaststoffe kommen vor allem vor in Vollkorngetreide und Vollkornprodukten, die löslichen besonders in Obst und Gemüse sowie Hafer.

Beim Getreide und Reis enthalten nur die Vollkornprodukte den vollen Gehalt an Faserstoffen. Durch Zugabe von Kleie kann der Ballaststoffanteil der Nahrung erhöht werden.

14.6 Sekundäre Pflanzenstoffe

Die sekundären Pflanzenstoffe werden von den Pflanzen als Abwehrstoffe gegen Schädlinge und Krankheiten gebildet. Es sind Farb-, Duft- und Aromastoffe, die zwar für den Menschen nicht lebensnotwendig sind, aber auch im menschlichen Körper viele Schutzwirkungen entfalten können. So können sekundäre Pflanzenstoffe als *bioaktive Substanzen* etwa der Entstehung von Krebs sowie Herz-Kreislauferkrankungen vorbeugen. Zudem haben sie großen Einfluss auf unser Wohlbefinden. Die wichtigsten Gruppen dieser Stoffe sind: Karotinoide, Phytosterine, Saponine, Glucosinolate, Flavonoide, Polyphenole, Enzym-Inhibitoren, Terpene, Phyto-Östrogene und Sulfide.

Sekundäre Pflanzenstoffe sind vor allem enthalten in Obst und Gemüse.

14.7 Wasser

Ohne Wasser ist kein Leben möglich. 60 % des Körpergewichts des Menschen sind Wasser. Wasser ist Bestandteil der lebenden Zelle. Im Blut ist Wasser das Lösungs- und Transportmittel für viele Nährstoffe wie auch für den Abtransport der Schlackenstoffe. Wasser transportiert die roten Blutkörperchen, welche den Gasaustausch besorgen. Auch für den Aufbau von Glykogen wird Wasser benötigt. Normalerweise hat der Mensch einen Flüssigkeitsbedarf von 2,5 l pro Tag, wobei ungefähr 1 l mit der festen Nahrung aufgenommen wird. Durch körperliche Anstrengung wie auch bei heißem Wetter steigt der Flüssigkeitsbedarf aufgrund der Schweißabsonderung auf mehrere Liter. Ungenügende Flüssigkeitszufuhr kann schwere gesundheitliche Schäden zur Folge haben (s. hierzu auch den Abschnitt «Flüssigkeitszufuhr bei großer Leistung», S. 164 f.).Verliert der Körper 10 % des Eigengewichtes an Wasser, so ist er langfristig nicht mehr lebensfähig.
Daher gilt:

Stets auf ausreichende Flüssigkeitszufuhr achten: über den Tag auf kleinere Mengen verteilt 2,5 l pro Tag, bei Schwitzen und körperlicher Anstrengung aber auch mehr!

15. Vom Umgang mit den Nährstoffen

15.1 Richtlinien für die Ernährung

Gesund und leistungsfähig bleiben will jeder von uns bis ins Alter. Obgleich die Ernährung neben der Bewegung für jeden von uns hier eine große Rolle spielt, so sei im Folgenden jedoch dargestellt, was für Tänzer, aber auch für Gymnastik- und Sporttreibende von Bedeutung ist.

Eiweiß liefert weniger Energie als Fette und Kohlenhydrate. Der Körper braucht zwar Eiweiß zum Ersetzen des verbrauchten Proteins, jedoch ist der Konsum von tierischem Eiweiß, insbesondere von Fleisch, in den westlichen Industrieländern zu hoch. 1–1,2 g Eiweiß pro kg Körpergewicht reicht für den Sporttreibenden wie bereits gesagt aus, und hier ist es ratsam, tierisches mit pflanzlichem Eiweiß zu kombinieren. Die Zufuhr vor allem des tierischen Proteins sollte zudem auf mehrere kleine Mahlzeiten pro Tag verteilt werden.

Die Nahrung sollte vor allem viel Kohlenhydrate enthalten, genügend Eiweiß, wenig Fett. Selbst wenn speziell der Tänzer auf manche Nahrung verzichten muss: Eine abwechslungsreiche und vielseitige Kost kann aus frischem Gemüse, Früchten, Milchprodukten und je nach Geschmack fettarmem Fleisch, Fisch oder Tofu sowie Vollkornprodukten zusammengestellt werden. So kann auch er mit ein wenig Bedacht aus der Vielfalt des Angebotenen wählen, was ihm bekömmlich ist und seinem Körper Energie spendet, ohne zu beschweren. Rohkost, mit kaltgepresstem Pflanzenöl und Zitrone oder Obstessig angerichtet, frischgepresste Fruchtsäfte, duftende Kräuter und aromatische Gewürze, eine Mahlzeit im Kreis von Freunden oder Familie, vor allem aber eine angenehme Atmosphäre beim Essen werden auch im bewegten Alltag des Tänzers die Mahlzeiten zu einem Höhepunkt machen. Denn Leben ist mehr als bloße Chemie, und letztlich hängt das Wohlbefinden nicht allein von der Zusammensetzung der Nahrung ab, sondern auch davon, mit welcher inneren Einstellung sie eingenommen wird. Da für den Tänzer der Körper Instrument seines Ausdrucks ist, sollte es ihm Freude bereiten, dieses Instrument so gut und verantwortlich zu behandeln wie möglich! Hier kann die richtige Ernährungsweise eine große Hilfe sein.

Wohlbefinden und Leistungskraft hängen nicht allein von der Art der Nahrung ab, sondern auch davon, in welcher Atmosphäre wir sie zu uns nehmen.

15.2 Zusammensetzung der Nahrung

Wie sieht es nun im Einzelnen aus mit der Zusammensetzung der Nahrung für den Tänzer und Sporttreibenden aus?

Nach heutiger Auffassung ist folgende Kombination optimal: 60 % Kohlenhydrate, 25 % Fett, 15 % Protein.

Proteine

Seinen Bedarf an Proteinen kann der Tänzer wahlweise aus Fleisch, Fisch, Milch und Milchprodukten sowie pflanzlichen Proteinen decken.

- *Fleisch:* Mageres Fleisch (Siedfleisch), besonders Kalbfleisch und Geflügel (bei Geflügel ist es ratsam, die fetthaltige Haut zu entfernen); generell sind helle Fleischsorten leichter verdaulich.
- *Fisch:* Fisch enthält hochwertiges Eiweiß. Aal, Lachs, Hering und Thunfisch in Öl sind wegen

ihres hohen Fettgehaltes vom Tänzer eher zu meiden.

- *Milch- und Milchprodukte:* Grundsätzlich sollen ganz oder teilweise entrahmte Milch und Milchprodukte verwendet werden. Der Markt bietet hier heute eine reiche Auswahl. Milch, Milchshakes mit Früchten, Buttermilch, Joghurt, Frischkäse (Cottage Cheese), magere Käsesorten sind besonders bei Tänzern sehr beliebt und ergeben in Verbindung mit Gemüse oder Früchten eine leicht verdauliche Mahlzeit.
- *Pflanzliche Proteine:* Die eiweißreichen Hülsenfrüchte wie Bohnen und Linsen kommen speziell für den Tänzer wegen der durch sie hervorgerufenen Blähungen weniger in Betracht. Dagegen sind besonders Tofu und Sprossen Eiweißspender «ohne Reue» und für den Tänzer eine gute Alternative zu Fleisch oder Fisch. *Tofu,* ein Sojabohnenprodukt, das seinen Weg aus Asien zu uns gefunden hat und als wichtiger Eiweißlieferant schon auf vielen Speisezetteln seinen Platz hat, ist reich an Eiweiß, Vitaminen, Mineralstoffen und arm an Kalorien. Es enthält nur 5 % Kohlenhydrate, erhöht also nicht das Gewicht. Man sagt ihm nach, es sei sogar imstande, Fettablagerungen in Adern und Organen aufzulösen. Darüber hinaus ist Tofu nicht säurebildend wie tierisches Eiweiß, sondern basisch und eignet sich wegen seines neutralen Geschmacks für allerlei Gerichte: Es kann mariniert werden, gebraten, roh an den Salat gegeben, süß oder würzig angerichtet werden. In Reformhäusern und Naturkostläden findet man zudem ein reichhaltiges Angebot an verschiedenen Tofu-Fertigprodukten.
- Auch *Sprossen* sollten in der Kost des Tänzers und Sporttreibenden einen festen Platz finden. Am besten ist es, sie roh zu verzehren oder einer gekochten Speise zuzufügen. Sie schmecken sehr frisch und knackig. Am bekanntesten sind wohl die Sojabohnensprossen. Man kann inzwischen jedoch außer Sojabohnen alle möglichen anderen Bohnen und Samen, wie etwa Alfalfa, als Sprossen kaufen oder, wenn man Spaß daran hat, in entsprechenden Keimbehältern (Naturkostläden) leicht zum Keimen bringen. Sie haben einen hohen Protein- und Mineralstoffgehalt und sind reich an wichtigen Vitaminen. Durch den Keimvorgang erhöht sich der Gehalt an Vitamin B und C; zudem wird der Großteil der ursprünglichen Stärke umgewandelt in einfachen Zucker, d.h. Energie, die schnell ins Blut gelangt, was für den Sportler und Tänzer sehr vorteilhaft ist. Auch *Nüsse* sind gute Eiweißlieferanten, enthalten aber viel pflanzliches Fett und sollten – wenn schon – ungeröstet und nur wenig gesalzen verzehrt werden.

Kohlenhydrate

Die Kohlenhydrate sind die wichtigsten Energielieferanten unserer Nahrung. Sie stehen als Sofortbrennstoff zur Verfügung oder werden als Glykogen gespeichert. Sie liefern die Energie für kurz- und mittelfristige Belastung, also für Sport, Tanz und Gymnastik, und sind zudem für die Regeneration – das Wiederauffüllen des Glykogenspeichers – enorm wichtig. All dies erklärt, warum Kohlenhydrate mit 60 % den Hauptteil der täglichen Nahrungsmenge ausmachen sollen. Ein altbekannter Satz der Biochemiker beschreibt den Vorgang, wie der Körper Energie freisetzt: «Fett verbrennt in der Flamme der Kohlenhydrate.»

Wichtig ist, wie schnell die Kohlenhydrate eines Nahrungsmittels im Körper verwertet werden.

Kohlenhydrate, die im Körper *langsam* verwertet werden, sind die ideale Energiequelle für die körperliche Leistung. Sie sollen aber nicht später als drei bis vier Stunden vorher eingenommen werden: Vollkornbrot, Nudeln, Spaghetti, Reis, Kartoffeln, die meisten Gemüse, Müsli. Nie *nüchtern* ins Training oder die sportliche Leistung gehen!

Kohlenhydrate, welche vom Körper *schnell* verwertet d.h. verdaut werden, werden während oder nach der Belastung eingenommen, um das Glykogendepot aufzufüllen und Elektrolytverluste auszugleichen: Fruchtsaft gemischt mit Wasser oder Mineralwasser, Sportlergetränke, Weiß- und Ruchbrot (Halbweiß-Brot), Honig, Karotten. Gewarnt werden muss in diesem Zusammenhang vor der Einnahme reiner Glukose (Traubenzucker) vor oder während der Leistung, da dies zu einem Ansteigen des Insulinspiegels und damit zu einem unerwünschten Blutzuckerabfall mit Leistungsschwäche führt.

Stärkereiche Produkte sind generell den zuckerreichen Produkten vorzuziehen, also keine, aber auch gar keine Süßwaren! Eine befriedigende Alternative zu Süßem sind beispielsweise (ungeschwefelte) Trockenfrüchte. Auch Getreideprodukte sind kalorienreich, deshalb sollten sie nur in kleinen Portionen gegessen werden. Dies trifft besonders auf Corn Flakes und Eierteigwaren zu. Auf «versteckte» Getreideprodukte, wie die Haferflocken im Bircher-Müsli achten! Es gibt heutzutage eine reiche Auswahl an Vollkornbrotsorten, die wie Früchte und Gemüse ballastreich sind, d.h. die verdauungsfördernden Nahrungsfasern enthalten. Der Tänzer sollte allerdings berücksichtigen, dass die Nahrungsfasern bei ihrem Abbau durch Darmbakterien Gase bilden, was während des Tanzens natürlich unerwünscht ist – er kann seinen Bedarf an Kohlenhydraten wahlweise auch mit verschiedenen leckern Knäckebrotsorten oder Vollkorntoast decken.

Nahrungsmittel mit hohem Gehalt an Kohlenhydraten und einer hohen Nährstoffdichte sind für körperliche Belastungszeiten die ideale Energiequelle. Das bedeutet: drei bis vier Stunden vor dem Einsatz ist eine kohlenhydrathaltige Mahlzeit zu essen, etwa Brot, Nudeln, Reis, Gemüse oder Müsli. Als besonders energiespendendes, kohlenhydratreiches Getränk eignet sich hier – auch während der Belastung sowie zum Auffüllen des Glykogendepots nach einer Belastung – Fruchtsaft gemischt mit Wasser oder Mineralwasser.

Ein besonderes Problem vor allem für Tänzerinnen und Gymnastiktreibende bleibt immer die langfristig notwendige Ernährung. Diese Gruppe ist bestrebt, durch ständiges Fasten ein Untergewicht zu erzielen, um so die «ideale Figur» zu halten. Die Glykogenvorräte sind schon nach eintägigem Fasten weitgehend aufgebraucht. Wer sich also zu einer knappen Ernährung zwingt oder gezwungen sieht, muss besonders darauf achten, vollwertige Nahrungsmittel zu sich zu nehmen (etwa Vollkornprodukte und unpolierten Reis) und «leere» Kalorien, wie an anderer Stelle erwähnt, zu meiden. Zu letzteren zählen Zucker, Marmelade, Pralinen, Kuchen, Softdrinks, Fruchtnektare, Fette, Alkohol.

Fett

Bei Fett gilt vor allem für Tänzerinnen, bei denen natürlich der schlanke Körper im Mittelpunkt steht: wenig Butter, keine anderen tierischen Fette, wenige, aber hochwertige pflanzliche Fette (z.B. kaltgepresste Öle), nur wenig Eigelb (Achtung: oft auch in Teigwaren und Nudeln enthalten!), keine oder wenig Vollmilch, keinen Rahm, statt Vollfettkäse lieber Frischkäse (Cottage Cheese), mageren Quark in allen Varianten, z.B. mit frischen Kräutern oder Früchten angerichtet, ferner Käsesorten, deren Fettgehalt nicht über 15 % liegt, und möglichst keine Nüsse oder Chips zum Apéro und Zwischendurchknabbern! Wichtig ist auch, bei der Zubereitung der Speisen wenig Fett zu verwenden: Die Zubereitung auf dem Grill, in der Folie, im Römertopf, im Ofen oder auf der Biogarstufe des Dampfdrucktopfes ist zu bevorzugen. Ratsam ist es auch, Gemüse beispielsweise nicht in Wasser, sondern in einem Dampfeinsatz zu garen, da auf diese Weise die wertvollen Mineralsalze nicht ausgeschwemmt werden. Möchte man auf Fett nicht verzichten, so kann an fertig gedämpftes Gemüse ein wenig Butter gegeben werden oder Sonnenblumenöl. Letzteres ist leicht verdaulich und gibt, wie Maiskeimöl auch, beispielsweise aus frischen Zutaten bereiteten Salaten oder einer bunten Rohkost einen angenehmen Geschmack. Vorsicht vor Saucen allgemein: Sie sind zumeist fettreich!

Auch wenn auf Fleischgerichte nicht verzichtet werden soll, so ist doch tunlichst das Schweinefleisch zu meiden. Abgesehen von den in diesem Fleisch oft vorhandenen nicht abgebauten Pharmaka, ist selbst mageres Schweinefleisch fettreich – es enthält gegenüber anderen Fleischsorten ein Mehrfaches an Fett und nur etwa ein Viertel an wertvollem Eiweiß. Kalb- und Rindfleisch sowie Geflügel (außer Gans) enthalten im Vergleich weniger Fett. Selbst Lammfleisch, das zwar fettreicher ist als Kalb- und Rindfleisch, ist dem Schweinefleisch gesundheitlich vorzuziehen. Aus dem gleichen

Grund sollte hier auch auf Wurstwaren verzichtet werden, denn Wurst – gleich welcher Art – besteht ganz oder doch zu wesentlichen Teilen aus Schweinefleisch und Schweinefett. Dies gilt auch für Kalbsbratwurst, Kalbsleberwurst, Geflügelwurst, Fleischwurst und Leberkäse. Selbst das «Wiener Schnitzel», traditionell aus Kalbfleisch bestehend, wird heute auf dem Speisezettel zumeist als «Schnitzel Wiener Art» angeboten – was bedeutet, dass sich unter diesem Begriff wiederum Schweinefleisch verbirgt!
Scheinen diese Richtlinien der Ernährung ein wenig streng? Die heute vom Tanzenden geforderte Schlankheit wird natürlich – besonders für die älter werdende Tänzerin – nicht immer leicht zu erhalten sein, und sie wird manch wehmütigen Verzicht abverlangen. Oft wird die Gewichtsfrage sogar die ganze Lebensweise bestimmen. Erschwerend kommt dazu, dass die Lebensweise eines Berufstänzers von Außenstehenden kaum verstanden wird. Die in der tänzerischen Arbeit geforderte Disziplin ist es, die hier dem Tänzer zu Hilfe kommen kann! Und – ist er sich erst einmal *bewusst geworden,* dass er seinen Körper, sein wertvollstes Werkzeug, nicht länger mit ungeeigneter Nahrung belasten oder gar schädigen will, dann wird er sicher bald große Befriedigung daran finden, seine Kost aus der breiten Palette der für ihn zuträglichen Nahrungsmittel auszuwählen.

15.3 Zubereitung der Speisen und Essgewohnheiten

Ein paar Worte seien in diesem Zusammenhang noch zur *Zubereitung* der Speisen und zu den Eßgewohnheiten gesagt, denn auch die Zubereitung der Speisen kann dazu beitragen, die Nahrungsbestandteile in ihrer biologischen Wertigkeit zu erhalten und die Freude am Essen zu erhöhen. Auf das schonende Dämpfen von Gemüse wurde an anderer Stelle bereits hingewiesen. Früchte und zarte Gemüse kalt, auf kaltem Teller, sind oft wenig appetitanregend. Schwenkt man die Rohkost beispielsweise kurz in einer Pfanne, bis eine Temperatur von etwa 60° erreicht ist, so werden mehr Duft- und Aromastoffe frei. Weder der Vitamingehalt noch die übrigen Bestandteile werden durch dieses *kurze* Anwärmen verändert, und manche Rohkost wird auf diese Weise schmackhaft und bekömmlicher. Erwähnt sei weiterhin, dass bekanntlich «das Auge mit-isst»! Werden die Speisen also nicht allein nach ihrem Nährwert, sondern auch ein wenig nach Farbe und Beschaffenheit zusammengestellt und dazu noch hübsch angerichtet, macht selbst eine kleine Mahlzeit Körper und Seele Freude. Und dies wiederum wird sich in der gezeigten sportlichen oder tänzerischen Leistung spiegeln.
Für die Bekömmlichkeit und Verwertbarkeit der Nahrung ist es wesentlich, in Ruhe zu essen und ausgiebig zu kauen. Besonders für die Kohlenhydrate ist gründliches Kauen unentbehrlich, da die Nahrung durch den Vorgang des «Einspeichelns» im Mund erst für die Verdauung aufbereitet wird. Nur richtig verdaute Nahrung ist dem Körper bei der Erfüllung seiner Aufgabe, den chemischen Umwandlungsprozessen, der Erneuerung verbrauchter Zellen, der Zufuhr neuer lebenswichtiger Vitamine, Mineralstoffe und Enzyme von Nutzen!

Bitte gut kauen! Gründliches Kauen erst ermöglicht dem Körper, die lebenswichtigen Nährstoffe aus der Nahrung zu erschließen.

Zum Essen selbst sollte der Tänzer aus diesem Grund möglichst auf ein Getränk verzichten, da dies die Verdauungssäfte verdünnt und die Verdauung verlangsamt. Sehr gut ist es, zwischen den Mahlzeiten oder auch eine halbe Stunde *vor* dem Essen ein Glas frischen Orangensaft zu nehmen – niemals jedoch zu stärkehaltiger Nahrung (Brot, Reis, Kartoffeln, Müsli)! Säure führt in Verbindung mit Kohlenhydraten zu Säuerung im Magen und zu Fermentation, Blähungen, mangelhafter «Verbrennung» und bei einem Übermaß an nichtoxidierten Säuren zu Schlackenbildung in Muskeln und Gelenken. Dies ist nicht nur für Tänzer wichtig zu wissen: Übersäuerung des Blutes ist heute eine weit verbreitete Erscheinung und gilt als Ursache von Rheuma und etlichen Gelenkerkrankungen. Viel besser sind Orangen-,

Grapefruit- oder Zitronensaft auf nüchternen Magen oder in Verbindung mit Proteinen.
Die tägliche Nahrungsmenge sollte auf mehrere Mahlzeiten verteilt werden. Es ist ratsam, die letzte feste Mahlzeit vor einem Wettbewerb oder einem Auftritt nicht später als drei Stunden vor Leistungsbeginn einzunehmen. Auf reichhaltige Mahlzeiten vor einer Aufführung sollte sowieso verzichtet werden.
Noch ein Rat für die gewichtsbewussten Tänzer: Da das Sättigungsgefühl erst etwa fünfzehn Minuten nach dem Essen eintritt, empfiehlt es sich also auch aus diesem Grund, langsam und mit Muße zu essen. Diese Essweise ist, wie oben ausgeführt, ohnehin viel bekömmlicher. Bei Problemen mit dem Halten des Gewichts hilft Ausweichen auf Diabetikerdiät nicht, denn die meisten Diabetikerprodukte enthalten ebenso viele Kalorien wie Normalnahrung und nur andere Zuckerarten. Für die Flüssigkeitszufuhr ungünstig sind normale Cola-Getränke und Soft Drinks, weil sie einen hohen Zuckergehalt haben. Auch isotonische Getränke, Energy Drinks, löschen nicht den Durst. Besser sind leichte Kräutertees oder gewöhnliches frisches Wasser – man verliert nämlich beim Schwitzen weit mehr Wasser als Salze.

15.4 Vegetarische Ernährung

Vegetarier ernähren sich vorwiegend oder ausschließlich von pflanzlicher Kost. Die vegetarische Ernährungsweise reicht weit in die Vergangenheit der Menschheit zurück und spielte in verschiedenen Kulturen eine große Rolle. Bedeutende Männer des griechischen Altertums, etwa Pythagoras, Sokrates und Plato, waren Vegetarier. In Ländern wie Indien ernährt sich der Grossteil der Bevölkerung vegetarisch. In der westlichen Welt war es bis vor wenigen Jahren nur ein geringer Prozentsatz der Bevölkerung, der sich rein vegetarisch ernährte, aber die Tendenz ist ansteigend.

Man teilt die Vegetarier in drei Gruppen ein:

- Ovo-Lacto-Vegetarier (nehmen kein Fleisch, aber Eier und Milch zu sich)
- Lacto-Vegetarier (essen keine Eier)
- Veganer (nehmen keinerlei tierische Nahrung zu sich, nicht einmal Honig).

Die Vorurteile gegenüber vegetarischer Ernährung, wie sie gelegentlich auch von medizinischer Seite vorgebracht werden, sind unbegründet. Eine vielseitige vegetarische Ernährung kann alle Nahrungsstoffe vermitteln, und weil sie zudem leicht ist, ist sie gerade für Tänzer und Gymnastiktreibende ausgesprochen geeignet. Auch bei strengen Veganern entsteht kein Eiweißmangel, wenn auf eine ausgewogene Zusammenstellung der vegetarischen Kost geachtet wird. Beim Ovo-Lacto-Vegetarier ist die Eiweißversorgung ohnehin nicht gefährdet. Bei einer Kartoffel-Ei-Diät entspricht die Eiweißzufuhr jener von Fleisch (60 % Kartoffeln und 40 % Ei-Eiweiß); andere Kombinationen sind: Milch-Weizen, Vollei-Weizen, Vollei-Milch. Für Veganer bilden die bereits mehrfach erwähnten Sprossen, Tofu oder eine Kombination von Bohnen und Mais eine entsprechende vollwertige Eiweißquelle. Für ihren Bedarf an dem wichtigen Vitamin B12, das überwiegend in Fleisch (auch Innereien), Fisch, Milch und Eiern vorkommt, sollten sie auf Vitamin-B12-Präparate zurückgreifen oder als natürliche Alternative vermehrt mikrobiell hergestelltes Sauerkraut oder Sanddornprodukte zu sich nehmen.

Veganer können sich durchaus vollwertig ernähren, doch müssen sie in vermehrtem Masse ernährungsbiologische Erkenntnisse beachten!

Die hauptsächlichen Eiweißquellen des Vegetariers sind zusammengefasst: Weizenkeime, Hülsenfrüchte, Soja und Sojaprodukte wie Tofu u.a., Brot (Vollkornbrot), Kartoffeln, Reis (Naturreis), Teigwaren.
Indem der Vegetarier auf Fleisch verzichtet, nimmt er weniger Fett auf und damit weniger Kalorien. In Gemüse und Früchten sind viele Ballaststoffe enthalten, was die Einhaltung einer kalorienarmen Diät erleichtert. Eine ausgewogene vegetarische Diät ist also auch für den Tänzer, der ja stets auf die schlanke Linie achten muss, durchaus erwägenswert. Er sollte sich die

Grundkenntnisse der Ernährungslehre aneignen und diese in der Zusammensetzung seiner Nahrung berücksichtigen. Dann ist die vegetarische Diät eine durchaus vollwertige Ernährung, bei der keinerlei Mangelerscheinungen zu erwarten sind. Bei der Auswahl seiner Nahrung werden ihm vor allem die zuvor gemachten Ausführungen über pflanzliche Proteine hilfreich sein.

Eine ausgewogene vegetarische Ernährung ist vollwertige Kost und sorgt zudem für die schlanke Linie. Daher ist sie besonders Tänzern anzuraten!

15.5 Flüssigkeit

Durch die muskuläre Arbeit entsteht Wärme. Die Temperatur des Körpers muss jedoch konstant bleiben, denn bereits ein Anstieg von nur wenigen Graden kann lebensgefährlich sein (Hitzschlag). Aus diesem Grunde verfügt der Körper über ein wirksames Kühlungssystem: die Schweißabsonderung. In unseren Breitengraden werden bei sportlicher Aktivität durchschnittlich 1–1,5 l Schweiß, pro Stunde Belastung je nach den Umständen sogar bis zu 3 l Schweiß abgesondert. Im Training lernen die Schweißdrüsen der Haut in verstärktem Maße zu arbeiten. So wird die durch intensives Trainieren und Tanzen vermehrt entstehende Wärme immer besser abgeleitet. Eine Steigerung der Leistung ist nur möglich, wenn sich auch die Tätigkeit der Schweißdrüsen verbessert. Es ist also ungesund, durch eine Verminderung der Trinkmenge die Schweißabsonderung verringern zu wollen!

Flüssigkeitszufuhr bei großer Leistung

Flüssigkeitsverluste von nur 2 % des Körpergewichts vermindern bereits die Leistungsfähigkeit. Es ist wichtig, dem Körper bei starker Leistungsanforderung *rechtzeitig* Flüssigkeit zuzuführen und nicht erst dann, wenn er auszutrocknen droht. Wasserverluste entziehen dem Blut und dem Gewebe Flüssigkeit. Das Blut fließt langsamer, die Versorgung der Muskelzellen mit Sauerstoff und Nährstoffen ist eingeschränkt. Ist der Körper erst erschöpft, dann ist er nicht mehr fähig, die getrunkene Flüssigkeit aufzunehmen: Es kann zu Muskelkrämpfen, Erbrechen und Durchfall kommen.

Da der Körper des Tänzers auch während der Wartezeit vor einer Aufführung Energie und Flüssigkeit verbraucht, ist es vorteilhaft, frühestens 30 Minuten, besser 20 Minuten vor der Leistung ein kohlenhydrathaltiges Getränk, z.B. verdünnten Fruchtsaft, in mäßiger Menge (höchstens $^1/_2$ l) zu sich zu nehmen. Dann kann bei Vorstellungsbeginn mit einem hohen Blutzuckerspiegel gerechnet werden. Wird zu früh getrunken, kann die Folge ein Blutzuckerabfall bei Beginn der Vorstellung sein.

Welche Maßnahmen bzw. Flüssigkeiten sind nun geeignet, um das Flüssigkeitsgleichgewicht des Körpers bei großer Leistung wiederherzustellen? *Wasser* allein kann nicht direkt ins Blut gelangen, der erschöpfte Körper muss dazu noch eigene Mineralstoffe hergeben. Ist das eingenommene Getränk zu konzentriert (z.B. reiner Fruchtsaft), so muss es im Magen durch körpereigene Flüssigkeit erst verdünnt werden, ehe es vom Körper aufgenommen werden kann. Auch Salztabletten ohne gleichzeitige Einnahme von Wasser sind aus diesem Grunde nicht zweckmäßig. Da mit dem Schweiß auch Mineralstoffe ausgeschieden werden, müssen diese mit dem Getränk bei großer körperlicher Leistung ersetzt werden. Ein Drink zur Rehydration, dessen Zutaten in jeder Apotheke der Welt erhältlich sind, ist die *Oral Rehydration Salt* (ORS-) *Solution*, bestehend aus:

- 3,5g Kochsalz
- 2,5g Natriumbicarbonat
- 1,5g Kaliumchlorid
- 20g Traubenzucker
- aufgelöst in 1l Wasser.

Hier ein paar weitere praktische Hinweise:

Eisgekühlte Getränke sollten bei hoher körperlicher Belastung nie getrunken werden; die unerwartete Kälte verursacht in dem erhitzten Körper einen Schock, was Übelkeit und Kopfschmerzen auslösen kann. (Auch zu den Mahlzeiten sind eisgekühlte Getränke übrigens nicht sinnvoll, da sie die für die Verdauung notwendige Verbrennungstemperatur im Magen herabsetzen und so die Verdauung beeinträchtigen.) Mineralwasser und Tee allein sind nicht in der

Lage, den hohen Verlust an Mineralstoffen auszugleichen. Die Flüssigkeitszufuhr muss also *rechtzeitig* und *in* der *richtigen* Form erfolgen. Das Getränk sollte weder sehr heiß oder sehr kalt sein. Am besten geeignet sind Fruchtsäfte gemischt mit Wasser oder Mineralwasser (Fruchtsaftschorle), auch eine warme Bouillon oder Gemüsebrühe ist ggf. zweckmäßig.

Dauert die körperliche Belastung länger als 1 Stunde, sollte bereits während der Belastung Flüssigkeit zugeführt werden. In den Pausen während des Tanztrainings empfehlen sich auch hier besonders in kleinen Schlucken getrunkene Fruchtsäfte gemischt mit einem natriumreichen Mineralwasser (im Verhältnis 1:1), die *Fruchtsaftschorle.* Der Kohlenhydratgehalt von Fruchtsaftschorle trägt ausreichend zur Stabilisierung der Blutzuckerkonzentration bei und gleicht den Elektrolytverlust wieder aus.

Hypertone Getränke (reine Fruchtsäfte, Fruchtnektare, zuckerreiche Soft Drinks und Colagetränke sind für einen schnellen Flüssigkeitsersatz ungeeignet. Wirksam sind hier solche Getränke, deren Konzentration an Mineralstoffen und Kohlenhydraten derjenigen des Blutes entspricht. Man nennt sie *isotonische* Getränke. Hier tritt die Flüssigkeit am raschesten und ohne unnötige Belastung des Kreislaufes ins Blut über. Isotone Getränke sind optimal dazu geeignet, bereits während sportlicher Belastung auftretende Wasser- und Energieverluste schnell zu ersetzen. Im Handel werden isotonische Getränke als *Energy Drinks – Elektrolytgetränke* – in reicher Auswahl angeboten.

15.6 Alkohol

Alkohol verdrängt Fette und Kohlenhydrate aus der Energiebedarfsdeckung. Alkoholische Getränke sind aus verschiedenen weiteren Gründen für den Tänzer und Sporttreibenden nicht geeignet, vor allem nicht in Verbindung mit aktivem Training oder Aufführungen.

Alkohol erhöht die körperliche Leistungsfähigkeit nicht!

Alkohol kann durch die Magen-Darmwand direkt und damit zwar sehr rasch ins Blut aufgenommen werden, er gibt aber nur «leere» Kalorien ab. *Leere Kalorien* tragen wohl zu einer Gewichtszunahme bei, können aber nicht für die Muskelarbeit verwendet werden. Sie erhöhen auch aus weiteren, nachfolgend dargestellten Gründen die körperliche Leistungsfähigkeit nicht. Alkohol wird zudem immer bevorzugt verstoffwechselt, wobei wichtige Grundnährstoffe verdrängt werden.

Die Wirkung des Alkohols betrifft nicht die Muskelzelle direkt, sondern beeinträchtigt die Funktion der Bewegungsnerven: Die Muskelkoordination wird gestört. Die Bewegungen werden eckig und unökonomisch, sie benötigen mehr Energie und resultieren in vorzeitiger Ermüdung. Die Reaktionszeit wird nach Alkoholgenuss wesentlich verlängert. Das wirkt sich in vielen Sportarten und vor allem im Tanz natürlich störend und sogar gefährlich aus, da hier eine Vielzahl blitzschnell koordinierter Reaktionen erforderlich sind. Der Körper wird durch Alkoholgenuss auch nicht erwärmt, wie dies manchmal zur vermeintlichen Verbesserung der Muskeltätigkeit angestrebt ist. Erhöht wird nur kurzfristig das *Wärmegefühl,* die Körpertemperatur dagegen wird sogar herabgesetzt! Die Verbrennung des Alkohols benötigt Sauerstoff, der dann nicht mehr für die Verbrennung der Energiestoffe zur Verfügung steht. Die Atemfrequenz wird gesteigert, ohne dass dem Gewebe mehr Sauerstoff zugeführt wird.

Alkohol übt eine starke Wirkung auf das Gehirn aus. Er wirkt nicht viel anders als ein Narkosemittel. Selbstkritik und Konzentrationsfähigkeit nehmen ab, das Selbstvertrauen dagegen wird künstlich erhöht. Entschlossenheit und Waghalsigkeit steigern sich, ohne dass jedoch die körperliche Leistungsfähigkeit zunimmt. Deshalb erhöht zur Bekämpfung des Lampenfiebers vor Aufführungen genossener Alkohol die Unfallgefahr beträchtlich.

Eigentlicher Alkoholismus mit seinen körperlichen Zerfallserscheinungen kommt beim aktiven Berufstänzer kaum vor, da ein Alkoholiker den harten Anforderungen des tänzerischen Berufes auf die Dauer nicht gewachsen wäre.

Dagegen ist langsam steigender Alkoholmissbrauch bei Tänzern, besonders bei älteren Tänzern, gar nicht so selten.

Alkohol steht in diesen Ausführungen stellvertretend für *alle Drogen*. Da diese jedoch über den Rahmen dieser Abhandlung hinausgehen, sei hier nur kurz darauf hingewiesen, dass jede Droge höchstens ein momentanes Wohlbefinden oder gesteigertes Selbstgefühl hervorzurufen vermag, die körperliche wie in den meisten Fällen auch die geistige Leistungsfähigkeit jedoch vermindert. Bei dauerndem Konsum tritt bei jeder Droge eine Abhängigkeit und Schädigung der Persönlichkeit ein (Suchtgefahr).

1 g Alkohol liefert etwa 7 kcal/29 kJ.

16. Körpergewicht und Körperbau

Die besonders von Tänzern verlangte Schlankheit ist nicht nur eine Frage des Gewichts, sondern auch der *Proportionen.* Es gibt verschiedene Körpertypen, wobei der Körperbau familiär vererbt ist. Er lässt sich auch durch strengste Diät nicht verändern, unvorteilhafte Proportionen sind nicht zu korrigieren. So ist beispielsweise einem jungen Tanzschüler mit breitem Becken und kurzen, dicken Oberschenkeln von der tänzerischen Berufslaufbahn – natürlich nicht vom Tanzen selbst – eher abzuraten, denn der ersehnte schlanke, elegante Körpertypus wird auch durch Hungern nicht zu erzielen sein! Dies wissen Ballettpädagogen und sollten den jungen Tanzbegeisterten behutsam dahingehend beeinflussen.
Eine überschlanke Figur zu erzielen wird oft durch Abmagern oder zu geringe Nahrungszufuhr angestrebt. Auf folgendes sei in diesem Zusammenhang jedoch hingewiesen:
Das Risiko für das Auftreten einer sportbedingten und zunächst harmlos erscheinenden Form der Magersucht, *Anorexia athletica* – ein Gewichtsverlust von mehr als 5 % des Normgewichts – ist bei Athletinnen, die ihre Karriere vor dem Pubertätswachstumsschub begonnen haben, besonders groß. Es sind dies insbesondere Schwimmerinnen, Leichathletinnen und Tänzerinnen. Als Folge der übermäßigen Nahrungsverminderung kann sich bei ihnen die Knochendichte stark reduzieren, was in einer erhöhten Knochenbrüchigkeit resultiert. Auch hormonelle Störungen gehen oftmals mit einer Untergewichtigkeit einher, was zu verspäteter Menarche oder gänzlich ausbleibender Regelblutung führen kann.

Dieser sogenannten Female Athlete Triad (Ess- und Zyklusstörungen und Osteoporose) kann durch bewusste Ernährung vorgebeugt werden!

Vgl. in diesem Zusammenhang meine übrigen Ausführungen, vor allem die Abschnitte «Mineralstoffe» (S. 153 f.)und «Vitamine» (S. 155 ff.).

Wichtigste Punkte für eine solche Ernährung sind:

- *ausreichende Kalorienzufuhr*
- *ausreichende Kalziumzufuhr.* Schon bei der Normalbevölkerung ist die Kalziumzufuhr im Durchschnitt mit unter 1g/Tag zu niedrig. Bei jungen Athletinnen sollte sie bis 1,5g/Tag betragen. Diese Menge wird am besten durch Milchprodukte (ausgenommen Quark) zugeführt, wobei auch hier fettfreie (oder fettarme) Milch zu verwenden ist. Angemerkt sei, dass bei ultrahocherhitzten Milchprodukten die Vitamine größtenteils zerstört sind und aus diesem Grunde in jedem Fall pasteurisierte Milch vorzuziehen ist. Eine weitere Quelle von Kalzium sind Mineralwässer. Das darin enthaltene Kalzium ist entgegen anderen Ausführungen gut resorbierbar. Es sollten hier Mineralwässer mit hohem Kalziumgehalt gewählt werden – es gibt solche, die über ein halbes Gramm pro Liter enthalten (siehe Analysen auf dem jeweiligen Etikett). Es ist darauf zu achten, dass das Verhältnis von aufgenommenem Kalzium zu Phosphor etwa 1:1 beträgt. Durch übermäßigen Fleischkonsum wird dieses Verhältnis gestört.
- *ausreichende Vitamin-D-Zufuhr.* Da Vitamin D vorwiegend erst unter der Einwirkung der UV-Strahlung des Sonnenlichts im Körper gebildet wird, besteht gerade bei Tänzern erhöhte Gefahr eines Vitamin-D-Mangels: sie arbeiten überwiegend bei künstlicher Beleuchtung in Ballettsälen oder Theatern. In den sonnenarmen Wintermonaten kann zudem generell ein Mangel an diesem wichtigen kno-

chensubstanzbildenden Vitamin entstehen. Ein weiterer Grund, vor allem Tänzern zu einer Supplementierung durch ein Kalzium-Vitamin-D-Präparat (unter ärztlicher Aufsicht) zu raten, ist die Verwendung von entrahmten Milchprodukten. Hier fehlt das fettlösliche Vitamin D bzw. dessen Provitamine.

Der Berufstänzer muss sein Gewicht ständig überwachen. Dies ist besonders wichtig, weil in seiner Arbeit der Energieverbrauch je nach momentaner Anforderung sehr stark variieren kann.

Die beste Kontrolle über die richtige Ernährung bietet immer noch die Waage!

Von Tänzern – und hier vor allem von Tänzerinnen – wird neben körperlichen Höchstleistungen eine geschmeidige, schlanke, elegante Erscheinung verlangt. Deshalb sollten – abgesehen vom oben erwähnten Körpertypus – schon von Beginn der tänzerischen Ausbildung an einige Prinzipien beachtet werden:
Das Kind, das eine tänzerische Laufbahn anstrebt, sollte von Anfang an daran gewöhnt werden, auf Süßigkeiten zu verzichten – auch wenn ihm dies anfänglich schwer fallen wird, gerade wenn solche in seiner Gegenwart gegessen werden. Durch konsequentes Verhalten werden dem jungen Tanzschüler bald eigen-kontrollierte, von der Umgebung unabhängige Eßgewohnheiten selbstverständlich werden. Die Umgebung kann ihm dabei helfen und sollte ihn nicht zu Diätfehlern verleiten, sei es aus Unbedachtsamkeit, Angst vor Unterernährung oder mit der Begründung: «Einmal schadet nichts.»
Sobald der Berufstänzer nicht oder nur wenig arbeitet und nicht unter Stress steht, hat sein Körper die Tendenz, Gewicht zuzulegen. Dies ist beispielsweise besonders während des Urlaubs der Fall. Gerade in diesen Zeiten sollte er jedoch besonders auf die Diät achten – sonst wird er vielleicht gegen Ferienende rasch abmagern müssen, um sich wieder in Form zu bringen, was jedoch zu einem Kräfteverlust bei Beginn der Spielzeit führt.

16.1 Gewichtsveränderung: Zunehmen, Abnehmen

Es gibt eine Reihe von *gewichtsvermehrenden Stoffen*. Dazu zählen Medikamente, die trotz geeigneter Diät eine unerwünschte Gewichtszunahme verursachen können, wie etwa die Antibabypille. Sie kann je nach Frau und Art der Pille zu einer Speicherung von Wasser im Körper führen und so in kurzer Zeit eine Gewichtszunahme von mehreren Kilogramm verursachen! Auch Antidepressiva (Neuroleptica) können Gewichtszunahme bewirken.
Es kann auch Fett aus den zur Hautpflege verwendeten *Kosmetika* über die Haut aufgenommen werden und auf diesem Wege in den Körper und ins Blut gelangen. Deshalb ist es für Tänzer und Tänzerinnen, die mit dem Halten ihres Gewichts Probleme haben, sogar ratsam, fettarme Kosmetika zu verwenden und ölige Badezusätze zu meiden. Bei Muskelschmerzen und Verstauchungen sollten aus dem gleichen Grund möglichst weder Salben noch Cremes (Fett als Trägerstoff) verwendet werden, sondern soweit als möglich ein *Gel*. Im Gel ist der Wirkstoff nicht in fettiger Grundsubstanz eingebettet. (Wenn seriös durchgeführte Abmagerungskuren nicht den gewünschten Erfolg zeitigen, so überprüfe man ggf. die Art der verwendeten Kosmetika oder Salben!)

16.2 Gewichtsverminderung durch Medikamente und Mittel

Abführmittel: Zur Verminderung des Körpergewichtes ist die Einnahme von *Laxantien* (Abführmitteln) verbreitet. Die beschleunigte Darmpassage verringert die Aufnahme von Nährstoffen ins Blut und führt zu einem größeren Wasserverlust. In vielen Schlankheitspräparaten, auch solchen, die kommerziell als unschädliche pflanzliche Mittel angepriesen werden, verbergen sich nicht selten auch Wirkstoffe mit abführender Wirkung. Bei diesen Laxantien handelt es sich häufig nicht um «harmlose «Substanzen: Die unkritische Einnahme über längere Zeit kann zu ernsten gesundheitlichen Schäden führen! Durch die vermehrte, oft durchfallartige Stuhlentleerung kann ein Mangel an Kalium, Magnesium und anderen Mineralstoffen mit den entsprechenden Symptomen auftreten (s. «Mineralstoffe»). Nicht selten kommt es zu einer Gewöhnung des Darms an diese Mittel, der seine eigentlichen Funktion ohne das Abführmittel dann nicht mehr erfüllen kann. Da diese Mittel oft geradezu automatisch eingenommen, ja verschwiegen werden, ist es für den Arzt nicht leicht, die richtige Diagnose zu stellen.

Quellmittel: Weizenkleie, Leinsamen, Pflanzensamen, Muzilaginosa haben eine hohe Quellfähigkeit. Wenn gleichzeitig genügend Wasser getrunken wird, nehmen sie ein Vielfaches an Wasser auf und geben so dem Darminhalt ein größeres Volumen. Sie fördern zugleich die Stuhlentleerung. Es scheint wenig sinnvoll, diese Mittel bei einer Schlankheitskur über längere Zeit einzunehmen, da der Darm an ein bestimmtes Nahrungsvolumen gewöhnt werden sollte. Vorsicht ist geboten, da einzelnen Präparaten auch Abführmittel beigegeben sind.

Appetitzügler sind Medikamente, die das Hungergefühl unterdrücken. Die am weitesten verbreiteten sind die *Amphetamine* und deren Derivate. Sie gehören zu den Mitteln, die im Sport als Doping bekannt sind. Appetitzügler sind gefährliche Medikamente, und ihr Einsatz bei einer Abmagerungskur kommt nur kurzfristig und unter ärztlicher Kontrolle in Frage. Ihr Gebrauch kann die entsprechenden diätischen Maßnahmen nicht ersetzen, denn eine bewusste Ernährung ist immer noch das Mittel der Wahl! Ihr unkontrollierter Gebrauch über längere Zeit führt nicht selten zur Amphetamin-Vergiftung mit Schlaflosigkeit, Nervosität, psychischen Störungen, Störungen der Herztätigkeit, wobei auch schon tödliche Komplikationen aufgetreten sind. *Achtung:* Bei längerer Einnahme von Amphetaminen besteht Suchtgefahr!

Appetitzügler sind gefährliche Medikamente! Das Mittel der Wahl bei Gewichtsproblemen ist immer eine reduzierte, ausgewogene, natürliche Ernährung.

Schilddrüsenhormone erhöhen den Grundumsatz und begünstigen so den Gewichtsverlust. Erhöhte Einnahme von Schilddrüsenhormonen führt in erster Linie zu einem Abbau der Skelett- und Herzmuskulatur, weniger des Fettgewebes. Langfristige Einnahme von Schilddrüsenhormonen führt selbst in niedrigen Dosen zu einem ernstzunehmenden Risiko für das Herz. Ihr Einsatz zur Verringerung des Körpergewichts ist abzulehnen.

Erwähnt sei hier nochmals, dass es für den Tänzer, die Tänzerin der bessere und gesündere Weg ist, ihr Körpergewicht über eine ausgewogene Ernährung zu regulieren. Es wird ihnen sicher bald Genugtuung bereiten, auch in dieser Hinsicht die Verantwortung für ihren Körper – das Instrument ihres Ausdrucks – übernommen zu haben.

17. Zusammenfassung

Die Ernährung des Sporttreibenden unterscheidet sich von der Basisernährung der nicht Sport treibenden Bevölkerung durch:

- vermehrte Aufnahme von Kohlenhydraten
- weniger Eiweiß
- nicht zuviel Fett
- genügend Kalzium
- mehr ungesättigte Fettsäuren
- eine höhere Flüssigkeitsmenge.

In den *Richtlinien für die Ernährung* finden sich vielfältige Anregungen für eine Ernährung, die nicht nur den Tänzer, sondern jeden Sport- und Gymnastiktreibenden schlank und gesund erhält.

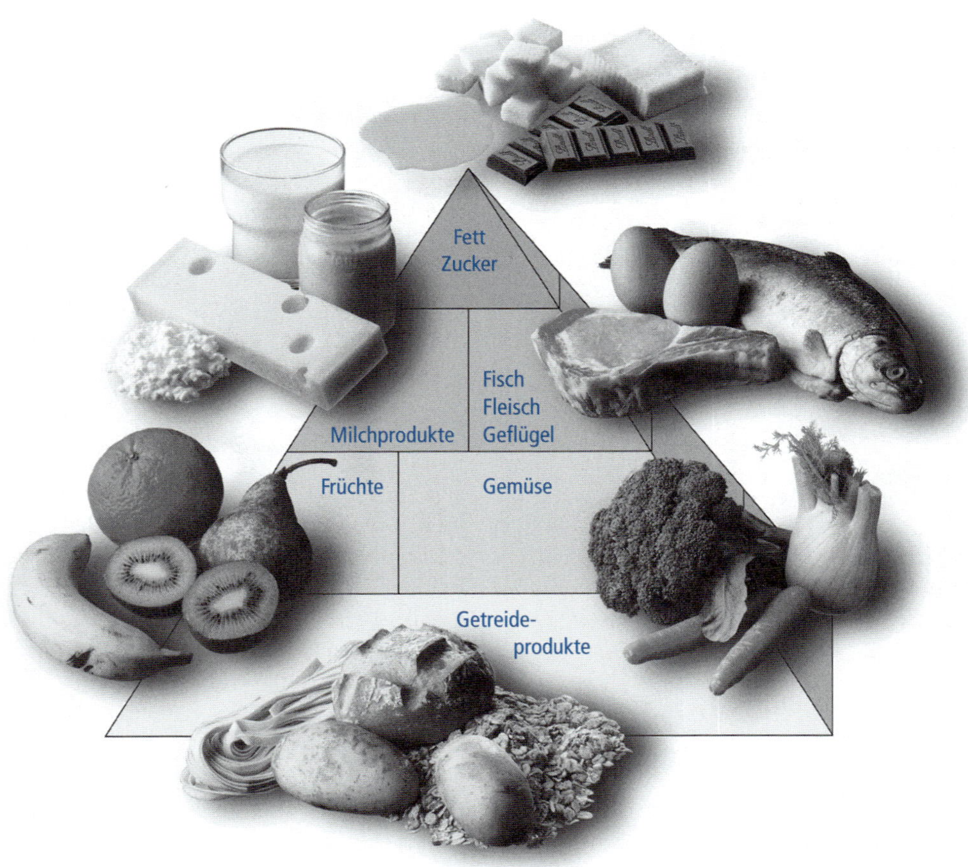

Abbildung 101: Die Ernährungspyramide für Sporttreibende (nach Christian Henseler, Sportvital – Aktuelle Sporternährung, Cham 2002)

Ausblick

In den vergangenen 10 bis 20 Jahren hat sich bei uns ein Trend herausgebildet, der gerade unter medizinischen Gesichtspunkten sehr zu begrüßen ist: die Fitnessbewegung und das große Angebot im Freizeitsport. Fit und sportlich zu sein gilt heute als das Ideal – ein Lebensgefühl, das von den Medien, der Werbung und von einer ganzen Palette an dazu angebotenen Produkten noch verstärkt wird. Erfolgreiche Leistungssportler werden zu Leitbildern, und selbst wenn die eigene sportliche Betätigung nicht die messbare Leistung anstrebt, so befriedigt es doch, etwas für die Gesundheit getan zu haben. In vielfältiger Form kann heute ein Gegengewicht zu dem allgemeinen Bewegungsmangel des Computerzeitalters, der Autos, des Fernsehens, einer überwiegend sitzenden Lebensweise geschaffen werden. Das Angebot reicht vom Biken, Klettern und Windsurfen über Aerobics, Yoga, Pilates, Skaten bis hin zu Walking, Training im Fitnessstudio sowie natürlich den etablierten Formen des Freizeitsports.
Beim Ausüben der verschiedenen Sportarten im Freizeitbereich sollte die individuelle physiologische Belastbarkeit beachtet werden und Herz und Kreislauf an eine allmählich gesteigerte Leistung herangeführt werden. Auch älter werdende Menschen können und sollen ein systematisches, von Fachleuten geleitetes Körpertraining bis ins hohe Alter fortführen, solange der Allgemeinzustand dies erlaubt. Beschwerden des Älterwerdens können damit verringert und erträglicher gemacht werden. Für einen Neubeginn im Alterssport ist es nie zu spät!
Das enorm breit gefächerte Sportangebot wird überwiegend von Jugendlichen und Erwachsenen angenommen, und sicher spielt vor allem bei den älteren Erwachsenen ein neu erwachtes Gesundheitsbewusstsein mit. Wünschenswert scheint mir vom medizinischen Standpunkt jedoch, dass gerade auch Kinder im frühen Alter, möglichst schon im Vorschulalter, an sportliche Bewegung herangeführt werden – geben doch Einschulungsuntersuchungen zur Entwicklung und Gesundheit der Kinder in den letzten fünf Jahren Anlass zur Besorgnis. Vor allem für Störungen in der kindlichen Motorik, Übergewicht und Erkrankungen des muskuloskelettalen Systems werden Bewegungsarmut und Fast-Food-Ernährung verantwortlich gemacht. Die Folge davon sind bereits im Jugendalter auftretendes Übergewicht, aber auch Stoffwechselerkrankungen wie Diabetes und Osteoporose (vgl. auch den Abschnitt über Osteoporose, S. 29, sowie Teil 3: Die Ernährung des Tänzers). Da die kindliche Motorik sich ab dem 4. Lebensjahr entwickelt und formt, sollte schon im Kindergarten alles getan werden, um Freude an der Bewegung zu erhalten und eine systematische Bewegungserziehung zu bieten! Rhythmik, Gymnastik mit Musik, Bewegungsspiele und kreative Bewegungsformen können auf eine tänzerische Schulung hinführen, die bei Begabung und körperlicher Eignung dann später in eine Ballettausbildung münden kann.

Anhang: Messgeräte für Gelenkmessungen bei Tänzern

In Zusammenarbeit mit Dr. med. *Jules Rippstein*, Orthopädie FMH, konnten verschiedene Messgeräte[7] entwickelt werden, die eine exakte Messung der für den Tanz wichtigen Gelenkwinkel gestatten. Mit dem Plurimeter-System können nun bei Ballettschülern und Tänzern genaue Messungen vorgenommen werden. Nachfolgend soll dieses System sowie seine wichtigsten Anwendungsmöglichkeiten für den interessierten Leser näher beschrieben werden.

PLURI-V

Das Basisinstrument des Meßsystems ist die Messuhr, der PLURI-V (**Abb. 102a**). Es besteht aus einem ölgefüllten Gehäuse, dessen Zeiger mit einem Gegengewicht beschwert ist. Es zeigt, wie ein Tachometer die Winkelgrade an und ermöglicht so ein bequemes Ablesen des Messresultats.

PLURI-TOR C (Torsio Coxae)

Dieses Instrument dient zum Messen der Hüftrotation (*en dehors, en dedans*). Die Hüftrotation wird bei gestreckter Hüfte gemessen, wozu der Kandidat auf dem Bauch liegt, die Knie rechtwinklig gebeugt, die Unterschenkel vertikal (**Abb. 102b**). Das Winkelprofil des PLURI-TOR C wird mit einer Hand auf der Schienbeinvorderkante festgehalten, dann lässt man die Bewegung ausführen. Die andere Hand fixiert dabei das Becken, um dessen Drehbewegungen zu verhüten. Es ist darauf zu achten, dass die Knie immer geschlossen bleiben und sich berühren, da ein Abspreizen zu Fehlresultaten (Erhöhen der Außenrotation) führen würde.

PLURI-TOR T (Torsio Tibiae)

Dieses zum Messen der Tibiatorsion dienende Instrument funktioniert wie eine Schublehre, deren Schenkel horizontal verschieblich ist und auf dem eine PLURI-V-Uhr montiert ist (**Abb. 102c**). Der Kandidat kniet auf dem Untersuchungstisch, die Knie rechtwinklig gebeugt, die Füße über den Tischrand hinausragend. Durch die gebeugten Kniegelenke liegt die Kniekondylenachse stets parallel zur Tischfläche, wodurch die Null-Ausgangsstellung sicher gewährleistet bleibt. Es genügt, den PLURI-TOR T von hinten auf die Rückseite der Knöchel aufzusetzen und den Tibiatorsionswinkel abzulesen. Es ist erstaunlich, wie dieser Winkel von einem Menschen zum anderen differieren kann: Extremwerte von 0–35° Tibia-Außentorsion sind keine Seltenheit. Als Normalwerte können 20–25° bezeichnet werden.

PLURI-PED

Dieses Instrument dient zum Messen der Extension-Flexion im oberen Sprunggelenk (**Abb. 102d**). Es besteht aus einer Plexiglasgrundplatte, die zehenwärts zurückgebogen ist. Auf diesem nach dorsal gebogenen Teil ist der PLURI-V befestigt. Das Instrument ist so eingestellt, dass es in Vertikallage 0° anzeigt, was der Neutralstellung des Fußes im Liegen entspricht. Die Extension-Flexion des Fußes wird in Streckstellung des Kniegelenks gemessen. Der Kandidat liegt auf dem Rücken, und der PLURI-PED wird fest gegen die Fußsohle gedrückt und gehalten. Dann lässt man die Bewegung ausführen. Das korrekte, d.h. völlige Aufliegen der Platte ist wichtig, da ansonsten nicht gewollte Mitbewegungen im Chopart- und Lisfranc-Gelenk das Messresultat verfälschen können.

---

7 Alle die hier beschriebenen Geräte gehören in erster Linie in die Hand des den Ballettpädagogen beratenden Orthopäden. Sie können unter folgender Adresse bestellt werden: Dr. Jules Rippstein, FMH Orthopädie, CH-1093 La Conversion, Schweiz, Tel. 0041 (0)21 39 12 39.

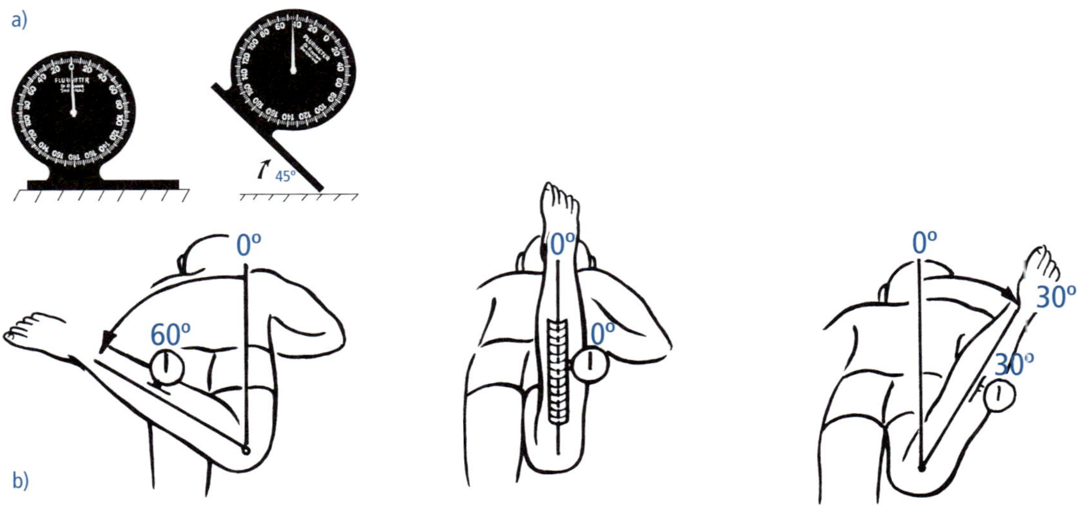

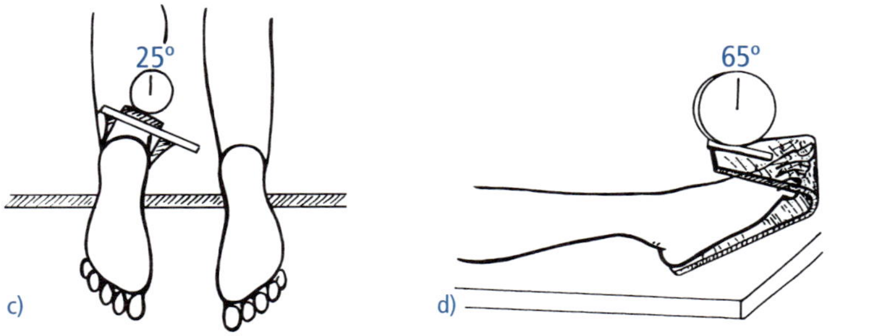

Abbildung 102: Messgeräte für Gelenkmessungen.
a) PLURI-V,
b) PLURI-TOR C,
c) PLURI-TOR T,
d) PLURI-PED.

Messgerät zur Bestimmung der Flexibilität

Die allgemeine Flexibilität eines Kandidaten wird am zweckmäßigsten am Grundgelenk des linken Zeigefingers gemessen (**Abb. 103**). Ich bediene mich hierzu des Ligament-Testers von Dr. Jules Rippstein. Dieses Messinstrument ist einfach und sicher zu handhaben und ist auf das Alter der Testperson bzw. die Länge des zu testenden linken Zeigefingers abgestimmt, indem der Hebelarm der einwirkenden Kraft auf die Länge des Zeigefingers eingestellt wird. Als Standardkraft wird der Zug mit der Kraft von 1 kg gewählt (1 Kilopond). Wird eine Überstreckung von 150° gemessen, so besteht eine Ligamentschwäche (Laxität), und es sollte dem Kandidaten von der Laufbahn eines Berufstänzers abgeraten werden.

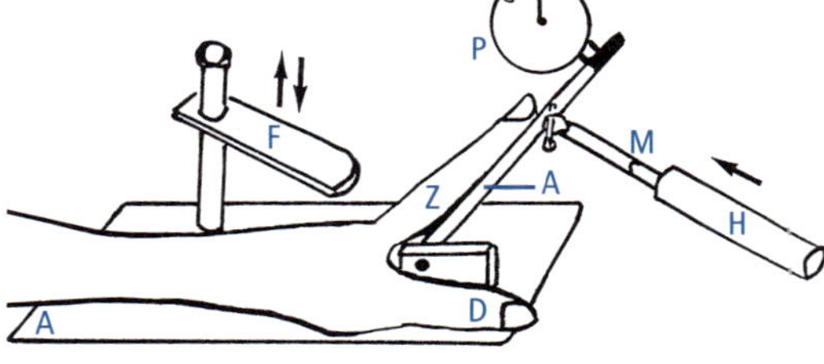

Abbildung 103: Ligament-Tester.

A = Auflagefläche aus durchsichtigem Plexiglas
Z = Zeigefinger
F = beweglicher Festhalter zum Fixieren der Hand auf der Auflagefläche A
D = Daumen
M = Markierung von 1 Kilopond
H = Handgriff der Federwaage. Wird im rechten Winkel zum Zeigefinger geschoben. Wenn der Handgriff die Markierung M erreicht, beträgt der auf den Zeigefinger ausgeübte Zug exakt 1 Kilopond.
P = Plurimeter. Der Winkelgrad kann hier direkt abgelesen werden.

Beim Messvorgang liegt die Hand flach auf dem Tisch

Literatur

Lehrbücher

Baron, D. K.: Optimale Ernährung des Sportlers. Hirzel, Stuttgart 1999

Biesalski, H.-K., Grimm, P.: Taschenatlas Ernährung, 4. Aufl. Thieme 2007

Blottner, D.: Funktionelle Anatomie des Skelettmuskels, 2-54. In: Müller-Wohlfahrt, H.W. et al. (Hrsg.): Muskelverletzungen im Sport. Thieme Stuttgart New York 2010

Debrunner, A.M.: Orthopädie – Orthopädische Chirurgie, 4. Aufl. Hans Huber, Bern 2002

Exner, G.U.: Normalwerte in Wachstum und Entwicklung. Georg Thieme Verlag, Stuttgart 2003

Faller, A.: Der Körper des Menschen, Einführung in Bau und Funktion, 11. Aufl. Deutscher Taschenbuchverlag 1999

Hamm, M.: Die richtige Ernährung für Sportler: Optimale Energie für maximale Leistung Riva-Verlag 2009

Hoepke, H., A. Landsberger: Das Muskelspiel des Menschen, 7. Aufl. Gustav Fischer, Stuttgart 1979

Kapandji, I. A.: Funktionelle Anatomie der Gelenke. Übers. v. J. Koebke. 3 Bde. Ferdinand Enke, Stuttgart 1985

Knechtle, B.: Aktuelle Sportphysiologie. Leistung und Ernährung im Sport, Karger 2002

Konopka, P.: Sporternährung, 12. Aufl. Blv Buchverlag 2009

Kuhn, W.: Funktionelle Anatomie des menschlichen Bewegungsapparates, 2. Aufl. Karl Hofmann, Schorndorf 1981

Lippert, H.: Anatomie. Text und Atlas. Deutsche und lateinische Bezeichnungen, 7. Aufl. Urban & Fischer 2001

Lippert, H.: Lehrbuch Anatomie, 7. Aufl. Urban & Fischer München 2002

Neumann, G.: Ernährung im Sport, 6. Aufl. Meyer & Meyer Verlag 2009

Rohen, J. W.: Funktionelle Anatomie des Menschen, 6. Aufl. Schattauer, Stuttgart 1990

Tittel, K. Beschreibende und funktionelle Anatomie des Menschen, 14. Aufl. Urban & Fischer 2003

Weineck, J.: Sportanatomie, 9. Aufl. Spitta-Verlag, Balingen 2002

Weineck, J.: Sportbiologie, 15. Aufl. Spitta-Verlag, Balingen 2002

Whitmore, I.: Terminologia Anatomica. International Anatomical Terminology. Georg Thieme, Stuttgart 1998

Tanzbezogene medizinische Veröffentlichungen

Zeitschriften und Dissertationen

Abraham, S: Eating and Weight Controlling Behaviors of Young Ballet Dancers. Psychopathology 1996;29:218-222

Adame, D. D., et al.: Physical fitness, body image and locus of control in college women dancers and nondancers. Perceptual and Motor Skills 1991, Vol 72, 91-95

Adiputra, N., et. al: The effect of modern Balinese Baris dancing exercise on serum lipid profiles. J. Hum. Ergol (Tokyo) 1992, Vol. 21 (2), 119-124

Ansbacher, H, L: Alfred Adler's description of the case of Vaslav Nijinsky in light of current diagnostic standards. Arch-Gen-Psychiatry 1993, Vol. 50, 669

Arendt, J.: Verletzungen im professionellen Ballett. Med. Dissertation, Universität Frankfurt 2001

Bachrach, R.: The relationship of low back/pelvic somatic dysfunctions to dance injuries. Orthop. Review 17, X (1988), 1037-1043

Baillon, J. M, et al.: Etude de la torsion tibiale chez la danseuse. Acta Orthop. Belgica 49/1-2 (1983), 117-123

Batson, G.: The role of somatic education in dance medicine and rehabilitation. N-C-Med J 1993, Vol. 54 (2), 74-78

Baumann, PA et al.: Femoral Neck Anteversion in Ballerinas. Clinical Orthopaedics and Related Research 1994;302:57-63

Bejjani, F. J.: Occupational biomechanics of athetes and dancers. Clinics in Podiatric Medicine and Surgery 4/3(1987), 671-711

Billigmann, P. W., et al.: Wie wirkt sich L-Carnitin auf die physische Maximalbelastung aus? Therapiewoche 1990, Vol. 40 (25), 1866-1872

Brauer, W., K. W. Zentek: Bilddokumentation der frühkindlichen artistischen Ausbildung einer «Kautschuk-Kontorsionistin» und ihrer Folgen. Med. Sport 28/2 (1988), 37-40 (weitere Literatur über Kontorsionisten s. dort)

Brinkmann, A.: Hypertrophie des Osmetatarsale II bei Ballettänzerinnen. Diss. Med. Fakultät Aachen (1989)

Brinson P et al.: Fit to Dance? Summary of the report of the National Inquiry into Dancers' Health and Injury. Published by the Calouste Gulbenkian Foundation, UK 1996,1-4

Brodsky, AE et al.: Talar Compression Syndrome. Foot&Ankle 1987;7(6):338-344

Claessens, A. L. M., et al.: Body structure, somatotype, maturation and motor performance of girls in ballet schooling. J. Sports med. 27 (1987), 310-317

Clarkson, P. M., et al.: Anthropometric measurements of adolescent and professional classical ballet dancers. J. of Sports Medicine and Physical Fitness 29, 2 (1989) 157-162

Contompasis, J. P.: The classical ballet shoe. Clinics in podiatric med. and surg. 3, 4 (1986), 631-636

Cowell, H. R., et al.: Bilateral tendonitis of the flexor hallucis longus in a ballet dancer. J. of Podiatric Orthopedics 2 (1982), 582-586

Dahlström, M. et al.: Muscle fiber Characteristics in female Dancers during an active and an inactive Period. Int J Sports Med 1987, Vol. 8, 84-87

Eisele, S. A./Sammarco, G. J.: Fatigue fractures of the foot and ankle in the athlete, J. Bone and Joint Surg. 1993, Vol. 75A (2) 290-298

Exner E: Überlastungsschäden am Fuß und oberen Sprunggelenk bei BalletttänzerInnen – Computerunterstützte plantare Druckverteilungsmessung tanzspezifischer Schritt- und Sprungbelastungen im Sport-, Spitzen- und Technikschuh. Med. Dissertation, Universität Heidelberg (1998)

Exner, E., Simmel L.: Der Spitzenschuh im Ballett – ein besonderer Sportschuh. Dt Z Sportmed 1999; 50 (3): 92- 94

Exner, E., Simmel, L.: Die Herstellung von Spitzenschuhen in der Ballettschuhmacherei. Orthopädieschuhtechnik 1999; 3: 40-45

Exner-Grave, E.: Stressfraktur der Tibia bei einem 25jährigen Balletttänzer. Arthritis+Rheuma 2006 ; 2:105-8

Fernández-Palazzi F et al.: Achilles Tendinitis in Ballet Dancers. Clinical Orthopaedics and Related Research 1990;257:257-261

Fischer, P., et al.: Körperbau und Verhaltenstypologien im Adoleszentenalter, Medizin und Sport, Berlin 1983, Vol. 23 (7), 209-213

Fredenhagen, H.: Statik und Dynamik der Wirbelsäule. Schweiz. Ztschr. f. Sportmed. 4, 31 (1983), 109-113

Fredericson M. et al.: Tibial Stress Reaction in Runners. The American Journal of Sports Medicine 1995;23(4):472-81

Fuchs, E.: Verletzungen und Schäden im klassischen Ballett. Med. Dissertation, Universität Saarland 1996

Fuchs, E., Hess, H. et al.: Akute Verletzungen und chronische Überlastungen im klassischen Tanz. Sportverl Sportschad 2003; 3: 123-131

Garrick, J. G., et al.; Ballet injuries. An analysis of epidemiology and financial outcome. Am J Sports Med 1993, Vol. 21, (4), 586-90

Garth, W. P., et al.: Flexor hallucis tendinitis in a ballet dancer. J Bone and Joint Surgery 63A, 9 (1981), 1489

Geyer, M. et al.: Überlastungssyndrome beim Ballett: Untersuchung des Effektes eines Tapeverbandes am oberen Sprunggelenk mit der Bewegungsanalyse. Sportverl. Sportschad. 1993, Vol. 7 (2), 78-83

Goertzen, R., et al.: Verletzungen und Überlastungsschäden beim klassischen Ballett-Tanz. Z. Orthop. 127 1989), 98-107 (1989)

Gordon, H. W.: Literality for music perception in musi-cians, mathematicians, and dancers: jumping to conclusions. Percept. Mot. Skills 1993, Vol. 76 (3 Pt 1), 941-942

Grahame, R.: Joint hypermobility and the performing musician. N Engl J Med 1993, Vol. 329 (15), 1079-1082

Gudat, H.: Der Talocrurale Winkel bei Ballettänzerinnen und -tänzern. Diss. Universität Düsseldorf (1981)

Hamilton, L. H., et al.: Personality, stress, and injuries in professional ballet dancers. Am. J. Sports Med. 17, 2 1989), 263-267

Hamilton, W.: Foot and ankle injuries in dancers. Clinics Sports Med. 7, 1 (1988), 143-173

Hamilton WG et al.: Pain in the Posterior Aspect of the Ankle in Dancers. Foot&Ankle 1996;78-A(10): 1491-1500

Hamilton, W.: Sprained ankles in ballet dancers. Foot and Ankle (1982), 99-102

Hamilton, W.: Tendinitis of the flexor hallucis longus tendon «Dancer's Tendinitis». Am. J. Sports Med. 5 (1977), 84

Hamilton, W. G. et al.: A profile of the musculoskeletal characteristics of elite professional ballet dancers. Am J Sport Med 1992, Vol. 20 (3), 267-273

Hamilton, W. G. et al.: The modified Brostrom procedure for ankle instability. Foot-Ankle 1993, Vol. 14 (1), 1-7

Hardaker, W. T. Jr.: Foot and ankle injuries in classical ballet dancers. Orthop. Clin. North America 1989, Vol. 20 (4), 621-627

Hardaker, W. T. et al.: Dance Medicine, Health care of artists. An Orthopaedist's view. N.C. Med J. 1993, Vol. 54 (2) 67-72

Harrington, T. et al.: Overuse ballet injury of the base of the second metatarsal. A diagnostic problem. Am J Sports Med 1993, Vol. 21 (4), 591-598

Hergenroeder, A.C. ,et al.: Anthropometric measurements and estimating body composition in ballet dancers. Medicine and science in sports and exercise 1993, Vol. 5, 145-150

Hoppeler, H.: The structural composition of muscle tissue and its changes with different types of exercise. In: Geneeskunde en Sport 20, 2 (1987)

Horisberger, M., Brunner, A. et al.: Femoroacetabuläres Impingement der Hüfte beim Sportler – ein Review für Sportärzte. Sportverl Sportschad 2010; 24: 133-139

Howse AJG: Orthopaedists Aid Ballet. Clinical Orthopaedics and Related Research 1972;89:52-63

Hugel F et al.: Postural Control of Ballet Dancers: A specific Use of Visual Input for Artistic Purposes. Int J Sports Med 1999;20:86-92

Huwyler, J.: Medizinische Beratung zum Ballettstudium. Tanzarchiv 29, 4 (1981), 52

Huwyler, J.: Veränderungen am Skelett des Mittelfußes durch professionellen klassischen Tanz. Sportverletzung-Sportschäden 3,1 (1981), 14-20

Huwyler, J.: Medizinische Aspekte der Ballettpädagogik. Tanzarchiv 30,1 (1982), 52

Huwyler, J.: Bedeutung der Flexibilität bei klassischen Tänzerinnen und Tänzern. Orthopäde 13 (1984), 52-62

Huwyler, J.: Fehlhaltungen und klassischer Ballettunterricht. Tanzarchiv 32, V (1984), 74-77

Huwyler, J.: Belastbarkeit des Bewegungsapparates auf dem Ballettboden. (Bes. Angaben zum Ballettboden). Tanzarchiv 34 (1986), 62-67

Huwyler, J.: Der Spitzenschuh aus orthopädischer Sicht. Deutscher Berufsverb. f. Tanzpädagogik (Hrsg.). Ballett-Info l, 88 (1988), 33-35

Huwyler, J.: Statisch-dynamische Gelenkmessungen bei Ballettschülern mit dem Plurimetersystem. Tanzarchiv 36, IV (l988), 88-90

Huwyler, J.: Ärztliche Eignungsprüfung zu einer tänzerischen Berufsausbildung. In: 75 Jahre Klinik Balgrist. A. Imhoff (Hrsg.). S. 39-49. Georg Thieme, Stuttgart 1989

Imhoff AB: Impingementsyndrom des oberen Sprunggelenks beim Sportler. Sportorthopädie-Sporttraumatologie 1997;13.1:57-61

Jani, L.: Die juvenile Wirbelsäule und deren Beeinträchtigung durch Sport. Schweiz. Ztschr. f. Sportmed. 4(1983), 114-118

Jaray, F., H. U. Wanner: Herz- und Kreislaufbelastungen beim Tanzsport. Schweiz. Ztschr. f. Sportmed. 32 (1984), 44-48

Jenkins, P. J. et al.: IGFBP-1: A metabolic signal associated with exercise-induced amenorrhoea. Neuroendocrinology 1993, Vol. 57 (4), 600-604

Jobbins, B., et al.: A joint hyperextensometer for the quantification of joint mobility. Ann. Rheum. Dis. 43 (1984), 288-294

Jonnavithula, S. et al.: Bone density is compromised in amenorrheic women despite return of menses: a 2-year study. Obstetrics Gynecol 1993, Vol. 81 (5) 669-674

Khan KM et al.: Overuse Injuries in Classical Ballett. Sports Med 1995;19(5):341-357

Karlsson, M. K. et al.: Bone mineral density in professional ballet dancers. Bone-Miner 1993, Vol. 21 (3), 163-169

Kassirer, M. R. et al.: Head banger's whiplash. Clin. J. Pain 1993, Vol. 9 (2) 128-141

Katch, F. l.: The body profile analysis System (BPAS) to estimate ideal body size and shape: application to ballet dancers and gymnasts. World Rev. Nutr. Diet 1993, Vol. 71,69-83

Kleiger, B.: Anterior tibiotalar impingement syndromes in dancers. Foot and Ankle 3, 2 (1982), 69-73

Kleiger, B.: The posterior tibiotalar impingement syndrom in dancers. bulletin of the hospital for joint diseases. Orthop. Inst. 47, 2 (1987), 203-211

Klemp, P., et al.: A hypermobility study in ballet dancers. J. of Rheumatology 11, 5 (1984) 692-696

Kortebein PM et al.: Medial tibial stress syndrome. Medicine & Science in Sports & Exercise (2000); 32:527-33

Kravitz, S., et al.: Biomechanical study of bunion deformity and stress produced in classical ballet. J. Am. Podiatric Med. Association 75, 7 (1985), 338-345

Kukowski, B.: Suprascapular nerve lesion as an occupational neuropathy in a semiprofessional dancer. Arch Phys Med Rehabil 1993, Vol. 74 (7), 768-769

Kuni, B.: Prospektive kontrollierte Studie zur Kraftentwicklung und Propriozeption am Sprunggelenk bei Tänzern in der professionellen Ausbildung. Med. Dissertation, Universität Heidelberg 2004

Lamata-lturria, M.: Bilateral stenosing tenosynovitis of the long flexors of the great toe in a dancer. Rev. Chir. Orthop. 74, 2 (1988), 190-192

Ledermann, K L: Die physiologischen Achsen der unteren Extremität. Ztschr. Unf. med. Berufskr. 59, 1 (1966)8.4-11

Lereim, P.: Trigger toe in classical ballet dancers. Arch. Orthop. Traum. Surg. 104-(1985), 325-326

Marshall, P.: The rehabilitation of overuse foot injuries in athletes and dancers. Clinics Sports Med. 7, 1 (1988) 175-191

Marshall P: Management adaptions for sacroiliac joint dysfunction in classical dancers. J Back Musculoskeletal Rehab 1995; 5:235-246

Marshall P et al.: Cuboid subluxation in ballet dancers. Manuelle Medizin 1997; 35:22-28

Matheson GO, Clement DB, McKenzie, et al.: Stress fractures in athletes. A study of 320 cases. Am J Sports Med 1987; 15:46-58.

Merz, R.: Homosexualität und Tanz. Jahrbuch Ballett Regitz, H. (Hrsg.). M & T Verlag, Zürich 1987 (weitere Beiträge s. dort)

Michael RH et al.: The soleus syndrome. The American Journal of Sports Medicine 1985;13(2):87-94

Micheli, L. J.: Overuse injuries in children's sports: the growth factor. Orthop Clinics of North America 14, 2 (1983), 337-360

Mullen, B., et al.: Primary avascular necrosis of the halluces in a ballet dancer. J. Am. Podiatric Med. Association 76, 10 (1986), 544-549

Nielsen, J. et al.: H-reflexes are smaller in dancers from the Royal Danish Ballet than in well-trained athletes, Eur. J. Appl. Physiol 1993, Vol. 66 (2), 116-121

Novella TM: An easy way to quantify plantarflexion in the ankle. J Back Musculoskeletal Rehab 1995; 5:191-199

Nussbaum, A. R., et al.: Bone stress lesions in ballet dancers: Scintigraphic assessment. AJR: Am J. Roentg. 1988, Vol. 150,851-855

O'Malley MJ et al.: Fractures of the Distal Shaft of the Fifth Metatarsal, «Dancers Fractures». Am J Sports Med. 1996; 24(2):240-243

O'Malley MJ et al.: Stress Fractures at The Base of the Second Metatarsal in Ballet Dancers. Foot&Ankle Int. 1996;17(2):89-94

Otte, R: Aetiologische und pathogenetische Vorstellungen bei der Arthrose. Z. Rheumatol. 42 (1983), 242-248

Paul, B., et al.: Die Achillodynie bei Sportlern und Tänzern – Empfehlungen zur Prophylaxe und Therapie. Beitr. Orthop. Traumatol. 37, 2 (1990), 100-107

Petrucci, G. L: Prevention and management of dance injuries. Orthop. Nurs. 1993, Vol. 12 (2), 52-60

Pierce, E. F., et al.: Scores on exercise dependence among dancers. Perceptual and Motor Skills 1993, Vol. 76, 531-536

Price, G. R. et al.: A new approach to a damage risk criterion for weapons impulses. Scand Audio 1-Suppl 1991, Vol. 34, 21-37

Quartier, N.F.: Performing arts medicine. The musical athlete. J. Orthop. Sports Phys. Ther 1993, Vol. 17 (2), 90-95

Quirk, R.: Talar Compressions syndrome in dancers. Foot and Ankle 3, 2 (1982), 65-68

Quirk, R.: Knee injuries in classical dancers. Med. Problems of Performing Artists. June (1988), 52-58

Raschka, Chr.: Sportanthropologische Erkenntnisse über Bezüge zwischen individuellem Hormonspiegel und anthropometrischen Meßwerten. Schweiz. Ztschr. Sport-med. (41) 1993), 67-74

Reid, D. C: Prevention of hip and knee injuries in ballet dancers. Sports Med. 6, 5 (1988), 295-307

Rösler, K, Hoppeler et al.: Transfer effects in endurance exercise. Adaptations in trained and untrained muscles. Eur J Appl Physiol (1985)54:355-362

Sammarco, G. J.: Clinics in sports medicine: Injuries to Dancers, Vol 2/3, S.457-655. W.B. Saunders Company, Philadelphia-London 1983

Sammarco, G. J., et al.: Partial rupture of the flexor hallucis longus tendon in classical ballet dancers. J. Bone and Joint Surgery 61A, 1 (1979), 149-150

Sammarco, G. J., et al.: Forefoot conditions in dancers. Foot and Ankle 3, 2 (1982), 85-98 Part I/II

Sammarco, G. J.: Turf toe. Instr. Course Lect 1993, Vol. 42, 207-212

Schafle, M. D.: The Child Dancer. Medical considerations. Ped Clinics North America 1990, Vol. 37 (5), 1211-1221

Schon, L. C.: Foot and ankle problems in dancers. Md Med J 1993, Vol. 42 (3), 267-269

Seeman, E., et al.: Risk factors for osteoporosis. Osteoporosis Int 1993, Vol. 3 Suppl l, 40-43

Sommer HM et al.: Effect of foot posture on the incidence of medial tibial stress syndrome. Medicine & Science in Sports & Exercise (1995);27: 800-4

Steltenpohl, D. et al.: Zur Ernährungssituation von Turniertänzerinnen und -tänzern der Sonderklasse. Ernährungsumschau 2003; 50(4): 137-141

Strauß B et al.: Sportverletzungen und Sportschäden im Tanzsport. Sportorthopädie-Sporttraumatologie 1997;13(3):173-176

Sündermann, G.: Berufliche Beanspruchung und Belastung der Tänzer und Tänzerinnen. Diss. Med. Fakultät Humboldt-Universität Berlin 1950

Teitz, C., et al.: Pressure on the foot in pointe shoes. Foot and Ankle 5, 5 (1985), 216-221

Trepman, Elly et al.: Electromyographic analysis of grand-plié in ballet and modern dancers. Medicine & Science in Sports and Exercise, 1998:1708-1721

Tuckman AS et al.: Analysis of the Forefoot on Pointe in the Ballet Dancer. Foot&Ankle 1991;12(3) 144-148

Uehlinger, E.: Die Überlastungsschäden des Skeletts in anatomischer Sicht. Verh. Dtsch. Orthop.und Traumatolog. Ges. 55 Kgr., S. 290-301. Ferdinand Enke Verlag, Stuttgart 1969

Van De Meulebroucke B. et al.: Stress Lesions of the Forefoot in Ballet Dancers. Acta Orthopaedica Belgica 1994; 60-Suppl.1:47-49

Van Dijk CN et al.: Degenerative Joint Disease in Female Ballet Dancers. Am J Sports Med. 1995; 23(3):295-300

Vandertrop WP et. al.: Electromyographic analysis of grand plié in ballet and modern dancers. Medicine and science in Sports and Exercise 1998; 1708-1719.

Van Hal ME et al.: Stress fractures of the great toe sesamoids. Am J Sports Med. 1992;10(2):122-118

Villiger, K J., E.Uehlinger: Posttraumatische dissezierende Riesenzelldystrophie der rechten Tibia. Arch. Orthop. Traum. Surg. 91 (1978), 157-159

Voss, H.: Tabelle der absoluten und relativen Muskelspindelzahlen der menschlichen Skelettmuskulatur. Anat. Anz. Bd. 129, 1971, 562-572

Wanke, E M.: Das Leistungsprofil im klassischen Tanz – eine experimentelle Studie an einem professionellen Ballettensemble. Med. Dissertation, Universität Kiel 1996

Wanke, E.M., Mill, H.: Arbeitsmittel Körper – Zum Auftreten von Arbeitsunfällen im professionellen Bühnentanz. Sicherheitsbeauftragter 2006; 3: 14-15.

Warren, M. P., et al.: Scoliosis and fractures in young ballet dancers. Relation to delayed menarche and secondary amenorrhea. New England J Med 314, 1986, 1348-1353

Warren MP et al.: Lack of Bone Acceleration and Amenorrhea: Evidence for a Relative Osteopenia in Weight-Bearing Bones. J Clin Endocrin Metab. 1991 72(4):847-853

Washington, E.: Musculoskeletal injuries in theatrical dancers. Am. Journal Sports Med. 6, 2 (1978), 75-98

Weis,s D.S., Rist, R.A. et al.: When can I start Pointe Work? J Dance Med. & Science 2009; 13 (3): 90-91

Werter R: Dance Floors: A Causative Factor in Dance Injuries. J Am Poditr. Med. Assoc. 1985;75(7):355-358

White, S. M., et al.: Long thoracic nerve palsy in a professional ballet dancer. Am J Sports Med 1993, Vol. 21 (4), 626-628

Winslow J et al.: Patellofemoral Pain in Female Ballet Dancers: Correlation With Iliotibial Band Tightness and Tibial External Rotation. JOSPT 1995; 22(1):18-21

Wolff, R.: Stressfraktur-Ermüdungsbruch-Stressreaktion. Dt Z Sportmed 2003; 52 (4): 124-128

Wülker N. Hallux rigidus. Der Orthopäde 1997;8(26): 731-740

Young G. R., et al.: Behavioral specificity in the Rorschach human movement response: a comparison of strippers and models. J Clin Psychol 1993, Vol. 40 (3), 407-412

Young N et al.: Bone Density at Weight-Bearing and Nonweight-Bearing Sites in Ballet Dancers: The Effects of Exercise, Hypogonadism and Body Weight, J Clin Endocrin Metab. 1994;78(2):449-454

Bücher

Becker, W., H. Krahl: Tendopathien. Georg Thieme Verlag, Stuttgart 1978

Bodenheimer, A. R.: Sagen ist Bewegen. In: Verstehen heißt Antworten, 2. Aufl. Reclam Verlag, Stuttgart 1991

Bordier, G.: Anatomie appliquée à la danse, 2. Aufl. Editions Amphora, Paris 1980

Exner-Grave, E.: TanzMedizin – die medizinische Versorgung professioneller Tänzer. Schattauer Verlag, Stuttgart 2008

Howse, J., S. Hancock: Dance Technique and Injury Prevention. A & C Black, London 2000

Laane, R. M.: Danse classique et mécanismes corporels. Anatomie-Physiologie. Editions Amphora, Paris 1983

Thomasen, E.: Diseases and injuries of ballet dancers. Universitetsforlaget i Arhus 1982

Wanke, E.M. (Hrsg,): TanzSportMedizin. Köln: Sportverlag Strauß 2011

Zentek, K.: Arbeitsbedingte Erkrankungen und Verletzungen des Haltungs- und Bewegungsapparates bei Balletttänzern. Med. Dissertation, Universität Berlin 1977

Sonstiges

Lawson, J.: Teaching young dancers. Muscular coordination in classical ballet. Routledge, London 1984

Müller-Meiningen, J.: Die Moriskentänzer. Verlag Schnell und Steiner, München-Zürich 1998

Noverre, J. -G.: Briefe über die Tanzkunst und über die Ballette. Documenta Choreologica Bd. XV. Heimeran Verlag, München 1977

Simmel, L.: Tanzmedizin in der Praxis – Anatomie, Prävention, Trainingstipps. Seeman Henschel GmbH & CoKg Leipzig 2009

Sorell, W.: Aspekte des Tanzes. Heinrichshofens Verlag, Wilhelmshaven 1983

Tarassow, N.: Klassischer Tanz – Die Schule des Tänzers, 4. Aufl. Henschel-Verlag 1994

Woolliams A.: Ballettsaal. Belser Verlag, Stuttgart 1986

Zankova, I.: Bühnentänzer/Bühnentänzerin/Tanzpädagoge/ Tanzpädagogin, 4-68. In: Bundesanstalt für Arbeit, Nürnberg (Hrsg): Blätter zur Berufskunde. 3. Auflage Bertelsmann Verlag Bielefeld 1997

Bildnachweis

Abb. 1–3, 5, 7, 11–16, 18 nach *R. V. Krstic*
Abb. 6 Foto *E. Exner-Grave*
Abb. 19–23, 25–33, 35a, 36, 37, 39, 47, 50–52, 63, 67, 70, 72, 74–79, 83–89, 96, 97 *Sonja Burger*
Karikatur S. 22, Abb. 4, 66, 69, *Lee Zellweger-Wilhelm*
Abb. 8, 43, 46 *Thomas Syburra* (Fotos aus der Schweiz. Ballettberufsschule, Zürich)
Abb. 9 nach *P. Otte*
Abb. 10, 34, 81, 91 nach *A. Kapandji*
Abb. 17 *H. Hoppeler*
Abb. 24 nach *K. Tittel*
Abb. 32 nach *E. W. Ramseier,* Suva Med. Mitteilungen
Abb. 35b, 41 *Fritz Krebs*
Abb. 38 nach *H. Fredenhagen*
Abb. 42, 44, 45, 48, 49, 92–94 nach *Georgette Bordier*
Abb. 58 nach *P. Marshall*
Abb. 64 Vatikanische Museen, Rom
Abb. 65 Museum Rietberg, Zürich
Abb. 68 nach *K. L. Ledermann*
Abb. 71, 98a, b, 99 Fotos des Autors
Abb. 73 Österreichische Theatersammlung, Wien (aus: *E. Pirchan, Fanny Elssler, Wilhelm Frick* Verlag, Wien 1940)
Abb. 80, 81 aus *Debrunner, Orthopädie,* Verlag Hans Huber 2002, S.1123
Abb. 78a, 90a, 95a–d *C. Tütsch,* Röntgeninstitut Zürich
Abb. 82a, b Institut für orthopädische Biomechanik, Münster/Westf.
Abb. 90 *R. Lukaschek,* Radiologische Gemeinschaftspraxis Gelsenkirchen
Abb. 100 Foto *Bruno Trachsel*
Abb. 101 Ernährungspyramide, nach *Chr. Henseler,* Aktuelle Sporternährung
Abb. 102 und 103 nach *J. Rippstein*

Glossar

Zum besseren Verständnis sind hier die wichtigsten der verwendeten medizinischen Fachbegriffe kurz erklärt; die tänzerischen Fachbegriffe wie auch die Begriffe aus der Ernährungslehre erklären sich im textlichen Zusammenhang.

Abduktion: Bewegung, die von der Medianebene wegführt, z.B. das Bein à la seconde.
Adduktion: Heranführen eines Körpergliedes zur Medianebene.
Ätiologie: Lehre von den Krankheitsursachen.
afferent: zum Zentrum hinführend (= zentripetal).
Akzeleration, säkulare: Der Begriff bezeichnet das Phänomen, dass die Endgröße des Menschen seit Ende des 19. Jahrhunderts bei beiden Geschlechtern zugenommen hat und die Pubertät früher eintritt.
Amenorrhoe: *primäre:* Nichteintreten der Menarche infolge Verspätung der Östrogenproduktion; *sekundäre:* Ausbleiben der Regelblutung mehr als 4 Monate nach zunächst normalem Zyklus.
Antagonisten: Organe mit entgegengesetzter Funktion, z.B. Muskeln: Beuger und Strecker.
anterior: vorderer.
Aponeurose: flächenhaft verbreiterte Sehne.
Arthrose: degenerative Gelenkerkrankung. Entsteht insbesondere bei Überlastung einzelner Gelenkanteile.
Arthroskopie: Gelenkspiegelung. Untersuchung des Gelenkinnern mittels eines Endoskops, d.h. eines Teleskops mit Optik und Beleuchtung. Kann in Lokalanästhesie oder Narkose durchgeführt werden; nur ein Schnitt von wenigen Millimetern ist dazu nötig.
Atrophie: Rückbildung eines Gewebes oder Organs, bedingt z.B. durch Verkleinerung der Zellen oder Abnahme der Zellzahl. Generalisierte Atrophie betrifft den ganzen Körper und entsteht durch Alter oder Unterernährung; zu lokalisierter Atrophie kann es durch Durchblutungsstörung oder Inaktivität kommen.
autochthon: an Ort und Stelle entstanden, z.B. die autochthone Rückenmuskulatur, die in der Tiefe der Rinne zwischen Dorn- und Querfortsätzen der Wirbel liegt. Sie ist im Rückenbereich entstanden. Im Gegensatz dazu die während der Embryonalentwicklung eingewanderten oberflächlichen Rückenmuskeln.
auxotonisch: Haltetätigkeit eines Muskels.

Biochemie: Chemie der Lebensvorgänge und der lebenden Organismen.
Biologie: die Wissenschaft vom Leben. Beschäftigt sich mit der Erforschung der Grundeigenschaften des Lebens.
Biopsie: mikroskopische Untersuchung einer dem lebenden Organismus entnommenen Gewebeprobe.

Chromosomen: mikroskopisch sichtbare fadenartige Strukturen im Zellkern, die das Erbgut enthalten.
Coxarthrose: Arthrose des Hüftgelenks.
Crus valgum: X-förmige Verbiegung des Unterschenkels.
Crus varum: O-förmige Verbiegung des Unterschenkels.

Degeneration: Entartung zellulärer Strukturen in Form und Funktion. Abweichung von der Norm im Sinne der Minderwertigkeit.
Diadochokinese: Fähigkeit zum Ausführen von geordneten, rhythmischen, gegensinnigen (antagonistischen) Bewegungen in rascher Folge, wie beispielsweise die Pro- und Supination der Hände.
Diaphyse: das Mittelstück der langen Röhrenknochen. Es liegt zwischen den beiden Epiphysen und enthält die Markhöhle.
distal: von der Rumpfmitte entfernt.
Distorsion: Verstauchung, d.h. Überdehnung von Gelenkbändern.
dorsal: rückenwärts (*dorsum* = Rücken), hinten.
Druckpodogramm: statische oder dynamische Druckmessung der Fußbelastung.
Dynamisierung von Gelenkbändern: Die Fasern der Gelenkbänder sind, ohne Schaden zu nehmen, nur um 5 % dehnbar. Eine Überdehnung bei großer Krafteinwirkung wird indes dadurch verhütet, dass nur ein Teil der Fasern an beiden Bandenden in den Knochen übergeht (starrer Bandanteil). Ein anderer Teil geht an einem Ende direkt oder indirekt in die Muskulatur über (dynamischer Teil).
Dystrophie: durch Mangel oder Fehlernährung verursachte Störungen und Veränderungen. Diese können den ganzen Körper (chronische Ernährungsstörungen beim Säugling, Hungerdystrophie) oder nur einzelne Körperteile oder Gewebe betreffen (Störung der örtlichen Durchblutung oder Nervenversorgung).

efferent: vom Zentrum wegführend (= zentrifugal).
Elektrolyt: Flüssigkeit im Körper, welche den elektrischen Strom leitet.
Elektronenmikroskop: Das Auflösungsvermögen des Auges beträgt bei normalem Leseabstand 0,2 Millimeter. Beim besten Lichtmikroskop liegt dieser Wert bei 0,2 µm (Mikrometer = 1/1000, = 10^{-3} Millimeter). Beim Elektronenmikroskop beträgt das Auflösungsvermögen 0,2 nm (= Nanometer = 1/1000 = 10^{-3} Mikrometer).
endogen: von innen, im Körper selbst entstehend, anlagebedingt.
enterisches Nervensystem: ein weitgehend unabhängiger Teil des vegetativen Nervensystems. Reicht von der unteren Hälfte der Speiseröhre bis zum Schließmuskel des Afters. Die Neuronen liegen in den Wänden des Darms, daher auch die Bezeichnung *intra-murales* Nervensystem.
Enzym: = Ferment. Eiweiße, die für den Stoffwechsel aller Organismen unentbehrlich sind, ohne sich selbst dabei zu verändern.
Epiphyse: (Knochenepiphyse) das gelenknahe Endstück der langen Röhrenknochen.
Epiphysenfuge: hyaline Knorpelscheibe zwischen Epiphyse und Diaphyse. Von hier aus erfolgt das Längenwachstum des Röhrenknochens. Nach Abschluss des Längenwachstums verschwindet sie bis auf kleine Reste.
Epiphysenlösung: Loslösung einer Epiphyse in der Epiphysenfuge, wodurch sich die Epiphyse gegenüber dem übrigen Knochen verschiebt. Besonders häufig am Oberschenkelkopf.
exogen: von außen, durch äußere Ursachen entstanden.
extrazellulär: außerhalb der Zelle.
Extremitäten: die Gliedmaßen (Arme und Beine).

fast-switch-Fasern: Typ-II-Muskelfasern, auch weiße Muskelfasern genannt.
Faszie: Gleitschicht für die Muskulatur, besteht aus Bindegewebszellen und kollagenen Fasern (sog. Muskelfaszie). Der ganze Körper ist von einer zusammenhängenden Faszienschicht wie von einer zweiten Haut umgeben (die sog. Körperfaszie). Eine Ausnahme bildet das Gesicht, wodurch die mimischen Muskelfunktionen sichtbar werden.
Femur: Oberschenkelknochen.
Femurkondylen: von Knorpel überzogenes unteres Ende des Oberschenkelknochens.
Fraktur: Knochenbruch. Eventuell mit Bildung von Bruchstücken (Fragmenten). Zu einer Fraktur kann es durch einmalige Gewalteinwirkung (Unfall) oder durch häufige Mikrotraumen (Ermüdungsbruch) kommen.
frontal: in der Stirnebene.
Frontalebene: parallel zu Stirn und Vorderfront des Körpers verlaufende Ebene. Sie teilt den Körper in einen vorderen und einen hinteren Bereich.

Genu: Knie, Drehscharniergelenk (*Trochoginglymus*).
Genu recurvatum: Säbelbein, übermäßige Überstreckbarkeit des Unterschenkels im Knie. Kann angeboren oder durch lange Fehlbelastung (z.B. unzweckmäßigem Training mit Überwiegen der Kniestrecker vor Kniebeugern) erworben sein.
Genu valgum: X-Bein, bei Kindern zwischen dem 2. und etwa 6. Lebensjahr physiologisch.
Genu varum: O-Bein, im 1. Lebensjahr physiologisch.

Hallux: Großzehe.
Hallux valgus: Abweichung der Großzehe im Grundgelenk nach der Kleinzehe hin.
Havers'sche Kanäle: Enthalten Gefäße, Nerven und Bindegewebe und liegen in der Mitte des Osteons.
Hormone: (Botenmoleküle) chemische Stoffe, von Zellen des eigenen Körpers hergestellt. Sie werden direkt in das venöse Blut abgegeben.
hyper-: das normale Maß übersteigend (Gegensatz hypo- = unter dem normalen Maß).
Hypertrophie: Vergrößerung eines Gewebes oder Organs allein durch Zellvergrößerung bei gleichbleibender Zellzahl, z.B. durch die sogenannte Aktivitätshypertrophie, die Anpassung an eine Mehrbelastung (Training).
Hypophyse: Hirnanhangsdrüse. Aus verschiedenen Teilen bestehendes endokrines Organ, das verschiedene Hormone produziert. Im vorderen Hypophysenlappen wird u. a. das Wachstumshormon gebildet.

idiotrop: den eigenen Körper betreffend.
Immobilisierung: Ruhigstellung des Körpers oder eines Körperteils, z.B. durch einen Gipsverband.
inferior: unterer.
Insuffizienz: ungenügende Leistung eines Organs oder Organsystems.
Interphalangealgelenk: Gelenk zwischen 2 Phalangen an Fingern und Zehen.
intra-: innerhalb von.
isometrisch: gleichbleibende Länge, z.B. von Muskeln.
isotonisch: gleichbleibende Spannung, z.B. von Haltemuskeln.

kardial: das Herz betreffend.
kaudal: nach dem unteren Körperende gerichtet, steißwärts (*cauda* = Schwanz).
Kautschuk-Kontorsionist: beugt den Rumpf im Kreuz maximal rückwärts.
Klischnig-Kontorsionist: beugt den Rumpf maximal vorwärts. Benannt nach dem um 1840 in Wien auftre-

tenden Artisten, für den *Nestroy* das Stück «Affe und Bräutigam» schrieb.

Knorpel: Gehört zum Stützgewebe. Besteht aus Knorpelzellen (Chondrozyten) und Knorpelmatrix. In der Matrix gibt es homogene Substanz und verschiedene Fasern (kollagene und elastische Fasern). Die Zellen und die vorkommenden Fasern bilden je verschiedene Gruppen. Aus diesem Grunde unterscheiden wir den *hyalinen* (druckfesten) und den *elastischen* sowie den Faserknorpel (zug- und druckfest).

Kollagen Eiweißkörper, der beim Kochen Leim ergibt (*kolla* = Leim). Als kollagene Fasern im Bindegewebe, Knochen, Knorpel und Sehne geben sie dem Gewebe Zugfestigkeit.

Kontorsionist: lat. = «Verdreher», «Schlangenmensch», Klischnig- und Kautschuk-Kontorsionist.

kontraktil: die Fähigkeit besitzend, sich zusammenzuziehen.

Kortex: Rinde.

Kortikalis: feste Außenzone des Lamellenknochens (*Substantia corticalis* oder *Substantia compacta*).

kranial: kopfwärts (*cranium* = Schädel).

Kreuzbeinbasiswinkel: Neigung der Deckfläche des Kreuzbeins gegen die Horizontale. Beträgt etwa 35°.

Kugelgelenk: kugelförmiger Gelenkkopf mit drei Bewegungsachsen.

Kyphose: nach hinten konvexe Krümmung der Wirbelsäule In der Brustwirbelsäule physiologisch. Abnormale Verstärkung der Brustkyphose z.B. in der Jugend bei Scheuermannscher Krankheit (Adoleszentenkyphose), im Alter bei Osteoporose.

Läsion: Verletzung, Störung.

lateral: seitlich, von der Medianebene weg.

Lordose: nach vorn konvexe Krümmung der Wirbelsäule in der Medianebene. In der Hals- und Lendenwirbelsäule physiologisch.

lumbal: im Bereich der Lendenwirbelsäule.

lumbosakral: am Übergang der Lendenwirbelsäule in das Kreuzbein.

major, majus: größerer.

makroskopisch: mit bloßem Auge sichtbar (Gegensatz mikroskopisch = nur durch Vergrößerung sichtbar).

Maissiat'sches Band (*Tractus iliotibialis*): Sehne des *Musculus tensor fasciae latae,* welche auf der Außenseite in die Oberschenkelfaszie eingewoben ist und unterhalb des Knies an der Schienbeinaußenseite an einem Höcker ansetzt. In dieses Band strahlen die unteren Zweidrittel des Gesäßmuskels (*Musculus gluteus maximus*) ein.

maximus: der größte (Gegensatz *minimus,* der kleinste).

medial: zur Mitte, zur Medianebene hin.

metabolisch: durch den Stoffwechsel bedingt.

Metabolismus: Stoffwechsel.

Menarche – Zeitpunkt des Auftretens der ersten Monatsblutung.

Mikrotrauma: geringfügige Gewalteinwirkung, die erst nach vielfacher Wiederholung zu einem Schaden führt, z. B. am Skelett zu einer Ermüdungsfraktur.

minor, minus: kleinerer.

Mitochondrien: Energiezentralen der Zellen. Ihre Aufgabe: Energiegewinnung durch Oxydation der Nährstoffe in der Zelle. Ihre Länge beträgt 2–6 µm, ihr Durchmesser 0,2 µm. In einer Zelle gibt es bis zu 3000 Mitochondrien, z.B. in den Muskelfasern.

Morphologie: Lehre von Bau und Form der Lebewesen und der Organe.

motorisch: die Bewegung betreffend.

MRT: Die *Magnetresonanztomographie* ist eine diagnostische Technik zur Darstellung der inneren Organe, Gewebe und Gelenke mit Hilfe von Magnetfeldern und Radiowellen. Sie ist im Gegensatz zur Computertomographie, Szintigraphie und Röntgendiagnostik nicht mit einer Strahlenbelastung für den Patienten verbunden

MTSS – *Medial Tibial Stress Syndrom,* spezifischer, durch Überlastung verursachter Schienbeinschmerz.

Muskelatrophie: Verminderung der Masse der Skelettmuskulatur durch Verschmälerung der Fasern oder Abnahme der Faserzahl.

Myofibrillen: kontraktile Elemente der Muskelzelle. Sie bestehen aus abwechselnd Myosin- und Aktinfilamenten und verursachen so die Querstreifung der Skelett- und Herzmuskulatur.

myogen: muskulär bedingt.

Nanometer: nm, 10^{-6} mm, d.h. ein millionstel Millimeter.

Neuron: funktionelle und morphologische Einheit des Nervengewebes; besteht aus Zellkörper mit all seinen Fortsätzen.

Nußgelenk: Enarthrose, Spezialfall eines Kugelgelenks. Der Gelenkkopf ist zu mehr als 50 % von der Gelenkpfanne umgeben. Beispiel: das Hüftgelenk.

oikotrop: die Umwelt betreffend.

Os: Knochen.

Osteoblasten: knochenbildende Zellen, die Mutterzellen des Knochens. Sie bilden die noch unverkalkte Vorstufe des Knochens.

Osteoklasten: Knochensubstanz abbauende Zellen.

Osteon: Baueinheit des Lamellenknochens. Besteht aus 5–25 Speziallamellen. Dadurch bilden sich Zylinder mit einem Durchmesser von 100–500 µm (= 0,5 mm) und einer Länge von mehreren Zentimetern.

Osteoporose: Verminderung des Knochengewebes bei erhaltener Knochenstruktur durch vermehrten

Knochenabbau oder verminderten Knochenaufbau. Häufig eine Begleiterscheinung der Menopause (abnehmende Östrogenproduktion und Disposition), tritt aber auch bei jungen Athletinnen und Tänzerinnen auf.
Osteosynthese: operative Behandlung von Knochenbrüchen durch Fixation der reponierten Knochenfragmente mittels Schrauben, Nägeln und Metallplatten. Durch die sogenannte «stabile Osteosynthese» wird eine gelenkschädigende Ruhigstellung im Gipsverband verkürzt oder überflüssig.
Osteotomie: operative Durchtrennung von Knochengewebe.
Osteozyt: in der mineralisierten Knochensubstanz eingeschlossene Knochenzelle.

parasympathisches Nervensystem: Untersteht dem Parasympathikus und dient der Erhaltung des Gesamtorganismus. Wirkt hemmend auf den Energieverbrauch, aufbauend und bewahrend statt verbrauchend.
pathogen: krankheitserregend.
Periost: Knochenhaut aus Bindegewebe. Sie ist gefäß- und nervenreich und verantwortlich für das Breitenwachstum des Knochens sowie die Regeneration nach einem Knochenbruch.
Phalanx: Finger- oder Zehenglied. Daumen und Großzehe haben zwei, die übrigen Finger und Zehen drei Glieder.
Physiologie: Lehre von den normalen Lebensvorgängen.
Planta pedis: Fußsohle.
Plantarflexion: Beugung in Richtung Fußsohle.
posterior: hinterer.
Prognose: Voraussage, Beurteilung des zu erwartenden Krankheitsverlaufs.
Promontorium: (lat. «Vorgebirge») der im Becken vorspringende Teil der Wirbelsäule zwischen 5. Lendenwirbel und Kreuzbein.
Pronation: Einwärtsdrehung, z.B. Drehung des Unterarms, als wolle man Brot fassen, d.h. Handteller nach unten oder hinten. Beim Fuß: Knickfussstellung.
Propriozeptive Reflexe: Physiologische Reflexe, die auf Eigenwahrnehmung beruhen (Eigen-Reflexe).
proximal: zur Rumpfmitte hin (Gegensatz distal).

Radgelenk: ein radförmig gestalteter Gelenkkörper, artikuliert in einer Gelenkpfanne (einachsiges Gelenk; unteres Ende von Elle und Speiche).
reflektorisch: auf dem Reflexwege.
Reflex: unwillkürliche Antwort eines Organs auf einen Nervenreiz.
Roll-Gleit-Prinzip des Kniegelenks: Die Bewegung des Oberschenkelknochens gegenüber dem Schienbein beim Beugen und Strecken des Knies ist in der Sagittalebene eine Vermischung von Rollen und Gleiten.
Ruptur: Zerreißung, Durchbruch.

sagittal: von vorne nach hinten.
Sagittalebene: in der Längsachse des Körpers von vorne nach hinten verlaufende Ebene. Sie steht rechtwinklig zur Frontalebene und teilt den Körper in einen rechten und einen linken Bereich. Teilt die Sagittalebene den Körper exakt in der Mitte, so heißt sie auch *Medianebene.*
Schleudertrauma: (engl. *whiplash injury*) durch einen «Peitschenhiebmechanismus», also ein unerwartetes Zurückschleudern und passives Vorschleudern des Kopfes (etwa bei einer Auffahrkollision) entstandene Verletzung der Halswirbelsäule. Kann auch bei normalem Röntgenbefund zu hartnäckigen Beschwerden in Kopf, Halswirbelsäule und Armen führen.
Sehneninsertion: Sehnenansatz am Knochen durch Sharpey-Fasern.
Sehnenknistern: knarrendes, trockenes Reibegeräusch, das bei Erkrankung des Sehnenhüllgewebes auftreten kann.
sensibel: die Sinne betreffend bei Haut, Schleimhaut und Muskulatur.
sensorisch: die Sinne betreffend bei den Sinnesorganen.
Sesambein: Kleiner, rundlicher Knochen in einer Sehne (z.B. Kniescheibe), einem Band oder einer Gelenkkapsel.
Sharpey-Fasern: (*William Sharpey,* 1802–1880, Anatom in Edinburgh). Kollagene Faserzüge, die von der Knochenhaut oder der Sehne kontinuierlich in den Knochen hineinziehen.
shin splints: dt. *Schienbeinschmerz,* populärwissenschaftlicher, aber unpräziser Begriff für MTSS.
Skoliose: dauernde seitliche Krümmung der Wirbelsäule in der Frontalebene, wobei einzelne Wirbel eine Drehung aufweisen. Ursachen: angeboren, Lähmungen, Längendifferenz der Beine, Veränderungen im Beckenbereich.
slow-switch Fasern: Typ-I-Muskelfasern, auch rote Muskelfasern genannt.
spinal: die Wirbelsäule, das Rückenmark betreffend.
Spondylolyse: Wirbelbogendefekt in der Interartikularportion. Ein häufiger Zufallsbefund, der symptomlos sein kann.
Spondylolisthesis: Abgleiten eines Wirbelkörpers vom tiefergelegenen, bei Spondylolyse.
Spongiosa: innengelegene schwammige Knochensubstanz.
Stenose: angeborene oder im Verlauf des Lebens auftretende Verengung, z.B. von Sehnenscheiden, Hohlräumen oder Gefäßen. Die Funktion einer Sehne kann

durch Verengung der Sehnenscheide behindert werden. Beispiel: Sehne des langen Großzehenbeugers.
superior: oberer.
Supination: Auswärtsdrehung z.B. des Unterarms, als wolle man einen Suppenlöffel halten, d.h. Handfläche nach oben.
sympathisches Nervensystem: untersteht dem Sympathikus, aktiviert alle Lebensfunktionen. Gewährleistet eine schnelle Leistungssteigerung des Gesamtorganismus.
Synovia: eiweißgleiche Gelenkschmiere (nach *Paracelsus*).
Synovialis: Innenschicht der Gelenkkapsel (*membrana synovialis*), welche die Gelenkschmiere absondert.
Szintigraphie: Aufzeichnung der räumlichen Radioaktivitätsverteilung in einem Organ oder im Körper mit Hilfe einer Gamma-Szintillationskamera. Dabei werden möglichst kurzlebige Gammastrahlen aussendende Stoffe in den Körper gebracht, welche sich bei Entzündungen, Tumoren oder Überlastungsschäden vermehrt ansammeln.

thorakal: im Bereich der Brustwirbelsäule.
Tonus: Spannungszustand. Topographie: Lagebeschreibung.
Torsion: Achsendrehung. Bei einem Knochenbruch z.B. spiraliger Frakturverlauf. Bei einer Skoliose Drehung von Wirbeln, so dass ein Rippenbuckel entsteht.
Trajektorien: Spannungslinien an Stellen großer Zug- und Druckbeanspruchung im Knochen (z.B. Wirbelkörper, oberes Ende des Oberschenkelknochens). Die Spongiosabalken sind hier entsprechend ausgerichtet.
transverus: querverlaufend.
Trauma: (körperliche oder psychische) Gewalteinwirkung, Verletzung, Wunde.
trophisch: die Ernährung des Gewebes betreffend.
Tumor: Geschwulst, örtlich umschriebene Zunahme des Gewebevolumens.
Unfall: Der Unfallbegriff ist keine Diagnose, sondern ein juristischer Begriff. Für einen Unfall müssen folgende Kriterien gegeben sein: eine plötzliche, nicht beabsichtigte Einwirkung eines mehr oder weniger ungewohnten äußeren Faktors auf den menschlichen Körper oder auch die Psyche zu verstehen. Wird ein Ereignis als ungewohnte Beanspruchung definiert, wie z.B. ein Verheben im Moment, wo ein Partner ausgleitet und loslässt, oder ein Muskelriss infolge momentaner ungewohnter Überanstrengung, dann kann allenfalls eine solche Schädigung einem Unfall gleichgesetzt werden.

ventral: bauchwärts (*venter* = Bauch).
Volkmann'sche Kanäle: Querverbindungen zu den Havers'schen Kanälen.

Wachstumsprognose: Voraussage der Erwachsenengröße beim Kind oder Jugendlichen durch Bestimmung des Knochenalters anhand eines Röntgenbildes oder einer Hormonbestimmung.
Wirbelgleiten: s. Spondylolisthesis.

Zelle: die kleinste genetische, funktionelle und morphologische Einheit der Lebenden.
zerebral: das Gehirn betreffend.
zervikal: im Bereich der Halswirbelsäule.
Zuggurtung: Gegenzug; Umwandlung einer Biegungskraft in eine Zugkraft.

Sachregister